機能性化粧品素材
－素材開発と安全性－

Functional Cosmetic Materials
−Safety Technologies and Materials−

監修：正木　仁
Supervisor：Hitoshi Masaki

シーエムシー出版

刊行にあたって

「医薬品,医療機器等の品質,有効性及び安全性の確保等に関する法律」,いわゆる旧薬事法では,「化粧品とは,人の身体を清潔にし,美化し,魅力を増し,容貌を変え,又は皮膚もしくは毛髪を健やかに保つために,身体に塗擦,散布その他これらに類似する方法で使用されることが目的とされている物で,人体に対する作用が緩和なものをいう。」というように定義されている。

この定義では,化粧品には物理化学的な機能性は承認されているが,生理的な機能性,有用性は認められていない。しかしながら,化粧品開発に携わる技術者の研究,技術開発,皮膚科学の進歩を基盤とした皮膚トラブルの原因究明のたゆまぬ努力は,現在の化粧品に確固たる機能性,有用性を付与している。健康な皮膚を維持するための機能性,有用性は,皮膚科医にも予防医療の一角を担う療法として認知されている。

化粧品に課せられた機能性,有用性には,最も基本的な皮膚の水分量を適切に維持するための保湿効果,限局的な色素沈着を予防改善するための美白効果,シワやタルミの予防改善を目的とする抗老化効果がある。さらに,このような皮膚トラブルの原因あるいは加速させる紫外線防御のための日焼け止め効果がある。

このような化粧品の機能性や有用性の具現化には,化粧品へ配合される素材の効果が重要な役割を果たしていることは紛れもない事実である。

そこで,今回,『機能性化粧品素材―素材開発と安全性―』と題して,皮膚トラブルの原因と考えられるスタンダードなメカニズムや化粧品の安全性について明快に理解するための総論と,その皮膚トラブルや化粧品の機能を高めるための素材を紹介する各論で構成される本書を企画する運びとなった。各論では,化粧品を構成する骨格原料と皮膚への効果を発現する機能性原料の最新の情報を掲載した。

本書が,化粧品開発に携わる企画者,処方開発者,原料開発者の化粧品開発,今後の化粧品の機能性,有用性のさらなる展開のきっかけとなることを期待する。

2016年1月

東京工科大学
正木　仁

執筆者一覧

正木　　　仁	東京工科大学　応用生物学部　先端化粧品コース　教授	
平尾　哲二	千葉科学大学　薬学部　生命薬科学科　教授	
安藤　秀哉	岡山理科大学　工学部　バイオ・応用化学科　教授	
小口　　希	㈱資生堂リサーチセンター	
畑尾　正人	㈱資生堂リサーチセンター	
岩渕　徳郎	東京工科大学　応用生物学部　先端化粧品コース　教授	
水野　　誠	和歌山県立医科大学　皮膚科学講座； ㈱コーセー　研究所　基礎研究室　安全性品質グループ	
古川　福実	和歌山県立医科大学　皮膚科学講座　教授	
小島　肇夫	国立医薬品食品衛生研究所　安全性生物試験研究センター 安全性予測評価部　第二室　室長	
橋本　　悟	ニッコールグループ　㈱コスモステクニカルセンター　取締役副社長	
鈴木　敏幸	ニッコールグループ　㈱コスモステクニカルセンター	
堀越　俊雄	日本ルーブリゾール㈱　パーソナル＆ホームケア部 マーケット デベロップメント マネージャー	
柴田　雅史	東京工科大学　応用生物学部　教授	
伊藤　雅章	㈱ダイセル　有機合成カンパニー　研究開発センター　主席研究員	
馬奈木裕美	岩瀬コスファ㈱　営業本部　研究開発部　課長代理	
土井　萌子	大東化成工業㈱　研究開発部	
後居　洋介	第一工業製薬㈱　機能化学品研究所　合成研究第一グループ　主任研究員	
勝間田祐貴	日本精化㈱　香粧品事業本部　香粧品研究開発部　主事	
宮村　孝夫	テイカ㈱　岡山研究所　第四課　主任	
伊福　伸介	鳥取大学　工学研究科　准教授	
佐伯　夕子	昭和電工㈱　事業開発センター　応用化学品研究所	
平　　徳久	㈱成和化成　研究部	
Reymermier Corinne	BASF Beauty Creations, Beauty Care Solutions France SAS	
Cenizo Valérie	BASF Beauty Creations, Beauty Care Solutions France SAS	
Degrave Véronique	BASF Beauty Creations, Beauty Care Solutions France SAS	
Saget Julie	BASF Beauty Creations, Beauty Care Solutions France SAS	
Gaillard Christelle	BASF Beauty Creations, Beauty Care Solutions France SAS	
Boher Aurélie	BASF Beauty Creations, Beauty Care Solutions France SAS	

Grenier Stéphane　　BASF Beauty Creations, Beauty Care Solutions France SAS
Bonnet Sébastien　　BASF Beauty Creations, Beauty Care Solutions France SAS
Bechetoille Nicolas　　BASF Beauty Creations, Beauty Care Solutions France SAS
André-Frei Valérie　　BASF Beauty Creations, Beauty Care Solutions France SAS
三 瓶 春 代　　江崎グリコ㈱　健康科学研究所
横 田 真理子　　ニッコールグループ　㈱コスモステクニカルセンター
　　　　　　　有用性・安全性評価部　副主任研究員
丹 羽 　 誠　　片倉コープアグリ㈱　ライフスタイル本部　有機素材部
　　　　　　　美健素材販売課　課長補佐
下 島 響 子　　片倉コープアグリ㈱　筑波総合研究所　機能性素材開発課　研究員
柴 崎 　 吏　　片倉コープアグリ㈱　筑波総合研究所　機能性素材開発課　課長
河原塚 　 悠　　日油㈱　油化学研究所　研究員
吉 崎 舟 洋　　日油㈱　先端技術研究所　研究員
林 　 多恵子　　丸善製薬㈱　研究開発本部
三 谷 茂 樹　　香栄興業㈱　技術部　研究開発グループ
福 田 政 彦　　アイエスピー・ジャパン㈱　化粧品原料事業部
Jean-Marie Botto　　Ashland Specialty Ingredients, Vincience R & D,
　　　　　　　Sr. Manager, Innovation & Upstream Research
坪 井 　 誠　　一丸ファルコス㈱　開発部　執行役員　開発部長
勝 山 雄 志　　㈱成和化成　研究部　研究開発課　グループリーダー
伊 藤 雅 之　　ビタミンC60バイオリサーチ㈱　研究員／マネージャー
島 田 邦 男　　東京農業大学　客員教授
宮 本 敬 子　　ニッコールグループ　㈱コスモステクニカルセンター　応用開発部
　　　　　　　2グループ　チーフ
福 原 寛 央　　太陽化学㈱　インターフェイスソリューション事業部　次席研究員
南 　 律 安　　太陽化学㈱　インターフェイスソリューション事業部　副主任研究員
磯 部 　 満　　ホーユー㈱　総合研究所　基盤技術研究室　主管
山 崎 直 幸　　花王㈱　ヘアケア研究所
長 井 宏 樹　　オリザ油化㈱　研究開発本部　化粧品開発部　研究員
森 　 美 雪　　オリザ油化㈱　研究開発本部　化粧品開発部　研究員
岡 部 繁 直　　オリザ油化㈱　研究開発本部　化粧品開発部　部長

目　　次

【第Ⅰ編　総論】

第1章　機能性化粧品開発の方向性

1　保湿化粧品 ………… **平尾哲二** …… 1
　1.1　はじめに ……………………………… 1
　1.2　角層の成り立ち ……………………… 1
　1.3　角層の構造と機能 …………………… 1
　1.4　保湿メカニズム ……………………… 3
　1.5　保湿剤のメカニズム ………………… 4
　1.6　角層内水分勾配 ……………………… 6
　1.7　保湿剤とは異なる視点での保湿機能の向上 ……………………………………… 6
　1.8　おわりに ……………………………… 7
2　美白化粧品 ………… **安藤秀哉** …… 9
　2.1　はじめに ……………………………… 9
　2.2　しみ予防有効成分（医薬部外品主剤）のメカニズム ……………………………… 9
　2.3　おわりに ……………………………… 13
3　抗老化化粧品 ……… **正木　仁** …… 16
　3.1　はじめに ……………………………… 16
　3.2　加齢に伴う皮膚の変化 ……………… 16
　3.3　光老化皮膚の特徴 …………………… 17
　3.4　基底膜断裂のメカニズム …………… 18
　3.5　線維芽細胞の形態変化と機能低下 … 18
　3.6　コラーゲン線維の減少メカニズム … 20
　3.7　コラーゲン線維の分解を守るデコリン ……………………………………………… 21
　3.8　エラスチン線維について …………… 21
　3.9　光老化皮膚と血管とリンパ管の状態 ……………………………………………… 22
　3.10　おわりに …………………………… 23
4　サンケア化粧料 ………… **小口　希，畑尾正人** …… 27
　4.1　サンケア化粧料の重要性 …………… 27
　4.2　サンケア化粧料の構成 ……………… 27
　4.3　サンケア化粧料に求められる要件 … 30
　4.4　サンケア化粧料の効果の測定法と表示法 ……………………………………… 32
　4.5　まとめ ………………………………… 37
5　毛髪用化粧品 ……… **岩渕徳郎** …… 40
　5.1　はじめに ……………………………… 40
　5.2　ヘアケア製品 ………………………… 40
　5.3　頭皮ケア商品 ………………………… 42
　5.4　育毛製品 ……………………………… 43
　5.5　男性の薄毛の特徴と対応する育毛剤 ……………………………………………… 44
　5.6　女性の薄毛の特徴と対応する育毛剤 ……………………………………………… 47
　5.7　育毛研究の現状と今後の方向性 …… 47
　5.8　おわりに ……………………………… 48

第2章 化粧品開発に関わる安全性評価

1 化粧品および化粧品原料の安全性評価
　……………水野　誠, 古川福実…… 50
　1.1 はじめに …………………………… 50
　1.2 化粧品および化粧品原料に求められる安全性水準 …………………… 50
　1.3 化粧品ならびに化粧品原料の安全性に関する規制 …………………… 51
　1.4 化粧品および化粧品原料の安全性評価指針 ………………………… 52
　1.5 化粧品原料の安全性評価 …………… 52
　1.6 化粧品製品の安全性評価 …………… 56
　1.7 製造販売後の安全管理 ……………… 58
　1.8 おわりに …………………………… 60
2 医薬部外品申請における安全性評価方針 ……………………… 小島肇夫…… 62
　2.1 医薬部外品 ………………………… 62
　2.2 安全性資料 ………………………… 62
　2.3 昨今の動向 ………………………… 63
　2.4 有効性試験 ………………………… 67
　2.5 製造販売後安全管理 ……………… 67
　2.6 おわりに …………………………… 67

【第Ⅱ編　化粧品骨格材料】

第3章 化粧品骨格原料総論

1 両親媒性脂質の自己組織化と機能発現
　……………………………… 橋本　悟 …… 71
　1.1 はじめに …………………………… 71
　1.2 脂質の自己組織化と角層バリアの構築 ………………………………… 71
　1.3 両親媒性物質の自己組織化 ………… 72
　1.4 両親媒性脂質の皮膚外用剤への応用
　　　………………………………………… 76
　1.5 おわりに …………………………… 81
2 界面活性剤総論 ………… 鈴木敏幸 …… 83
　2.1 界面活性剤と化粧品 ……………… 83
　2.2 界面活性剤の分子構造, 種類と基本的な性質 …………………………… 83
　2.3 化粧品における界面活性剤の変遷と用途 ………………………………… 86
　2.4 機能性素材としての界面活性剤 …… 90

第4章 油脂・ポリマー

1 酸化亜鉛を含む顔料を配合した O/W 乳化物の機能を高める Avalure™ Flex-6 Polymer …………… 堀越俊雄 …… 98
　1.1 はじめに …………………………… 98
　1.2 Avalure™ Flex-6 Polymer ………… 98
　1.3 Carbopol® Aqua SF-1 OS Polymer
　　　………………………………………… 102
2 肌への密着性を高める新規アミドプロパンジオール型シリコーンポリマー
　…… 柴田雅史, 伊藤雅章, 馬奈木裕美 …… 105
　2.1 開発の背景 ………………………… 105
　2.2 CELAMPHI® C02MDU（開発品）

	について …………………… 105
2.3	CELAMPHI® C02MDU（開発品）の機能性 ……………………… 106
2.4	おわりに ……………………… 111

3 超高分子サクランの化粧品への展開
　…………………… **土井萌子** …… 112
- 3.1 はじめに ……………………… 112
- 3.2 スイゼンジノリとサクラン …… 112
- 3.3 サクラン水溶液の効果 ……… 114
- 3.4 サクランとポリオールの相互作用 … 114
- 3.5 おわりに ……………………… 116

4 セルロースナノファイバーからなる増粘剤「レオクリスタ」…… **後居洋介** …… 118
- 4.1 はじめに ……………………… 118
- 4.2 セルロースの新たな利用方法，セルロースナノファイバー ……… 118
- 4.3 レオクリスタの特長 ………… 118
- 4.4 おわりに ……………………… 124

5 植物性シリコーン代替素材の開発とその応用 …………… **勝間田祐貴** …… 125
- 5.1 はじめに ……………………… 125
- 5.2 植物性シリコーン代替素材について ……………………………… 126
- 5.3 ヘアケア化粧品への応用 …… 127
- 5.4 メイクアップ，スキンケア化粧料への応用 ……………………… 131
- 5.5 おわりに ……………………… 132

第5章　粉体

1 近赤外線カット材料 ……… **宮村孝夫** … 134
- 1.1 はじめに ……………………… 134
- 1.2 酸化チタンの性質 …………… 135
- 1.3 近赤外線カット材料の設計 …… 136
- 1.4 赤外線反射酸化チタンの近赤外線反射特性 ……………………… 139
- 1.5 化粧品への応用 ……………… 140
- 1.6 おわりに ……………………… 141

2 カニ殻由来の機能性素材「キチンナノファイバー」の製造と美容効果
　………………… **伊福伸介** … 143
- 2.1 はじめに ……………………… 143
- 2.2 カニ殻より単離される「キチンナノファイバー」……………… 143
- 2.3 キチンナノファイバーの特徴 …… 145
- 2.4 美容と健康を促進するキチンナノファイバー ……………………… 146
- 2.5 おわりに ……………………… 149

【第Ⅲ編　皮膚への機能性原料】

第6章　肌荒れ改善剤・抗炎症剤

1 スリミングとスキンケア機能を併せもつ化粧品原料～新規カルニチン誘導体Hi-カルニチンの開発～ … **佐伯夕子** …… 151
- 1.1 はじめに ……………………… 151
- 1.2 Hi-カルニチンとは …………… 151
- 1.3 Hi-カルニチンの生理機能 …… 152
- 1.4 おわりに ……………………… 155

2 新コンセプトの製剤開発を可能にする

ビタミンC誘導体 ……… **平　徳久** … 156
2.1　はじめに …………………………… 156
2.2　Amitose VC シリーズについて …… 157
2.3　各種グリセリルアスコルビン酸の有
　　　用性について ……………………… 159
2.4　おわりに …………………………… 163
3　植物抽出物によるリシルオキシダーゼ
　　の再活性化並びに，表皮角化細胞の接
　　着及び分化プロセスにおける有用性の
　　研究と報告 … Reymermier C., Cenizo V.,
　　　Degrave V., Saget J., Gaillard C.,
　　　Boher A., Grenier S., Bonnet S.,
　　　Bechetoille N., André-Frei V. … 165
3.1　はじめに …………………………… 165
3.2　創薬手法と結果 …………………… 166
3.3　Ⅰ型コラーゲンの産生に関する追補
　　　in vitro 評価 ………………………… 168
3.4　結論 ………………………………… 171
4　表皮・角層ケアのための馬鈴薯澱粉由
　　来機能性素材「リン酸化オリゴ糖カル
　　シウム（POs-Ca®）」……**三瓶春代** … 173
4.1　はじめに …………………………… 173
4.2　培養ヒト表皮ケラチノサイトを用い
　　　た有用性評価試験 ………………… 174

4.3　培養ヒト皮膚3次元モデルを用いた
　　　皮膚浸透性試験 …………………… 175
4.4　ヒト皮膚への連用塗布試験 ……… 177
4.5　おわりに …………………………… 178
5　環境ストレス（表皮-免疫クロストーク）
　　にアプローチする新規ビタミンB5誘
　　導体 NIKKOL パントベール
　　　………………… **横田真理子** … 180
5.1　はじめに …………………………… 180
5.2　環境ストレスの原因 ……………… 180
5.3　環境ストレスによる皮膚への影響
　　　………………………………………… 181
5.4　環境ストレスに対する NIKKOL パ
　　　ントベール（新規ビタミンB5誘導
　　　体）の有用性 ……………………… 181
5.5　おわりに …………………………… 184
6　無刺激化粧品への挑戦～ロイヤルビオ
　　サイトの作用～
　　　…… **丹羽　誠，下島響子，柴崎　吏** … 185
6.1　はじめに …………………………… 185
6.2　ロイヤルビオサイトについて …… 185
6.3　刺激緩和作用 ……………………… 186
6.4　おわりに …………………………… 189

第7章　美白剤

1　柑橘類に含まれるポリメトキシフラボ
　　ン（PMF）の美白作用・抗炎症作用
　　　…………… **河原塚　悠，吉崎舟洋** … 192
1.1　はじめに …………………………… 192
1.2　PMFとは …………………………… 192
1.3　PMFの美白作用 …………………… 193
1.4　PMFの抗炎症作用 ………………… 194
1.5　PMFの基礎化粧品への応用 ……… 195

1.6　おわりに …………………………… 195
2　セラミド含有酵母エキス CERAVURE®
　　の有用性 ……………… **林　多恵子** … 197
2.1　はじめに …………………………… 197
2.2　酵母の選択とエキス化 …………… 197
2.3　CERAVURE® のセラミド ………… 198
2.4　CERAVURE® の機能性評価 ……… 199
2.5　安全性 ……………………………… 201

2.6　おわりに …………………… 201	3.3　抗酸化物質エルゴチオネイン ……… 203
3　天然由来エルゴチオネインによる美白作用 ……………**三谷茂樹**… 202	3.4　タモギタケエキスの抗酸化能を美白素材として評価（*in vitro*）……… 205
3.1　はじめに ………………………… 202	3.5　おわりに ………………………… 208
3.2　活性酸素と色素沈着 ……………… 202	

第8章　老化防止

1　太陽照射，温度変化ストレスから肌を防御するアンチエイジング原料 GP4G ……… **福田政彦**，Jean-Marie Botto … 210	2.4　化粧品用のプロテオグリカン ……… 219
	2.5　ヒトモニター試験 ………………… 221
	2.6　まとめ …………………………… 222
1.1　地球上の生命体の進化と，厳しい致死的な条件を生き抜くための適応 … 210	3　新規両親媒性ビタミンC誘導体 VC-3LG …………………**勝山雄志**… 224
1.2　皮膚，ストレス及び環境への適応 … 211	3.1　はじめに ………………………… 224
1.3　結果 ……………………………… 212	3.2　VC-3LG の生理活性機能①：細胞内抗酸化システム活性化を介した抗酸化作用 …………………………… 224
1.4　結論 ……………………………… 214	
2　プロテオグリカンの肌若返り効果 ……………………**坪井　誠**… 216	
2.1　はじめに ………………………… 216	
2.2　生体機能 ………………………… 217	3.3　VC-3LG の生理活性機能②：セラミド産生促進作用 ………………… 226
2.3　皮膚構造とプロテオグリカン ……… 217	3.4　おわりに ………………………… 228

第9章　抗酸化剤

1　新しい分散法によるフラーレン化粧品用原料「ヴェールフラーレン®」「モイストフラーレン®」……**伊藤雅之**… 230	粉末タイプのフラーレン原料 ……… 231
	1.3　モイストフラーレン®/Moist Fullerene®：フラーレン内包リポソーム前駆体原料 ………………………………… 234
1.1　はじめに ………………………… 230	
1.2　ヴェールフラーレン®/Veil Fullerene®：	1.4　おわりに ………………………… 238

第10章　防腐剤/防腐成分

1　防腐と微生物試験 ………**島田邦男**… 239	1.3　防腐剤フリー …………………… 242
1.1　はじめに ………………………… 239	1.4　微生物の迅速診断 ……………… 244
1.2　パラベン配合濃度 ……………… 239	2　相乗効果を利用した防腐剤フリー処方

設計 ……………… 宮本敬子 …… 249
 2.1　はじめに …………………………… 249
 2.2　NIKKOLニコガード88の溶解性 … 249
 2.3　NIKKOLニコガード88の抗菌作用
　　……………………………………… 249
 2.4　NIKKOLニコガード88の水系処方
　　への配合 ……………………………… 250
 2.5　NIKKOLニコガード88のスティン
　　ギング刺激 …………………………… 251
 2.6　おわりに …………………………… 252
 3　カプリル酸グリセリルの抗菌特性を活
　　用した新規抗菌製剤の設計
　　……………… 福原寛央,南　律安 …… 253
 3.1　はじめに …………………………… 253
 3.2　カプリル酸グリセリル（サンソフト
　　No.700P-2-C）の抗菌効果 ………… 253
 3.3　ポリグリセリン脂肪酸エステルの可
　　溶化特性 ……………………………… 254
 3.4　サンピュアラGC（カプリル酸グリ
　　セリルの可溶化製剤）の設計 ……… 255
 3.5　サンピュアラGCの抗菌効果 ……… 256
 3.6　おわりに …………………………… 256

第11章　毛髪用素材

 1　染毛剤総論 ……………… 磯部　満 …… 258
 1.1　はじめに …………………………… 258
 1.2　最近10年の酸化染毛剤の開発動向
　　………………………………………… 258
 1.3　酸化染毛剤の製品開発および有用性
　　評価におけるポイント ……………… 260
 1.4　酸化染毛剤の今後の課題 ………… 264
 2　毛髪表面親和基剤によるダメージケア
　　技術の開発 ……………… 山崎直幸 …… 265
 2.1　はじめに …………………………… 265
 2.2　KAO SOFCARE GP-1の分子設計
　　………………………………………… 265
 2.3　ダメージ毛に対する親和性評価 … 266
 2.4　毛髪表面への吸着状態観察 ……… 266
 2.5　サロンテスト ……………………… 266
 2.6　キューティクルへの作用 ………… 267
 2.7　ダメージ毛の強度向上，及び切れ毛
　　防止効果 ……………………………… 268
 2.8　まとめ ……………………………… 269
 3　米ポリアミンの毛髪およびまつ毛への
　　美容効果
　　…… 長井宏樹,森　美雪,岡部繁直 …… 271
 3.1　はじめに …………………………… 271
 3.2　オリザポリアミンの発毛促進作用
　　………………………………………… 271
 3.3　毛髪のキューティクル修復作用 …… 272
 3.4　髪質改善効果（ヒトモニター試験）
　　………………………………………… 275
 3.5　おわりに …………………………… 275

【第Ⅰ編　総論】

第1章　機能性化粧品開発の方向性

1　保湿化粧品

平尾哲二*

1.1　はじめに

　皮膚は私たちの身体を包む最大の組織で、生命の維持には不可欠である。特に、陸生生物にとって水分保持は重要な課題で、角層を含む表皮がその主役を担っている。角層は表皮角化細胞の増殖・分化により形成され、バリア機能という生物学的に重要な役割を果たしつつ、自ら水分を保ちしなやかさを維持する保湿機能を担っている。また、最外層の角層は化粧品が効能を発揮する場であり、キメなど美しさに影響する外観や皮膚物性などの主要因でもある。より優れた保湿化粧品を開発するためには、皮膚の保湿メカニズムを十分に理解することが必須である。本稿では、皮膚が生来持っている保湿メカニズムについて、またスキンケアによる保湿機能の向上について紹介する。

1.2　角層の成り立ち

　表皮は 0.1～0.2 mm 程度の厚さで、細胞がぎっしり詰まっている。その9割以上を表皮角化細胞（ケラチノサイト）が占め、その他にメラニン色素を産生する色素細胞（メラノサイト）や免疫機能を担うランゲルハンス細胞などが存在する。表皮は、形態的な特徴から基底層、有棘層、顆粒層、角層に大別される。基底層において増殖によって生まれた表皮角化細胞が、形態や機能を変えながら、有棘層、顆粒層を経て角層に至る際に細胞死を迎える。さらに角層の最外層に至って垢となって剥がれ落ちていく。このように、表皮は決して静的な組織ではなく、絶えずターンオーバーを繰り返しながら組織としての恒常性を維持する動的な組織である。

　表皮角化細胞の分化を角化と呼ぶが、その過程において多様な役割を担っている。特に、基底層から顆粒層までは、細胞は盛んに遺伝子発現しており、角層のバリア機能や保湿機能に必要なタンパク質や脂質などを生合成する。一方、角層は、細胞としては死んだ角層細胞から構成される組織であり、遺伝子発現することはないが、種々の酵素などが多く働き、また種々の生理活性物質が多く含まれるなど、極めて代謝活性は高い。このように角層は単なる垢として積層しているのではなく、バリア機能と保湿機能の主役を担うために盛んに活動している組織である。

1.3　角層の構造と機能

　角層は扁平な角化細胞とその間を埋める細胞間脂質とから構成され、しばしばレンガとモルタ

---

*　Tetsuji Hirao　千葉科学大学　薬学部　生命薬科学科　教授

機能性化粧品素材

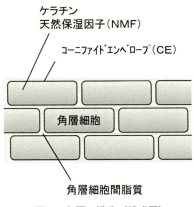

図1　角層の構造（模式図）

ルから構成されるレンガ塀に例えられる（図1）。角層全体では10〜20層の角層細胞が重なり、厚さ10〜15μmの角層を形成しているが、その層数は部位によって異なる[1]。電子顕微鏡による角層断面の形態観察[2]によれば、レンガに相当する角層細胞がほぼ全てを占め、モルタルに相当する角層細胞の間隙は極めてわずかしか認められない。

　角層細胞内にはケラチン線維が充満している。ケラチンは、多様な分子種が知られているが、総じて分子量40-70 kDaの不溶性タンパク質で、タイプⅠ（酸性）ケラチンとタイプⅡ（塩基性）ケラチンに大別される。タイプⅠ、タイプⅡのケラチン分子がヘテロダイマーを形成し、さらに会合することで、直径8-10 nmの中間径フィラメントを形成する。表皮において主に発現しているケラチン分子は、基底層ではK5とK14、分化が進行するとK1とK10が主体である。角層内においては、ケラチン線維が凝集し、電子顕微鏡ではいわゆるケラチンパターンとして観察される。不溶性の線維であり、角層の堅牢な物性に大きく寄与している。

　角層細胞の最外層は、複数のタンパク質の会合により形成されるcornified envelope（CE）と呼ばれる膜状構造によって覆われている。基底層から顆粒層までの表皮角化細胞においては脂質二重膜からなる細胞膜が細胞の内外の境界となっているが、角層に至る際に消化されて消失する。それに代わり、細胞膜直下に形成されていたCEが角層細胞の最外層となる。CEはインボルクリンやロリクリンなど複数のタンパク質がtransglutaminaseにより架橋して不溶化したもので、物理的にも化学的にも安定な膜を形成し、上述のケラチン線維とともに、角層細胞の堅牢性に寄与している。加えて、CEの外側に位置するタンパク質にはω-OHセラミドなどがエステル結合し、CEに疎水性を付与しており、次に述べる細胞間脂質の構築の土台となっていると考えられている。

　角層細胞同士の間隙には、いわゆる細胞間脂質が充填されている。細胞間脂質は、セラミド、コレステロール、遊離脂肪酸を主成分とし、いずれも表皮角化細胞において生合成される。生合成された脂質は顆粒細胞のラメラ顆粒（最近では、連続した小胞との報告がある。）に貯蔵された後、角層に移行する際に細胞外に開口分泌され、これらが充填結晶構造を採ること、さらにラ

第 1 章　機能性化粧品開発の方向性

メラ構造を採ることにより優れた角層バリア機能が発揮される。

このように，角層は角層細胞と角層細胞間脂質が緻密な構造を採るという質的な要因により優れたバリア機能を果たしており，これらを機能的に統合することが，よい肌の条件であろう。

1.4 保湿メカニズム
1.4.1 アミノ酸

角層の保湿機能に大きく貢献するのが，天然保湿因子 natural moisturizing factors (NMF) と呼ばれる水溶性低分子である。NMF の実態は遊離アミノ酸とその誘導体，有機酸，ミネラル塩類で，その大半を占めるアミノ酸はフィラグリンというタンパク質の加水分解に由来する。フィラグリンは，もともと histidine-rich protein として生化学的に同定されたもので，このタンパク質のアミノ酸組成と，NMF を構成するアミノ酸組成が近似することから，その供給源となっているとされた[3]。その後，このタンパク質が角層細胞内の主要な構造タンパクであるケラチン線維の凝集に関与することが示され，filament aggregating protein に由来し filaggrin と命名された[4]。

フィラグリンの生成からアミノ酸に分解される過程について，多くの研究によって解明されてきた。フィラグリンは，プロフィラグリンとして表皮角化細胞の分化と伴い遺伝子発現が誘導される。プロフィラグリンは，フィラグリンユニット（分子量約 40 kDa）が 10-12 個連結した巨大なタンパク質（分子量約 400 kDa）で，遺伝子発現後に直ちにリン酸化修飾を受けて不溶化しケラトヒアリン顆粒を構成する。脱リン酸化後にリピート連結が部分加水分解を受け，その後さらにフィラグリンユニットにまで分解される。フィラグリンユニット中の一部のアルギニン残基は，peptidyl arginine deiminase によって脱イミノ化されてシトルリン残基に変換される。これらの変換は，フィラグリンの立体構造を変化させ，引き続くプロテアーゼに対する感受性を調節するものと考えられている。その後，caspase 14 や calpain I などの endopeptidase による限定分解によりフラグメント化され，さらに最終的には後述する bleomycin hydrorase (BH) などの exopeptidase によりアミノ酸にまで分解される[5]。生成されたアミノ酸の一部は，さらに代謝を受けることでピロリドンカルボン酸（PCA）などの保湿性の高い成分に変換されて NMF として機能する。

BH は bleomycin の分解に関わるプロテアーゼとして同定された aminopeptidase の一種で，生体内に広く発現している。表皮顆粒層においても高発現しており，その生理的機能は不明であったが，NMF 産生の最終段階に機能していることが明らかとなった[5]。また，興味深いことに，アトピー性皮膚炎（AD）においては病変部でも非病変部でも BH の発現は顕著に低下しており，AD のドライスキン発症との強い関わりが示唆される[6]。裏返せば，健常皮膚において BH は NMF 産生に関与し，保湿に貢献する重要な機能分子であると考えられる。

フィラグリンの分解によって生じた遊離アミノ酸は，その後，角層中で代謝を受け誘導体に変換される。グルタミンは保湿機能に優れた PCA に代謝される。また，ヒスチジンからは紫外線

吸収能を有する *trans*-ウロカニン酸が生成する。これらの変換は角層中のアミノ酸組成分析により調べることができるが，皮膚炎などにおいてはアミノ酸変換率が低下している。角層中の遊離アミノ酸は，老人性乾皮症[7]，アトピー性乾皮症[8] において顕著に低下している。このように，角層中アミノ酸の量的質的変化はドライスキンの主要な要因と考えられる。

フィラグリンの遺伝子変異は，魚鱗癬において報告されていたが，AD でも検出されることが報告されて以来，俄かに AD の原因遺伝子ではないかと注目を集めた[9]。その後，様々な研究が進められ，現在では，一部の AD の発症に関与していると考えられている。また，フィラグリンの機能についても NMF アミノ酸の供給だけでなく，表皮角化細胞の細胞死の誘導にも関与するなど，多様な機能が明らかになっている[10]。

1.4.2 汗

角層中 NMF として同定された物質には，クエン酸や乳酸などの有機酸，種々のミネラルなどが含まれている。これらの挙動についての詳細な研究が行われた[11]。種々の構成成分の中でも，乳酸および K イオンが，角層水分量と相関し角層硬さと逆相関することから保湿における重要な要素であると考えられる。これらの成分の由来として汗を挙げることができる。

角層の深さ依存性を調べた研究[12] によれば，上述の遊離アミノ酸が角層表層では少なく中層で多いのに対して，乳酸と K イオンは，角層表層で多く中層では低下する，すなわち，最外層が最も濃度が高い。また，発汗量が多い夏のほうが冬に比較して，乳酸と K イオンが角層中に多く，皮膚も柔軟である。さらに興味深いことに，AD においては角層中乳酸と K イオンが低下している。これらの事実は，汗由来の乳酸 K なども，角層の保湿に役立っていることを示している。

1.4.3 皮脂

角層の外側には皮脂腺から分泌された皮脂膜が存在する。皮脂は主にトリグリセリド，ワックスエステル，遊離脂肪酸，スクワレンから構成される。皮膚のバリア機能・保湿機能において皮脂の寄与は少ないと考えられている。しかし，皮脂由来のグリセリンが保湿機能に関与しているとも報告されている[13]。すなわち，トリグリセリドはリパーゼの働きによって遊離脂肪酸とグリセリンに分解される。この皮脂由来のグリセリンに加えて，皮膚内部からアクアポリン AQP を通過して供給されるグリセリンも，角層には供給される可能性があり，角層の保湿に貢献していると考えられている。

1.5 保湿剤のメカニズム

皮膚保湿の生理的メカニズムについて概説してきたが，その主役を担う NMF は水溶性の低分子であり，日常の洗浄行為によって流出しやすい。また，NMF の産生機能も，内的外的な要因によって低下しやすく，十分な保湿機能を発揮しにくくドライスキンを生じやすい。それに対して保湿剤を補給することでドライスキンが改善することは，よく理解いただけよう。ただ，その作用特性をよく理解しておくことは，対象や場面ごとに適切な保湿を選択する上で重要である。保湿剤はその作用メカニズムから，エモリエントとヒューメクタントに大別される（表1）。エ

第1章　機能性化粧品開発の方向性

表1　保湿剤の作用機序に基づく分類

	エモリエント	ヒューメクタント
特徴	水分子との親和性低い 閉塞性高い	水分子との親和性高い 閉塞性低い
生体成分	皮脂 角層細胞間脂質	天然保湿因子 アミノ酸 有機酸 ミネラル グリセリン
外用保湿剤	ワセリン 油脂 軟膏基剤 バーム	グリセリン ポリオール 尿素 水溶性高分子

モリエント剤は，それ自体は水分を保持する機能は低いが，閉塞性に優れ，皮膚表面に塗布した場合には，皮膚からの水分蒸散を抑制することで結果的に角層水分量を高める。ワセリンなどの油分がその代表である。一方，ヒューメクタント剤は，それ自体あるいは皮膚成分と相まって水分を保持する機能に優れ，閉塞性は低く，角層に浸透して機能する場合が多い。グリセリンなどのポリオール類がその代表である。勿論，これらの両者の性質を合わせ持つ保湿剤や，水溶性高分子などのように皮膚表面に留まりながら保湿機能を発揮するものもある。また，実際には乳化系などの処方により，エモリエントとヒューメクタントの性質をバランスよく発揮させる場合が多い。

　これらの保湿効果は，皮膚へ適用後の角層水分量を経時的に追跡し，無塗布に比較して角層水分量の高い状態を維持できることにより評価できる。いわゆる単回保湿効果である。一方で，保湿剤の連用によって，皮膚状態を改善し，その結果として角層水分量の増加を実現することもよく経験する。いわゆる連用保湿効果であり，通常，数週間の試験によって評価する。この場合には，直接の単回保湿効果に加えて，生体の保湿メカニズムに働きかけて間接的に保湿機能などの皮膚状態を改善するもので，スキンケアの本質とも考えられる。このような改善効果は，乾皮症など皮膚疾患の治療にも通じることから corneothrapy とも呼ばれる[14]。

　保湿による皮膚状態の改善の背景として，保湿が角層に及ぼす影響について考察する。保湿機能が低下した肌，すなわちドライスキンには多様な側面がある。アトピー性皮膚炎などの炎症性皮膚疾患によく見られるように，バリア機能の低下を伴い水分蒸散が亢進している場合もあるが，その一方で，老人性乾皮症のように，バリア機能の低下を伴わない場合もあり，原因や状態が異なり，ドライスキンの対処法についても適した手段の選択が必要となる。

　保湿が角層を柔軟化させるという物理化学的な効果は，最も基本的な作用である。これに関連して，最近，表情によって生じる皮膚の動きとシワ形成に関する研究が行われ，特に外界の環境湿度の影響についても調べられた[15]。その結果，低湿度条件下では，表情によって誘導したシワが残りやすいことが明らかとなった。このことは，保湿により角層を柔軟化させることが，シワ

を残しにくいことを示唆しており、「乾燥による小ジワを目立たなくする」という新たに認められた化粧品効能につながる知見である。

　保湿により、上述の物理化学的な作用だけでなく、生化学的な反応が進むことも重要な要素である。最外層における角層剥離がスムースに進むためには、角層細胞同士の接着に関与しているタンパク質複合体であるcorneodesmosomeが種々のプロテアーゼにより分解されるという生化学的反応が角層水分量に依存して行われる[16]。換言すれば、ドライスキンにおいてはプロテアーゼによるcorneodesmosome分解が進行しにくく、その結果として角層細胞がばらばらに剥がれにくく肌荒れが発生する。また、バリア機能に重要な役割を果たすcornified envelopeの成熟に関与するtransglutaminaseの活性も角層水分量に依存して進行する[17]。微弱炎症を伴う場合にはCEの成熟が進行せず、バリア機能が低下してしまうが、これに対しても適切な保湿はCEの成熟を促進し、肌状態を改善する。これらの奏効メカニズムにより、保湿は肌状態の改善に優れた効果を持つことが理解できる。

1.6　角層内水分勾配

　生体内の水分量は約60～70%、角層最外層の水分は通常約30%程度、すなわち、角層は極めて薄い組織ではあるが、その薄さの内に水分勾配が存在している。この水分勾配は、共焦点ラマン分光法により検出することができる[18]。本法は、皮膚水分量の測定に多用される電気化学的な水分量測定法とは異なり、深さごとの水分量を光学的手法により算出することができる。本法を用いて、皮膚への水分負荷の影響を調べると、水分負荷の時間に応じて、外層の低かった水分が高まり勾配が消失する様子や角層膨潤により角層厚が増加する様子、さらには、水分負荷からの開放時には、経時的な水分放出過程を観察することが可能である[19,20]。すなわち、従来の電気化学的な手法によるマクロな保湿効果の理解から、特定の層における水分の挙動をより詳細に解析可能であり、より効果的な保湿法の提案に結びつくであろう。

1.7　保湿剤とは異なる視点での保湿機能の向上

　上述の保湿剤は、それらの物性により保湿効果を実現するものであるが、保湿剤によらず肌の保湿機能を向上させる可能性について言及したい。すなわち、阻害要因を排除することによる保湿機能向上である。ケラチンは角層を構成する主要な線維性構造タンパク質で、その構築状態は肌状態と密接な関連を持っている。ケラチンの高次構造についてはまだ解明されていない点が多いが、カルボニル化という修飾を受けることによって、その物性が著しく変化することがわかってきた。カルボニル化は、酸化修飾の一種で、タンパク質の塩基性アミノ酸残基にアルデヒドなどが反応し、タンパク質には元来存在しないカルボニル基が導入される反応である。タンパク質のカルボニル化は多様なメカニズムで生じる。タンパク質分子そのものが直接酸化される場合もあるが、過酸化脂質の分解によって生じた高反応性のアルデヒドがタンパク質のアミノ酸残基と反応するという間接的な機序も知られている。

第1章　機能性化粧品開発の方向性

角層のタンパク質（主にケラチン）もその標的となり，その結果として，水分保持機能の低い角層となってしまうことが示された[21,22]。このことは，カルボニル化を防ぐことで，より保湿機能に優れた角層を実現できることを示唆している。このように保湿剤によらずとも良好な肌を作り上げることで，肌本来が持っている保湿機能を引き出すこともありえる。

1.8　おわりに

うるおいのある肌は理想的な肌のひとつとして認知されている。触れて心地よく，見た目にも透明感があり，化粧のりもよいなど，美容的な観点からも追求される理想肌であろう。また，物性的にも柔軟性の高い皮膚になり，シワが発生しにくい状態につながるものと理解できる。ただし，過ぎたるは及ばざるが如し，過度な保湿には注意が必要である。過剰な水分を与えた角層はバリア機能が低下してしまうことが，例えば，手袋を長時間着用した場合やおむつ皮膚炎などで知られている[23]。一方，この現象を逆手に取り，薬物の経皮吸収促進効果を実現する密封閉塞療法 Occlusive dressing technique も知られており，保湿の有用な側面を利用している。したがって，保湿の程度や手段など，目的に合わせて適切な選択を行うことが優れた肌状態の実現には必要である。

ごく最近，角層の水分量そのものではなく，水分が放出される過程によって角層機能が制御されるという新たな概念が提唱された[24]。従来の保湿機能の理解に新たな視点を与えるものとして，注目すべきである。本稿では，皮膚が生来持っている保湿メカニズムについて，最近の知見を含めて紹介した。スキンケアにより，肌本来の保湿機能を十分に引き出すことにより，あるいは適切に補うことにより，新たな視点での保湿化粧品の開発に期待したい。

文　　献

1) Z. Ya-Xian, et al., Arch. Dermatol. Res., **291**, 555-559 (1999)
2) L. Norlén, A. Al-Amoudi, J. Invest. Dermatol., **123**, 715-732 (2004)
3) I. Horii, et al., J. Dermatol., **10**, 25-33 (1983)
4) P. M. Steinert, et al., Proc. Natl. Acad. Sci. U. S. A., **78**, 4097-4101 (1981)
5) Y. Kamata, et al., J. Biol. Chem., **284**, 12829-12836 (2009)
6) Y. Kamata, et al., J. Biol. Chem., **286**, 8204-8212 (2011)
7) I. Horii, et al., Br. J. Dermatol., **121**, 587-592 (1989)
8) M. Watanabe, et al., Arch. Dermatol., **127**, 1689-1692 (1991)
9) C. N. Palmer, et al., Nature Genet., **38**, 441-446 (2006)
10) A. Ishida-Yamamoto, et al., J. Invest. Dermatol. Symp. Proc., **4**, 145-149 (1999)
11) N. Nakagawa, et al., J. Invest. Dermatol., **122**, 755-763 (2004)
12) T. Sugawara, et al., J. Dermatol. Sci., **66**, 154-159 (2012)

13) E. H. Choi, *et al.*, *J. Invest. Dermatol.*, **125**, 288-293 (2005)
14) A. M. Kligman, *Int. J. Cosmet. Sci.*, **33**, 197-209 (2011)
15) Y. Hara, *et al.*, *Proceedings of 28th IFSCC Congress* (2014)
16) A. V. Rawlings, *Int. J. Cosmet. Sci.*, **25**, 63-95 (2003)
17) T. Hirao, *Int. J. Cosmet. Sci.*, **25**, 245-257 (2003)
18) P. J. Caspers, *et al.*, *J. Invest. Dermatol.*, **116**, 434-442 (2001)
19) M. Egawa, *et al.*, *Acta Derm. Venereol.* **87**, 4-8 (2007)
20) M. Egawa, T. Kajikawa, *Skin Res. Technol.*, **15**, 242-249 (2009)
21) 岩井一郎ほか, *J. Soc. Cosmet. Chem. Jpn.*, **42**, 16-21 (2008)
22) I. Iwai, T. Hirao, *Skin Pharmacol. Physiol.*, **21**, 269-273 (2008)
23) H. Zhai, H. I. Maibach, *Skin Res. Technol.*, **8**, 1-6 (2002)
24) I. Iwai, *et al.*, *Proceedings of 27th IFSCC Congress* (2012)

2 美白化粧品

安藤秀哉*

2.1 はじめに

太陽光に含まれる紫外線には,皮膚細胞のDNAに傷をつける作用がある。皮膚は紫外線のDNA損傷作用から身を護るため,メラニン色素をつくって皮膚細胞の核を帽子のように覆い,UVBのエネルギーを吸収して核のDNAに傷がつかないようにしている。このようにメラニン色素は生体にとって大切なものであるが,局所的に必要以上のメラニン色素がつくられ,美容上問題になることがある。このように生じた不均一な皮膚の色調がしみとして認識され,そのしみができるのを予防するのが薬用美白化粧品である。

実際,高齢になると多くの人の顔面や手背などにしみが生じてくる。これは上述の如く,紫外線による皮膚細胞のDNA損傷作用が引き金の一つになると考えられている[1]。従って,しみの予防には皮膚細胞のDNAから紫外線を遮断する紫外線防御化粧品が有用である。また,しみの部位ではメラニン色素が過剰に生成されているため,メラニン生成抑制剤も有用である。さらに,しみの部位に沈着した多量のメラニン色素を速やかに皮膚の外部へ排泄することも,しみの改善に有用である。

2.2 しみ予防有効成分(医薬部外品主剤)のメカニズム

これまで多くの化粧品会社や製薬会社から「メラニンの生成を抑え,しみ・そばかすを防ぐ」有効成分(医薬部外品主剤)が独自に開発され,厚生労働省より承認されてきた(表1)[2]。これらの有効成分のしみ予防メカニズムは多岐にわたるが,メラニン生成酵素チロシナーゼの活性を直接的もしくは間接的に抑制する成分と,それ以外の成分に大きく分けられる。すなわち,チロシナーゼ活性を直接的に抑制するメカニズムとして,抗酸化作用,チロシナーゼ活性領域の銅イオンに対するキレート作用,競合(拮抗)阻害作用があげられる。また,チロシナーゼ活性の間接的な抑制作用メカニズムとして,チロシナーゼの分解促進もしくは成熟抑制によるチロシナーゼ量の減少作用,ケラチノサイトからメラノサイトへの活性化情報伝達の抑制作用が挙げられる。さらに,チロシナーゼとは基本的に関係のないメカニズムとして,メラノサイトからケラチノサイトへのメラノソーム(メラニン色素が生成されるメラノサイト内小器官)の移送抑制作用,メラニン色素の皮膚外部への排泄にはたらく表皮ターンオーバーの促進作用があげられる(表1)。

1980年代半ばまでは,ビタミンC誘導体とプラセンタエキス(胎盤エキス)が医薬部外品の主剤として薬用美白化粧品に配合される有効成分であった。1988年のコウジ酸の承認を皮切りに,各社独自のしみ予防有効成分の開発が始まった。これまでに厚生労働省より承認されたしみ予防の有効成分(医薬部外品主剤)の作用メカニズムの概要を以下に記す。

---

* Hideya Ando 岡山理科大学 工学部 バイオ・応用化学科 教授

表1 厚生労働省より承認されたしみ予防有効成分の一覧表（医薬部外品主剤）[2]

ターゲット	メカニズム	詳細	薬用美白主剤
メラノサイト	チロシナーゼ活性の抑制	抗酸化	ビタミンC及びその誘導体
		銅イオンのキレート	コウジ酸　エラグ酸
		競合阻害	アルブチン　ルシノール 4-MSK　ロドデノール
	チロシナーゼ量の減少	チロシナーゼ分解促進	リノール酸
		チロシナーゼ成熟抑制	マグノリグナン
ケラチノサイト	ケラチノサイト-メラノサイトシグナル伝達抑制		カミツレエキス トラネキサム酸&誘導体
メラノサイト&ケラチノサイト	メラノソームトランスファーの抑制		ナイアシンアミド
表皮	表皮ターンオーバーの促進		プラセンタエキス アデノシン1リン酸

2.2.1 アスコルビン酸（ビタミンC）及びその誘導体

しみの原因となるメラニン色素の生成反応は主に酸化反応であり，アスコルビン酸のもつ還元作用がメラニン生成の抑制にはたらく。これまで日本の薬用美白化粧品に最も多く用いられてきたいわゆる美白剤の代表格である。

アスコルビン酸の誘導体として，アスコルビン酸リン酸マグネシウム塩（武田薬品工業が承認取得），アスコルビン酸リン酸ナトリウム塩（カネボウが承認取得），アスコルビン酸グルコシド（資生堂と加美乃素本舗が承認取得），アスコルビン酸エチル（資生堂が承認取得：本剤は長波長紫外線UVAによる即時型色素沈着を防ぐ）などが医薬部外品の有効成分として承認されているが，その美白メカニズムはいずれもメラニン生成過程の酸化反応を還元してメラニンの生成を抑制することが主体である。

ヒト評価試験として，10%アスコルビン酸リン酸マグネシウム塩配合製剤が肝斑及び老人性色素斑に有効[3]，2%アスコルビン酸グルコシド配合クリーム製剤が紫外線誘導色素沈着に有効[4]などの報告がある。

2.2.2 プラセンタエキス

プラセンタエキスはアスコルビン酸と共に，薬用美白化粧品の美白主剤として長年用いられてきた有効成分である。従来は主に牛由来であったが，狂牛病問題に対処して，現在はブタ由来のプラセンタエキスが代替として用いられることが多い。アミノ酸，ミネラルなどを多く含み，メラニン生成抑制作用や，皮膚細胞の代謝活性を高めて皮膚外へのメラニンの排出を促進する作用などが報告されているが，その作用機序は未だ不明な点が多い。

2.2.3 コウジ酸

（三省製薬が1988年に承認取得）

コウジ酸は味噌や醤油の製造に使用されるコウジ菌の発酵液中から分離同定されたγ-ピロン化合物で，抗菌作用などが知られている。メラニン生成酵素であるチロシナーゼの活性領域に存

第1章 機能性化粧品開発の方向性

在する銅イオンをキレートすることによってチロシナーゼ活性を阻害し，メラニンの生成を抑制する[5]。

ヒト評価試験として，1%コウジ酸配合製剤が肝斑，炎症後色素沈着，老人性色素斑，雀卵斑に有効[6]との報告がある。

2003年3月にコウジ酸は発がん性の疑いで厚生労働省より製造・輸入を見合わせるよう通達されたが，再評価の結果，2005年11月に化粧品成分として安全であるとの見解が出され，現在では再び美白主剤として使用されている。

2.2.4 アルブチン
（資生堂が1989年に承認取得）

アルブチンはコケモモ（ツツジ科）などの葉に含まれるハイドロキノン配糖体である。ハイドロキノンの誘導体であるが，ハイドロキノンのようなメラノサイトに対する選択的な毒性発現作用は認められず，チロシナーゼ活性を競合的に阻害することによりメラニンの生成を抑制する[7]。

ヒト評価試験として，3%アルブチン配合製剤が肝斑に有効[8]との報告がある。

2.2.5 エラグ酸
（ライオンが1996年に承認取得）

エラグ酸はタラ（マメ科）に含まれるタンニンの一種で，イチゴやリンゴなどにも広く存在するポリフェノール構造を有する化合物である。チロシナーゼの中心にある銅イオンをキレートすることによりチロシナーゼ活性を阻害し，メラニンの生成を抑制する[9]。

ヒト評価試験として，0.5%エラグ酸配合クリーム製剤が紫外線誘導色素沈着に有効[10]との報告がある。

2.2.6 4-n-ブチルレゾルシノール（ルシノール）
（ポーラが1998年に承認取得）

ルシノールはレゾルシンの誘導体の中から，チロシナーゼ活性を強力に競合阻害する物質として選定された。また，メラニン生成はチロシナーゼ以外にTRP-1とTRP-2という酵素によって制御されているが，ルシノールはTRP-1の活性を阻害してメラニンの生成を抑制する作用を併せもつ[15]。

ヒト評価試験として，0.3%ルシノール配合美容液製剤が肝斑に有効[16]との報告がある。

2.2.7 カミツレエキス（カモミラET）
（花王が1998年に承認取得）

カミツレエキスはカミツレ（キク科）の花から抽出されたエキスで，古くより消炎剤として用いられている。植物エキスでは医薬部外品の美白主剤として認められた初めての成分である。紫外線に暴露したケラチノサイト（表皮角化細胞）はエンドセリン-1（炎症性サイトカインの一つ）を分泌してメラノサイトを活性化するが[11]，カミツレエキスはエンドセリン-1によるメラノサイトへの活性化情報伝達を阻止し，その結果としてメラノサイトのメラニン生成を抑制する[12]。これまでの美白主剤がチロシナーゼ活性を直接的に阻害することを目的に開発されてきたのに対

し，メラノサイトの周囲のケラチノサイトにも焦点をあてた独創的な美白主剤である。

ヒト評価試験として，0.5%カミツレエキス配合クリーム製剤が紫外線誘導色素沈着に有効[13,14]との報告がある。

2.2.8 リノール酸
　　　（サンスターが2001年に承認取得）

リノール酸は植物油脂を加水分解して得られる不飽和脂肪酸の一種で，紅花油などに多く含まれる。チロシナーゼはメラノサイト内で恒常的に分解されているが[17]，リノール酸はチロシナーゼの分解を促進してチロシナーゼ量を減少させ，メラニンの生成を抑制する[18]。

ヒト評価試験として，0.1%リノール酸配合リポソームジェル製剤が肝斑に有効[19]，及び紫外線誘導色素沈着に有効[20]などの報告がある。

2.2.9 トラネキサム酸（t-AMCHA：trans-aminomethylcyclohexanecarboxylic acid）
　　　（資生堂が2002年に承認取得）

トラネキサム酸は止血剤として古くより用いられてきた医薬品であり，肝斑に対する有効な内服薬としても知られている。血漿中に存在するプロテアーゼの一種であるプラスミンはメラノサイトの活性化を誘導するプロスタノイドの前駆体であるアラキドン酸の細胞内遊離を促進するが，トラネキサム酸はこの作用を抑制することが知られている[21]。そして，このトラネキサム酸の抗プラスミン活性が，外用による肝斑の改善に有効である作用機序の一端を担っていると考えられている[22]。

ヒト評価試験として，トラネキサム酸とアスコルビン酸の配合製剤が肝斑に有効[23]との報告がある。

2.2.10 4-Methoxy Potassium Salicylate（4MSK）
　　　（資生堂が2003年に承認取得）

4MSKは，アルブチンやルシノールと同様に，チロシナーゼ活性を競合的に阻害することによりメラニンの生成を抑制する。

2.2.11 アデノシン一リン酸二ナトリウム（AMP）
　　　（大塚製薬が2004年に承認取得）

AMP（アデノシン一リン酸）には細胞内のエネルギー源であるATP（アデノシン三リン酸）を生合成する際のグルコースの細胞内取込み量を増加させる作用がある。この作用により，AMPは細胞内のエネルギー代謝を高めて表皮のターンオーバーを促進し，メラニンを速やかに対外へ排出する。この作用により，"メラニンの蓄積を抑え，しみ・そばかすを防ぐ"という新規効能表示の認可を取得した。

ヒト評価試験として，3%アデノシン一リン酸二ナトリウム配合製剤が肝斑に有効との報告がある（インターネットホームページ情報）。

第1章　機能性化粧品開発の方向性

2.2.12　5,5'-ジプロピル-ビフェニル-2,2'-ジオール（マグノリグナン）
　　　　　（カネボウが2005年に承認取得）

　マグノリグナンはフェノール性二量体の基本骨格をもつ成分で，ホオノキ（モクレン科）などの植物に含まれるマグノロールやホオノキオールと類似の構造を持つポリフェノールの一種である。チロシナーゼは小胞体及びゴルジ体で糖鎖の修飾を受けて成熟するが，マグノリグナンはチロシナーゼの成熟を阻害してメラニンの生成を抑制する[24]。

　ヒト評価試験として，0.5%マグノリグナン配合製剤が紫外線誘導色素沈着に有効[25]，及び肝斑に有効[26]などの報告がある。

2.2.13　ニコチン酸アミド（ナイアシンアミド）
　　　　　（P&Gが2007年に承認取得）

　ニコチン酸アミドはビタミンB_3の誘導体であり，ニキビに対して抗炎症作用がある[27]。ニコチン酸アミドにチロシナーゼ活性やメラニン生成を抑制する作用は認められないが，メラノサイトからケラチノサイトへのメラノソームの移送を抑制することにより，肝斑や老人性色素斑を抑制する作用をもつ[28,29]。

2.2.14　4-(4-Hydroxyphenyl)-2-butanol（ロドデノール）
　　　　　（カネボウが2008年に承認取得）

　ロドデノール（ロドデンドロール）は白樺やNikko Mapleに含まれるフェノール化合物であり，そのメラニン生成抑制作用メカニズムは，チロシナーゼ活性の競合阻害である[30]。2013年に白斑の発症例が報告され，ロドデノールを配合した薬用美白化粧品が自主回収された。使用者約90万人のうち，約2万人（約2%）に白斑が発症したが，チロシナーゼによるロドデノールの代謝物であるロドデノール-サイクリックカテコールが細胞毒性を発現してメラノサイトを死滅させることが，白斑発症の原因の一つであると考えられている[31]。

2.2.15　トラネキサム酸セチルエステル
　　　　　（シャネルが2010年に承認取得）

　トラネキサム酸セチルエステルは，カミツレエキスやトラネキサム酸と同様，紫外線により誘導される炎症を抑制し，メラノサイトを鎮静化することでメラニンの生成を抑制する。

2.3　おわりに

　薬用美白化粧品に配合されるしみ予防の有効成分は，医薬部外品の主剤である。医薬部外品は医薬品と異なり皮膚病を始めとする疾患は用途の対象外であり，消費者により自由に選択，使用されるものである。従って，医薬部外品といえども化粧品と同様に絶対的な安全性と緩和な作用が要求される。実際，しみ予防の医薬部外品主剤を厚生労働省へ申請した際には，メラニン生成抑制作用が可逆的であること，皮膚に長期間累積塗布しても遺伝的に制御された色調が脱失することがないことを示す実験データが要求される。それにもかかわらず，医薬部外品の主剤として承認されたロドデンドロールで多数の白斑が発症してしまったことから，これまでの承認審査方

法の妥当性の検証や見直しが必要となる。化粧品会社による動物実験離れが進む昨今ではあるが，白斑モデルマウス[32]を始めとする動物実験による白斑発症の原因究明と再発防止策の構築が期待される。

　一方，しみ予防の有効成分を評価する実験方法は，従来マウス由来メラノサイトのがん細胞が用いられてきたが，近年ではヒト由来の正常メラノサイトが用いられるようになってきた。また，メラノサイトの単培養系だけでなく，メラノサイトとケラチノサイトの共培養系や三次元培養皮膚が用いられるなど，実際の皮膚により近い状態で評価されるようになってきている。このように薬用美白化粧品の研究開発に関する実験手法は変化しており，しみ予防のメカニズムに関しても，メラノサイト内でのメラニン色素の生成抑制や表皮からの排泄促進のほか，メラノサイトからのメラノソームの放出[33]，ケラチノサイトに取り込まれたメラノソームの分解[34]，さらにはミトコンドリアを絡めた新規コンセプト[35]が登場している。これらの新しい情報をもとに基礎研究と素材探索をくり返し，さらに進化した考え方を発信していくことが，特にアジア圏で競争が激しい薬用美白化粧品開発の分野で質の高い研究を継続していくための必須事項ではないかと考える。

文　　献

1) M. Ichihashi *et al.*, *Exp. Dermatol.* **23**（Suppl 1），43（2014）
2) H. Ando *et al.*, *Int. J. Mol. Sci.* **11**, 2566（2010）-Addendum 11, 2699（2010）
3) K. Kameyama *et al.*, *J. Am. Acad. Dermatol.* **34**, 29（1996）
4) 宮井恵里子　*et al.*,　西日皮膚　**58**, 439（1996）
5) Y. Mishima *et al.*, *Pigment Cell Res.*, **1**, 367（1988）
6) 三嶋豊　*et al.*,　皮膚　**36**, 134（1994）
7) K. Maeda *et al.*, *J. Pharm. Exp. Ther.* **276**, 765（1996）
8) 須貝哲郎，皮膚　**34**, 522（1992）
9) H. Shimogaki *et al.*, *Int. J. Cosmet. Sci.* **22**, 291（2000）
10) 上出良一　*et al.*,　西日皮膚　**57**, 136（1995）
11) G. Imokawa *et al.*, *J. Biol. Chem.* **267**, 24675（1992）
12) G. Imokawa *et al.*, *Pigment Cell Res.* **10**, 218（1997）
13) 市橋正光　*et al.*,　皮膚　**41**, 475（1999）
14) 川島眞　*et al.*,　西日皮膚　**61**, 682（1999）
15) 片桐崇行　*et al.*,　日本化粧品技術者会誌　**35**, 42（2001）
16) ルシノール研究会，西日皮膚　**61**, 813（1999）
17) R. Halaban *et al.*, *Proc. Natl. Acad. Sci. USA* **94**, 6210（1997）
18) H. Ando *et al.*, *J. Biol. Chem.* **279**, 15427（2004）
19) リノール酸配合外用剤臨床研究班，西日皮膚　**60**, 537（1998）

20) Y. Shigeta *et al.*, *Biol. Pharm. Bull.* **27**, 591 (2004)
21) W. C. Chang *et al.*, *Am. J. Physiol.* **264**, C271 (1993)
22) 前田憲寿, *Monthly Book Derma* **98**, 35 (2005)
23) 原田昭太郎, 医学と薬学 **31**, 654 (1994)
24) K. Nakamura *et al.*, *Pigment Cell Res.* **16**, 494 (2003)
25) 武田克之 *et al.*, 西日皮膚 **68**, 288 (2006)
26) 武田克之 *et al.*, 西日皮膚 **68**, 293 (2006)
27) A. R. Shalita *et al.*, *Int. J. Dermatol.* **34**, 434 (1995)
28) T. Hakozaki *et al.*, *Br. J. Dermatol.* **147**, 20 (2002)
29) A. Greatens *et al.*, *Exp. Dermatol.* **14**, 498 (2005)
30) M. Sasaki *et al.*, *Pigment Cell Res.* **27**, 754 (2014)
31) S. Ito *et al.*, *Pigment Cell Melanoma Res.*, **27**, 744 (2014)
32) Y. Abe *et al.*, *J. Dermatol. Sci.*, **81**, 35 (2016)
33) H. Ando *et al.*, *J. Invest. Dermatol.* **132**, 1222 (2012)
34) D. Murase *et al.*, *J. Invest. Dermatol.* **133**, 2416 (2013)
35) E. S. Kim *et al.*, *Pigment Cell Melanoma Res.* **27**, 1051 (2014)

3 抗老化化粧品

正木 仁*

3.1 はじめに

　老化に伴う顔面の形態的な変化の特徴は，シワ，タルミの出現である。この出現は，突如としたものではなく長い年月の積み重ねの結果である。顔面のシワ，タルミはヒトの印象を左右し，認知年齢に大きく影響する。これは，遺伝的素因が同一である一卵性双生児の加齢による外観変化と認知年齢に関する疫学的研究から明らかにされている[1]。

　New England Journal of Medicine に紹介されているドライバーの車窓越しの顔とその反対側の顔の印象的な写真から明らかなように，この老化に伴う顔面の外観的変化は太陽光線の長期曝露により促進され（光老化），紫外線の中でもエネルギーの低い長波長紫外線UVAによる寄与が高いことがうかがえる[2]。

　紫外線によるシワの形成には真皮細胞外マトリックスの構造変化が大きな寄与をすることは，組織化学的な研究により一般的な概念として定着している。この事実は，シワやタルミ形成の反応場は真皮であり，よって，真皮線維芽細胞を中心とした抗老化アプローチが一般的なアプローチであることを示している。しかしながら，近年では皮膚老化の反応場は真皮であるが，その変化を誘導するシグナル因子は皮膚全体から供給されている事実が明らかにされている。

　そこで，本稿は皮膚形態の変化を誘導する皮膚全層からの惹起メカニズムについて解説し，抗老化化粧品に求められる姿を明確化することを目的とする。

3.2 加齢に伴う皮膚の変化

　ヒトは，年齢を顔の皮膚状態を確認して判断する。いわゆる，認知年齢のことである。その判断のポイントは，カラスの足跡と呼ばれる目尻の直線ジワ，ほうれい線の深さ，上眼瞼と下眼瞼やフェイスラインのタルミ，老人性色素斑の出現頻度の増加である。つまり，皮膚は加齢に伴い，上記のような外観変化を呈する。

　一般的に皮膚老化は，生理的老化と光老化に大別される。加齢に伴う生体機能の低下により開始され進行する老化は，生理的老化として定義されている。光老化は，太陽光への慢性的な曝露により加速される皮膚老化のことである。この老化は，生体での皮膚のポジションに由来する。皮膚は，外環境と生体内部との境界に存在する臓器であり，外環境からくる種々の刺激に対する防御ラインとして働いている。その結果，老化の進行についても外環境の影響を強く受けることになる。この外環境因子の中で最も重要なものは太陽光線である。太陽光線の長期的な曝露は光老化皮膚の特徴である老人性色素斑，シワ，タルミを出現させる。顔皮膚は，常に太陽光線に曝されていることから生理的老化と光老化の合作による皮膚老化であると考えることができる。しかしながら，顔皮膚の老化には，光老化が強く寄与している可能性が考えられる。この根拠は，

　＊　Hitoshi Masaki　東京工科大学　応用生物学部　先端化粧品コース　教授

第1章 機能性化粧品開発の方向性

これまで報告された皮膚計測の研究結果から考察される。非露光部位から得られる皮膚生理パラメーター，生化学的パラメーターは年齢とよい相関関係を示すが，顔から得られる種々のパラメーターには年齢との相関を見出すことが難しい。被験者が女性の場合は，化粧行動の違いによる個人差が原因とも考えられるが，戸外での活動時間などのライフスタイルの違いが，この無相関の原因となっている可能性が考えられ，顔皮膚の老化には光老化が寄与していると考えられる。

3.3 光老化皮膚の特徴

健常皮膚と光老化皮膚の特徴的な変化を図1に示した。もちろん，光老化皮膚は太陽光曝露部位にのみ発生する皮膚老化であり，その特徴的な外観的な変化は以下のとおりとなる。生理的老化が縮緬状のシワを発生することに対して，直線状の深いシワを発生する。この深いシワの代表は，項部に認められる菱形状の深いシワである。このようなシワは，戸外労働者である農夫や漁師に多く見られることからFarmer's wrinkleあるいはfisher man's wrinkleとも呼ばれている。さらに，皮膚色は黄味が強くなり[3]，限局性の色素形成（色素斑）が認められる。このような色素形成は老人性色素斑（solar lentigo）と呼ばれ，老人性色素斑の発生頻度は太陽光曝露時間に依存していることが報告されている[4]。また，加齢に伴う皮膚色の黄色化は，皮膚に存在する糖化タンパク（AGEs）やカルボニルタンパクのような酸化タンパクが原因として考えられる[3,5]。

光老化皮膚の組織学的な変化としては以下のとおりである。表皮では肥厚が観察され，さらに，真皮表皮ジャンクションでは乳頭の扁平化と基底膜の断裂，二重化，分岐が観察される[6]。このような基底膜の構造変化は，30代の女性の頬においてさえ観察される[7]。表皮内の細胞構成の変

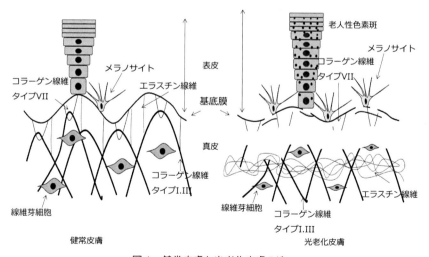

図1 健常皮膚と光老化皮膚の違い
光老化皮膚では表皮肥厚，基底膜の断裂，真皮上層部でのエラスチン線維，コラーゲン線維の減少が観察される。

化としてはメラノサイトの増加，ランゲルハンス細胞の減少がある[8]。真皮では乳頭層（真皮上層）におけるエラスチン線維の細線維構造の消失と網状層（真皮中層から下層）に抗エラスチン抗体陽性の線維が無配向性に増生する。このエラスチンタンパクには，糖化反応生成物が沈着している。さらに，コラーゲン線維も乳頭層では減少し，カルボニル化されたタンパクが存在している[9]。

血管叢の変化としては，光老化皮膚では血管およびリンパ管の存在頻度の低下が観察される[10,11]。

3.4 基底膜断裂のメカニズム

基底膜の主な構成成分はタイプⅣコラーゲンとラミニン5/332によって構成され，その基底膜に対してタイプⅦコラーゲンがループ構造をとるように接着している。このループにぶら下がるような形でタイプⅠ，Ⅲコラーゲンが存在している。再生皮膚モデルには基底膜構造は構築されていない[12,13]。これは，再生皮膚モデル培養上清中にゼラチナーゼMMP（matrix metalloprotease）-2, -9を含む多くのMMPが分泌されていることが原因と考えられる。そこで，培養上清へMMPの活性阻害剤CGS27023Aを添加，培養することにより基底膜の再構築が観察されることから，基底膜構造の分解，再生にはMMPが大きく関与していることが示唆される。

光老化皮膚においても，MMP-1, 2, 3, 9が分泌されていることは，線維芽細胞を用いた研究およびヒト皮膚を用いた研究から明らかにされている[14~18]。基底膜のタイプⅣコラーゲンは，MMP-9により分解され，MMP-9は，UV照射により真皮組織に浸潤してくる肥満細胞由来のトリプターゼによって活性化されることが報告されている[6,19]。この事実は，光老化皮膚における基底膜構造の変化にMMPが強く作用していることを示唆している。さらに，UVB照射は，MMPの分泌亢進とともにウロキナーゼタイプのプラスミノーゲンアクチベーター（uPA）の合成を促進する[20,21]。また，前述の再生皮膚モデルの培養上清にはuPAも存在する。そこで，培養上清へプラスミノーゲンの添加は，基底膜成分の分解を促進し，MMP活性阻害剤の添加による基底膜構造の再生も抑制する。このケースでは，基底膜構造の再構成にはaprotinin（プラスミン阻害剤）が有効であることから，プラスミンも基底膜構造の変化に関与していることが示唆される[22]。

3.5 線維芽細胞の形態変化と機能低下

線維芽細胞は，真皮マトリックスを構成する主要成分を合成する重要な細胞である。一般的に，組織の老化は細胞老化の表現として出現すると考えられる。実際に，若齢者皮膚と老齢者皮膚から単離培養した線維芽細胞のコラーゲン合成能には差があり，老齢者由来の線維芽細胞ではコラーゲン合成能が低下していることが報告されている[23]。このような線維芽細胞の機能低下には，細胞老化以外に線維芽細胞が存在する真皮マトリックス環境により影響されることが報告されている[24]。

第1章　機能性化粧品開発の方向性

　健常皮膚と光老化皮膚の真皮に存在する線維芽細胞の形態観察では，健常皮膚の線維芽細胞は真皮組織において多数の点でコラーゲン線維にしっかりと接着しているような形状を示す。しかしながら，光老化皮膚の線維芽細胞は，コラーゲン線維への接着点の減少が原因と考えられる細胞形状の萎縮と異方性が確認される。健常皮膚では断裂のないコラーゲン線維束が観察されるが，光老化皮膚では多くの断裂面をもつコラーゲン線維束構造が観察される。この事実は，光老化皮膚では線維芽細胞を取り巻くコラーゲン線維束の構造が通常とは異なる変化を示しており，その構造変化が細胞形態の変化を誘導し，線維芽細胞の機能低下につながる可能性が考えられる。この説は，ex vivo において健常皮膚へコラーゲン分解酵素である MMP-1 を処理し，コラーゲン線維束を消化し構造を変化させたときにも光老化皮膚と同様の線維芽細胞の形態変化を示すことから支持される。

　線維芽細胞は，コラーゲン線維にインテグリン $\alpha 2\beta 1$ を介して接着している[25]。単回のソーラーシミュレーターによる UV 照射は，インテグリン $\alpha 2\beta 1$ の発現低下と同時にコラーゲン受容体である Endo180 の発現も低下させる（図2）[26]。この低下は in vivo においても確認されている。本来，Endo180 は MMP-1 により分解されたコラーゲンタンパクを細胞内へ取り込み，ライソゾームでの分解を促進することにより真皮マトリックス構造の再生を促進させる。しかしながら，UV 照射による Endo180 の発現低下は，MMP-1 により分解されたコラーゲンフラグメントの真皮組織内での滞留を生じさせ，この結果，コラーゲン線維束のダメージが長期的に存在することになる。その結果，線維芽細胞の形態変化を持続させる。さらに，おもしろいことにコラーゲンフラグメントは線維芽細胞内の ROS レベルを亢進させることも報告されている[27]。ROS 産生のメカニズムは明らかにされていないが，通常と異なる細胞形態の変化が細胞ストレスとなり ROS 産生を亢進した可能性が考えられる。

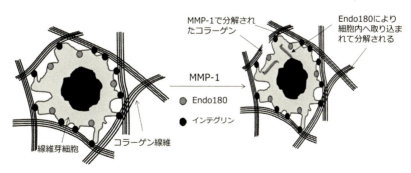

図2　コラーゲン線維の分解と線維芽細胞の形態変化
線維芽細胞はコラーゲン線維にインテグリンと呼ばれる足場タンパクを介して接着している。古くなったコラーゲン線維は MMP-1 により切断され Endo180 によって細胞内へ取り込まれて分解される。線維芽細胞を取り巻く環境が劣化すると細胞形態も変化する。

3.6 コラーゲン線維の減少メカニズム

コラーゲン線維も合成・分解を繰り返し，常に新しい組織に再生をしている。光老化皮膚では，このバランスが崩れることによりコラーゲン線維の減少が生じる。コラーゲン減少のメカニズムとして最もよく研究されているのがMMP-1についてである。

MMP-1は，コラーゲン分子鎖を1：3に最初に分解する酵素である。MMP-1により分解されたコラーゲン分子のフラグメントは，MMP-2やMMP-9によってさらに分解されていく。

MMP-1は，表皮細胞でも線維芽細胞でも合成され，その合成の刺激となるのは酸化ストレスである。皮膚へのUV照射は酸化ストレスを増加させることから，UV照射した皮膚切片にはMMP-1の増加が確認されている。若齢者と老齢者の皮膚から単離培養した線維芽細胞では，カタラーゼタンパク量に違いがあり，老人の線維芽細胞ではカタラーゼの産生が低下していることから細胞内のROSレベルが若人の線維芽細胞に比較して高くなっている。それに伴い，MMP-1の産生量も老人線維芽細胞で高くなっている[28]。

この酸化ストレスによるMMP-1産生亢進は，c-Junタンパクとc-Fosタンパクのヘテロダイマーである AP-1 (activator protein-1) によるMMP-1の転写活性の亢進による（図3）[29]。

MMP-1転写活性亢進のシグナルは，これまでの報告をまとめると以下のように考えられる。

c-junタンパクの産生については，細胞膜に存在するEGF（epidermal growth factor）がEGF受容体（EGF-R）へ結合することによりEGF-Rがリン酸化される。EGF-RはEGFと結合しない状態においてもリン酸化は行われるが，PTP（protein tyrosine phosphatase）により脱リン酸化され，EGF-R以後のシグナルはストップされている。UV照射により産生された細胞内ROSはPTPを不活性化することによりEGFとの結合なしにEGF-Rのリン酸化が維持され，MAPK（Mitogen-activated Protein Kinase）の一つであるJNK（c-jun N-terminal kinase）が活性化されることによりc-Junの産生が高まる。

c-Fosについては，ROSにより活性化されたNF-κBにより産生亢進されたIL-1が，IL-1受容体を介してIL-6の産生を高め，IL-6がMAPKの一つであるERK1/2を活性化することに

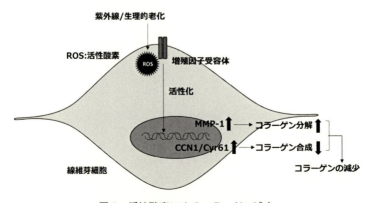

図3 活性酸素によるコラーゲン減少

よってc-Fosの産生が高まる。この2つの経路によりAP-1の形成が促進され，MMP-1の転写活性が高められる[30]。

一方，コラーゲンの合成については，TGF-β1とSmadシグナルによって制御されている[31]。TGF-βは，TGF-β1受容体（T-β1R）とTGF-β2受容体（T-β2R）に結合しSmadシグナルを走らせることによりコラーゲンの合成が刺激される。UV照射は，T-β2Rの産生を低下させることによりSmadシグナルを不活性化する[32]。その結果，コラーゲン合成も低下してくる。さらに，CYR61/CCN1 (Cysteine-rich angiogenic inducer 61or CCN family member 1) はコラーゲン合成を抑制するタンパクであるが，AP-1はCYR61/CCN1の産生を高めることによってもコラーゲン合成を低下させる[33]。

3.7　コラーゲン線維の分解を守るデコリン

デコリン（decorin）は真皮マトリックスに存在するプロテオグリカンの一つであり，339アミノ酸残基からなるコアタンパクと直鎖状のグリコサミノグリカンによって構成されている。デコリンはコラーゲン線維のMMP-1切断部位に結合しMMP-1のコラーゲン線維の切断に対する抵抗性を付与している[34]。しかしながら，UV照射はデコリンを減少させる。その結果，MMP-1に対する感受性が上昇し，容易にコラーゲン線維は分解される。デコリンの減少は，好中球由来のエラスターゼにより行われる。UV照射による血管透過性の亢進は好中球の真皮組織内への浸潤を容易にし，好中球の持つエラスターゼによりデコリンが分解され，MMP-1のコラーゲン線維の分解が進行する。

3.8　エラスチン線維について

エラスチン線維は皮膚の弾力性を担う線維状タンパク複合体であり，その主な成分はマイクロフィブリル（microfibril）とトロポエラスチン（tropoelastin）である。成熟したマイクロフィブリルは並行して走る線維束であり，分子内架橋構造により安定化されている。マイクロフィブリルの主な構造成分のひとつはフィブリリン（fiburilin）-1である。フィブリリン-1は，MFAP-4（Microfibrillar-associated protein 4）により産生の刺激と，会合体形成が促進することによりマイクロフィブリルを形成する（図4）[35]。

一方，トロポエラスチンはリジルオキシダーゼ（LOX）とフィブリン（fibulin）-4と会合体を形成し，この会合体にFibulin-5が会合することによりコアセルベーション（coacervation）と呼ばれる自己会合特性を示し，マイクロフィブリル上へ沈着する。マイクロフィブリル上には，Latent TGF-β binding protein 4（LTBP-4）が存在し，これがfibulin-5と結合し，トロポエラスチンを含む自己会合体をマイクロフィルビル上に固着させることがわかっている[36]。マイクロフィブリル上において会合体は，LOXにより架橋されることによりエラスチン線維が形成される。

光老化皮膚における無配向エラスチンの増生とエラスチン細線維構造の消失を，線維の再生の

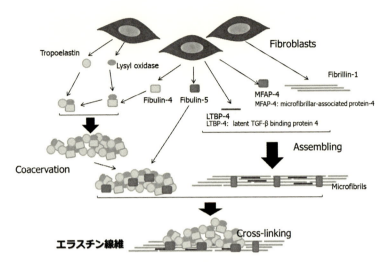

図4 エラスチン線維の構造と形成

観点から考えると以下のように考えられる。

　光老化皮膚では，MFAP-4タンパクの存在低下，さらにフィブリン-5の染色性の低下が報告されている[35,37]。UV刺激によりトロポエラスチンのタンパク合成は促進されるが，MFAP-4の発現低下によりトロポエラスチン合成に対応したフィブリリン-1の組織化が進行せず，マイクロフィブリルが形成されないこと，さらに，フィブリン-5の合成低下によりトロポエラスチンのマイクロフィブリル上への正常な沈着も行われないことから，エラスチン線維，特に，配向性のエラスチン細線維構造が再構築されない可能性が考えられる。

　一方，エラスチン細線維の分解には好中球由来のエラスターゼと線維芽細胞が産生する膜結合型のネプリリシン（neprilysin）が関係していることが報告されている[38,39]。特に，ネプリリシンはUVAにより産生が高まり，線維芽細胞の細胞膜に局在する。この産生の増加には，IL-1α，IL-1β，IL-6，IL-8とGM-CSFが関与している。

　好中球由来のエラスターゼのエラスチン分解への関与に関しては，エラスチンを直接的に分解するのではなくカテプシンGが最初にエラスチン分子を分解し，その後，好中球由来エラスターゼが分解に関与するとの報告もなされている[40]。

3.9　光老化皮膚と血管とリンパ管の状態

　後期の光老化皮膚では毛細血管，リンパ管ともに，その存在頻度が低下することが報告されているが，UVの単回照射では血管新生とリンパ管構造の脆弱化が観察される。

　ヒト皮膚組織では，シワグレードとシワ部位の毛細血管とリンパ管密度の関係は，シワグレードが高くなる（シワが深くなる）に伴って，リンパ管の消失が観察される[11]。さらに，太陽光曝露部である顔面のシワ部位の真皮に存在する毛細血管とリンパ管密度は，非露光部である臀部に比較して顕著な減少が観察される[41]。

第1章　機能性化粧品開発の方向性

　一方,UV の単回照射による真皮の血管新生は表皮ケラチノサイトが産生する血管内皮細胞増殖因子(vascular endothelial growth factor-A；VEGF-A)とその内在性阻害因子 Thrombospondin-1(TSP-1)のバランスの変化により生じている。UV に曝露されていない表皮には TSP-1 が強く発現しているが,UV 照射により TSP-1 タンパクが表皮で消失し,代わって VEGF-A の産生が高まる。このアンバランスにより,血管新生へのシグナルが走り出す[38]。さらに,UV 照射によりリンパ管の拡張し,リンパ管構造の脆弱化が生じる。その結果,リンパ管からマクロファージの真皮への浸潤が増加し,さらに,リンパ管本来の機能である老廃物の排出機能が低下する。

　血管は,血管内皮細胞で形成された管構造の外部を壁細胞(pericyte)が補強するような構造を持っている。この補強構造は壁細胞が分泌する angiopoietin-1(Ang-1)が,血管内皮細胞に存在する Tie2 受容体に結合し Tie2 の活性化を介して,壁細胞の血管内皮細胞への接着を誘導し,管構造を安定化させる。この血管内皮細胞管構造への壁細胞への接着は生理的な老化によっても低下するが,光老化によっても同様に低下する[41]。

　血管叢の変化と光老化皮膚の形成との関係を考察すると以下のようになる。光老化皮膚の初期過程における血管叢の高密度化と中期から後期にかけての血管透過性の上昇は,UV 照射や化学的物理的刺激に対して易反応性となり,これは皮膚の易炎症性につながる。その結果,真皮内への好中球,肥満細胞,マクロファージの浸潤の頻度が高まり,エラスターゼや MMP の真皮内への蓄積が,コラーゲンやエラスチンの分解を促進する。この繰り返しによりシワが形成される。

3.10　おわりに

　本稿では光老化皮膚形成に関するスタンダードなメカニズムと,最近報告されているメカニズムについて紹介した。本稿が抗老化化粧品開発のための知識の整理と今後の素材開発のアプローチに役立つこと内容であることを期待して本稿を終える。

文　　　献

1) Gunn DA, Rexbye H, Griffiths CE, Murray PG, Fereday A, Catt SD, Tomlin CC, Strongitharm BH, Perrett DI, Catt M, Mayes AE, Messenger AG, Green MR, van der Ouderaa F, Vaupel JW, Christensen K. Why some women look young for their age. *PLoS One*. 2009 Dec 1；**4**(12)：e8021.
2) Gordon JR1, Brieva JC. Images in clinical medicine. Unilateral dermatoheliosis. *N Engl J Med*. 2012 Apr 19；**366**(16)：e25.
3) Ohshima H, Oyobikawa M, Tada A, Maeda T, Takiwaki H, Itoh M, Kanto H. Melanin and facial skin fluorescence as markers of yellowish discoloration with aging. *Skin Res*

Technol. 2009 ; **15** : 496-502.
4) Derancourt C, Bourdon-Lanoy E, Grob JJ, Guillaume JC, Bernard P, Bastuji-Garin S. Multiple large solar lentigos on the upper back as clinical markers of past severe sunburn : a case-control study. *Dermatology.* 2007 ; **214** : 25-31.
5) Ogura Y, Kuwahara T, Akiyama M, Tajima S, Hattori K, Okamoto K, Okawa S, Yamada Y, Tagami H, Takahashi M, Hirao T. Dermal carbonyl modification is related to the yellowish color change of photo-aged Japanese facial skin. *J Dermatol Sci.* 2011 ; **64** : 45-52.
6) Inomata S, Matsunaga Y, Amano S, Takada K, Kobayashi K, Tsunenaga M, Nishiyama T, Kohno Y, Fukuda M. Possible involvement of gelatinases in basement membrane damage and wrinkle formation in chronically ultraviolet B-exposed hairless mouse. *J Invest Dermatol.* 2003 ; **120** : 128-34.
7) Amano S, Matsunaga Y, Akutsu N, *et al.*, Basement membrane damage, a sign of skin early aging, and laminin 5, a key player in basement membrane care. *IFSCC Magazine* 2000 : **3** : 15-23.
8) Gilchrest BA, Murphy GF, Soter NA. Effect of chronologic aging and ultraviolet irradiation on Langerhans cells in human epidermis. *J Invest Dermatol.* 1982 ; **79** : 85-8.
9) Ogura Y, Kuwahara T, Akiyama M, Tajima S, Hattori K, Okamoto K, Okawa S, Yamada Y, Tagami H, Takahashi M, Hirao T. Dermal carbonyl modification is related to the yellowish color change of photo-aged Japanese facial skin. *J Dermatol Sci.* 2011 ; **64** : 45-52.
10) Chung JH, Yano K, Lee MK, Youn CS, Seo JY, Kim KH, Cho KH, Eun HC, Detmar M. Differential effects of photoaging vs intrinsic aging on the vascularization of human skin. *Arch Dermatol.* 2002 ; **138** : 1437-42.
11) Kajiya K, Kunstfeld R, Detmar M, Chung JH. Reduction of lymphatic vessels in photodamaged human skin. *J Dermatol Sci* 2007 ; **47**, 241-3.
12) Amano S, Akutsu N, Matsunaga Y, *et al.*, Importance of balance between extracellular matrix synthesis and degradation in basement membrane formation. *Exp Cell Res* 2001 : **271** : 249-262.
13) Amano S, Ogura Y, Akutsu N, *et al.*, Protective effect of matrix metalloproteinase inhibitors against epidermal basement membrane damage : skin equivalents partially mimic photoageing process. *Br J Dermatol* 2005 : **153** Suppl 2 : 37-46.
14) Herrmann G, Wlaschek M, Lange T S, *et al.*, UVA irradiation stimulates the synthesis of various matrix-metalloproteinases (MMPs) in cultured human fibroblasts. *Exp Dermatol* 1993 : **2** : 92-97.
15) Kawaguchi Y, Tanaka H, Okada T, *et al.*, The effects of ultraviolet A and reactive oxygen species on the mRNA expression of 72-kDa type IV collagenase and its tissue inhibitor in cultured human dermal fibroblasts. *Arch Dermatol Res* 1996 : **288** : 39-44.
16) Brenneisen P, Wenk J, Klotz L O, *et al.*, Central role of ferrous/ferric iron in the ultraviolet B irradiation-mediated signaling pathway leading to increased interstitial

collagenase (matrix-degrading metalloprotease (MMP)-1) and stromelysin-1 (MMP-3) mRNA levels in cultured human dermal fibroblasts. *J Biol Chem* 1998：**273**：5279-5287.

17) Koivukangas V, Kallioinen M, Autio-Harmainen H, *et al.*, UV irradiation induces the expression of gelatinases in human skin in vivo. *Acta Derm Venereol* 1994：**74**：279-282.

18) Fisher G J, Datta S C, Talwar H S, *et al.*, Molecular basis of sun-induced premature skin ageing and retinoid antagonism. *Nature* 1996：**379**：335-339.

19) Iddamalgoda A, Le QT, Ito K, Tanaka K, Kojima H, Kido H. Mast cell tryptase and photoaging：possible involvement in the degradation of extra cellular matrix and basement membrane proteins. *Arch Dermatol Res*. 2008；Suppl **1**：S69-76.

20) Miralles F, Parra M, Caelles C, *et al.*, UV irradiation induces the murine urokinase-type plasminogen activator gene via the c-Jun N-terminal kinase signaling pathway：requirement of an AP1 enhancer element. *Mol Cell Biol* 1998：**18**：4537-4547.

21) Marschall C, Lengyel E, Nobutoh T, *et al.*, UVB increases urokinase-type plasminogen activator receptor (uPAR) expression. *J Invest Dermatol* 1999：**113**：69-76.

22) Ogura Y, Matsunaga Y, Nishiyama T, *et al.*, Plasmin induces degradation and dysfunction of laminin 332 (laminin 5) and impaired assembly of basement membrane at the dermal-epidermal junction. *Br J Dermatol* 2008：**159**：49-60.

23) Varani J, Dame MK, Rittie L, Fligiel SE, Kang S, Fisher GJ, Voorhees JJ. Decreased collagen production in chronologically aged skin：roles of age-dependent alteration in fibroblast function and defective mechanical stimulation. *Am J Pathol*. 2006；**168**：1861-8.

24) Varani J, Schuger L, Dame MK, Leonard C, Fligiel SE, Kang S, Fisher GJ, Voorhees JJ. Reduced fibroblast interaction with intact collagen as a mechanism for depressed collagen synthesis in photodamaged skin. *J Invest Dermatol*. 2004；**122**：1471-9.

25) Tiger CF, Fougerousse F, Grundstro ¨mGet al., alpha11beta1 integrin is a receptor for interstitial collagens involved in cell migration and collagen reorganization on mesenchymal nonmuscle cells. Dev Biol 2001；237：116-29.

26) Tang S, Lucius R, Wenck H, Gallinat S, Weise JM. UV-mediated downregulation of the endocytic collagen receptor, Endo180, contributes to accumulation of extracellular collagen fragments in photoaged skin. *J Dermatol Sci*. 2013；**70**：42-8.

27) Fisher GJ, Quan T, Purohit T, Shao Y, Cho MK, He T, Varani J, Kang S, Voorhees JJ. Collagen fragmentation promotes oxidative stress and elevates matrix metalloproteinase-1 in fibroblasts in aged human skin. *Am J Pathol*. 2009；**174**：101-14.

28) Shin MH, Rhie GE, Kim YK, Park CH, Cho KH, Kim KH, Eun HC, Chung JH. H2O2 accumulation by catalase reduction changes MAP kinase signaling in aged human skin in vivo. *J Invest Dermatol*. 2005；**125**：221-9.

29) Rittié L, Fisher GJ. UV-light-induced signal cascades and skin aging. *Ageing Res Rev*. 2002；**1**：705-20.

30) Kida Y, Kobayashi M, Suzuki T, Takeshita A, Okamatsu Y, Hanazawa S, Yasui T, Hasegawa K. Interleukin-1 stimulates cytokines, prostaglandin E2 and matrix metalloproteinase-1 production via activation of MAPK/AP-1 and NF-kappaB in human

gingival fibroblasts. *Cytokine*. 2005 ; **29** : 159-68.
31) Verrecchia F, Mauviel A, Farge D. Transforming growth factor-beta signaling through the Smad proteins : role in systemic sclerosis. *Autoimmun Rev*. 2006 ; **5** : 563-9.
32) Quan T, He T, Kang S, Voorhees JJ, Fisher GJ. Ultraviolet irradiation alters transforming growth factor beta/smad pathway in human skin in vivo. *J Invest Dermatol*. 2002 ; **119** : 499-506.
33) Quan T, Qin Z, Xu Y, He T, Kang S, Voorhees JJ, Fisher GJ. Ultraviolet irradiation induces CYR61/CCN1, a mediator of collagen homeostasis, through activation of transcription factor AP-1 in human skin fibroblasts. *J Invest Dermatol*. 2010 ; **130** : 1697-706.
34) Li Y, Xia W, Liu Y, Remmer HA, Voorhees J, Fisher GJ. Solar ultraviolet irradiation induces decorin degradation in human skin likely via neutrophil elastase. *PLoS One*. 2013 Aug 30 ; 8 (8) : e72563. doi : 10.1371/journal.pone.0072563.
35) Kasamatsu S, Hachiya A, Fujimura T, Sriwiriyanont P, Haketa K, Visscher MO, Kitzmiller WJ, Bello A, Kitahara T, Kobinger GP, Takema Y. Essential role of microfibrillar-associated protein 4 in human cutaneous homeostasis and in its photoprotection. *Sci Rep*. 2011 ; **1** : 164. doi : 10.1038/srep00164.
36) Noda K, Dabovic B, Takagi K, Inoue T, Horiguchi M, Hirai M, Fujikawa Y, Akama TO, Kusumoto K, Zilberberg L, Sakai LY, Koli K, Naitoh M, von Melchner H, Suzuki S, Rifkin DB, Nakamura T, Latent TGF-β binding protein 4 promotes elastic fiber assembly by interacting with fibulin-5. *Proc Natl Acad Sci U S A*, 2013 ; **110** : 2852-7.
37) Kadoya K., Sasaki T., Kostka G., Timpl R., Matsuzaki K., Kumagai N., Sakai L.Y., Nishiyama T. , Amano S. Fibulin-5 deposition in human skin : decrease with ageing and ultraviolet B exposure and increase in solar elastosis, *British Journal of Dermatology* 2005 **153**, 607-12.
38) Yano K, Kadoya K, Kajiya K, Hong YK, Detmar M. Ultraviolet B irradiation of human skin induces an angiogenic switch that is mediated by upregulation of vascular endothelial growth factor and by downregulation of thrombospondin-1. *Br J Dermatol*. 2005 ; **152** : 115-21.
39) Morisaki N, Moriwaki S, Sugiyama-Nakagiri Y, Haketa K, Takema Y, Imokawa G. Neprilysin is identical to skin fibroblast elastase : its role in skin aging and UV responses. *J Biol Chem*. 2010 ; **285** : 39819-27.
40) Schmelzer CE, Jung MC, Wohlrab J, Neubert RH, Heinz A. Does human leukocyte elastase degrade intact skin elastin?. *FEBS J*. 2012 ; **279** : 4191-200.
41) Kajiya K, Kim YK, Kinemura Y, Kishimoto J, Chung JH. Structural alterations of the cutaneous vasculature in aged and in photoaged human skin in vivo. *J Dermatol Sci*. 2011 ; **61** : 206-8.

4 サンケア化粧料

小口　希[*1]，畑尾正人[*2]

4.1 サンケア化粧料の重要性

　太陽はガンマ線，X線，紫外線，可視光線，赤外線を放射しており，地球にまで到達して降り注ぐ太陽光は紫外線，可視光線，赤外線およびそれらより波長の長い光である。この中でも人体に害を及ぼすとされる紫外線は太陽光線の約6％に及ぶ。このうち，UV-CとUV-Bの一部（200-290 nm）についてはオゾン層に吸収されることが知られており，実際に太陽光中地表に達する紫外線（290-400 nm）によって，日焼けやシミ・しわの形成などはもとより，皮膚ガンなどの健康に対する害がおよぼされることは広く知られている[1〜3]。

　地表に到達している紫外線は生体に及ぼす作用から，中波長紫外線 UV-B（290-320 nm）[4]と長波長紫外線 UV-A（320-400 nm）[5]に分けられる。UV-AとUV-Bのエネルギー量の比は圧倒的に UV-A が多いが，生体への急性の炎症などへの影響は UV-B のほうが強い。UV-B は夏季に増加する傾向が UV-A よりも高く，夏のレジャー時に曝露が大きくなる傾向があるため，レジャー紫外線とも言われることがある。DNAに直接吸収され，生体に対して強い作用を与えることから，肌に急性の影響が現れる。太陽光中では紅斑（炎症により赤くなる状態）を引き起こす主な原因ということができる。遅延型黒化（二次黒化：DT）は炎症によって引き起こされる色素生成反応であるが，メラノサイト（色素形成細胞）により過剰にメラニンが生成された場合にはシミの要因にもなると考えられている[6]。

　UV-Aは生活紫外線ともいわれ，UV-Bに比べると年間を通しての変動が少ない傾向にあるが，その波長の長さゆえ窓ガラスや雲も貫通してさらには肌の内部である真皮層にまで侵入しやすい。比較的短時間の曝露で炎症症状を伴わない肌の黒化である即時黒化（一次黒化：IPD），および持続型即時黒化（PPD）を引き起こす[7]。さらに長期期間の曝露が継続した場合には真皮層の線維（弾力線維・膠原線維）を変化させることから深いしわやたるみの原因になることが知られており，肌の光老化（Photoaging）と呼ばれる。光老化は紫外線による非可逆的な皮膚の変化を表しており，紫外線の影響を受けない部位に現れる穏やかな老化の症状（自然老化：Intrinsic aging）とは異なることに注意する必要がある。

　サンケア化粧料はその効能表現がSPFなどの比較的短時間で現れる可逆的な皮膚の炎症や損傷を防御する指標で表されているが，長期間の曝露による非可逆的な光老化を防止する効果を有することがより重要な機能であり，消費者の生涯のQOLを上げることにつながると考える。

4.2 サンケア化粧料の構成

　サンケア化粧料はこのように太陽光中の紫外線を防御する効果を持つ化粧料の総称ということ

---

*1　Nozomi Oguchi　㈱資生堂リサーチセンター
*2　Masato Hatao　㈱資生堂リサーチセンター

ができる。この効果を発揮するためには紫外線を防御する素材・原料が必要であるが、市場で発売されているサンケア化粧料に用いられている紫外線防御剤は、一般に無機系紫外線防御粉末[8]と有機系紫外線吸収剤に分けられる。求められる紫外線防御力や使用されるシーン、また使用感に応じてこれらが単独で、あるいは組み合わせて使い分けられている[9]。

4.2.1 紫外線防御粉末

無機系紫外線防御粉末としては、酸化チタンや酸化亜鉛などが40年以上前から使用されている。これらの原料は、被覆力にすぐれ、紫外線散乱効果も高いため、サンケア化粧料をはじめ、その他の用途（主にファンデーションやおしろい）などに広く汎用されている。肌上に塗付した際にも白くならず、さらに防御効果を高めるために1990年ごろから酸化亜鉛および酸化チタンを微粒子化する開発が進められてきた。紫外線を散乱する特性から酸化亜鉛および酸化チタンが最も好ましいため、母核はほぼこの2種に固定され、表面処理によるさらなる機能付加開発、すなわち耐水性や化粧持ち、洗い流しやすさの向上などの開発が盛んに行われている。これらの無機系紫外線防御粉末は幅広い波長領域に紫外線防御効果を有し、さらには光安定性が高く紫外線防御効果の維持に優れるものの、粉末であるが故に塗付した際に均一肌上にとどめておくことが難しい側面も有する。製剤中に配合する量を増やすことにより機能を高めることが可能であるが、使用感がざらついてくるなどにより配合する量に限界がある場合には、有機系紫外線吸収剤と組み合わせて使用されることが多い。

4.2.2 紫外線吸収剤

紫外線防御効果を担うのは、厳しい安全性基準を満たして各国法規で定められた、限られた有機系紫外線吸収剤であるが、これらは油溶性の物が多く、溶解させるためには多量の油分を必要とし使用性が重くなる傾向になる。また防御力を高めるために、製剤中の紫外線吸収剤の配合量が増えると製剤が着色する傾向があるため、染着性などへの懸念も出てくる。

有機系紫外線吸収剤は世界各国で法律に定められた化合物しか使用できないという点があげられる。これは、有機系紫外線吸収剤は分子が紫外線の光エネルギーを受け取り、エネルギーを放出する過程により機能を発揮するために副反応や異性化などの構造変化を起こす可能性があることから、人体に対する安全性を厳しく評価したもののみが各国の国の機関によって使用許可を受けることができる制度になっていることによる。このように使用する際には厳格な許認可制度の審査を通過する必要がある実情の下、現在世界各国で使用可能である紫外線吸収剤の種類はある程度限られている。

その構造は（図1）に示すように大きく10種に分類できる。

現在の状況を以下に述べる。

① **ベンゾフェノン誘導体**

10種以上が開発されている。分子内水素結合を有することによりUV-B～UV-Aにかけて広い吸収領域を有する。

第1章 機能性化粧品開発の方向性

	主骨格構造	吸収領域	主な紫外線吸収剤
①	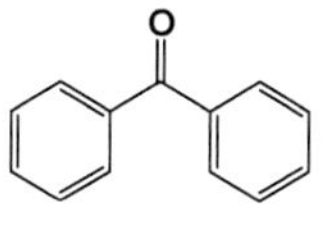 (ベンゾフェノン構造) ベンゾフェノン誘導体	UVB~UVA	・Benzophenone 1~12 ・Diethylamino hydroxybenzoyl hexyl benzoate
②	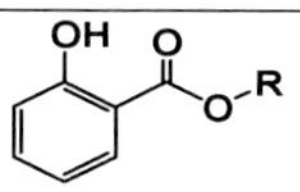 (サリチル酸構造) サリチル酸誘導体	UVB	・Ethylhexyl Salicylate ・Homomenthyl Salicylate
③	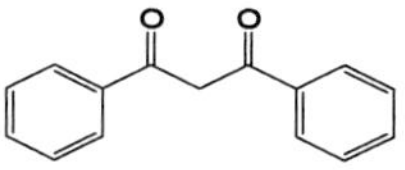 (ジベンゾイルメタン構造) ジベンゾイルメタン誘導体	UVA	・Butyl-Methoxydibenzoylmethane
④	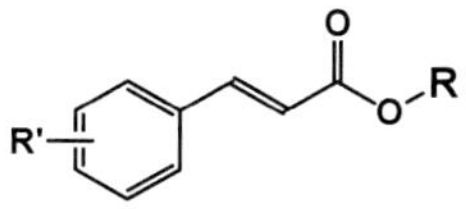 (ケイ皮酸構造) ケイ皮酸誘導体	UVB	・Ethylhexyl-Methoxycinnamate
⑤	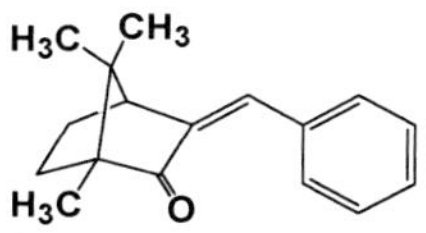 (ベンジリデンカンファー構造) ベンジリデンカンファー誘導体	UVB~UVA	・4-Methylbenzylidene- Camphor ・Terephthalylidene Dicamphor Sulfonic Acid
⑥	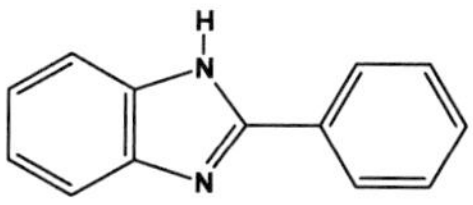 (フェニルベンズイミダゾール構造) フェニルベンズイミダゾール誘導体	UVB	・Phenylbenzimidazole Sulfonic Acid
⑦	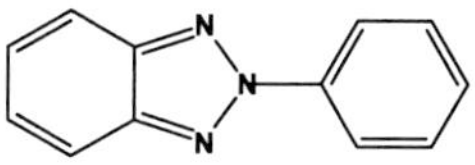 (フェニルベンゾトリアゾール構造) フェニルベンゾトリアゾール誘導体	UVB~UVA	・Drometrizole Trisiloxane
⑧	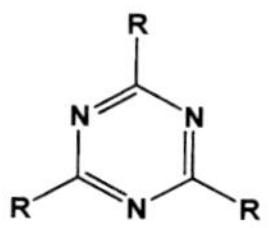 (トリアジン構造) トリアジン誘導体	UVB~UVA	・Ethylhexyl Triazone ・Bis-Ethylhexyloxyphenol Methoxyphenyl
⑨	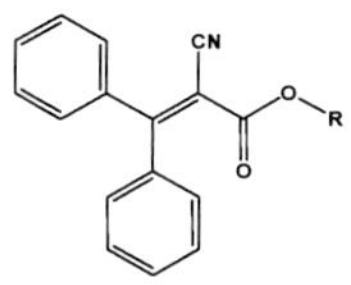 (ジフェニルアクリレート構造) ジフェニルアクリレート誘導体	UVB	・OCTOCRYRENE
⑩	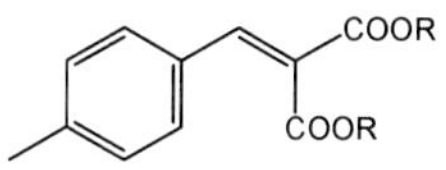 (ベンザルマロネート構造) ベンザルマロネート誘導体	UVB	・polysilicone-15

図1 化粧品に使用可能である主な紫外線吸収剤

② サリチル酸誘導体

オルト位の置換基により分子内水素結合を有するため紫外線吸収波長領域をUV-Bに有し，また吸収強度は高くはない[10]が，液状であることから他の成分との相溶性が高い。光安定性が良好である。

③ ジベンゾイルメタン誘導体

　UV-A 領域に吸収波長を有し現在使用可能な紫外線吸収剤の中で最も長波長までを吸収する紫外線吸収剤。吸収強度は高いが紫外線照射により互変異性や分解などを引き起こすため安定化が課題となっており，これまでに安定化技術について種々報告されている[11〜13]。

④ ケイ皮酸誘導体

　UV-B 領域に強い吸収を有し，また液状であることから製剤配合上も有利であるが，紫外線照射により異性化することによる吸光度低下が課題となっており，その吸光度低下抑制の工夫などが種々報告されている[14, 15]。

⑤ ベンジリデンカンファー誘導体

　UV-B 領域に吸収を有するベンジリデン骨格に嵩高い置換基であるカンファーを挿入することにより *cis-trans* 異性化を抑制した光安定性の高い構造を骨格として有する。近年はジベンジリデンとして共役を延ばすことにより UV-A 領域まで吸収を有する UV-A 吸収剤も開発されている。

⑥ フェニルベンズイミダゾール誘導体

　UV-B 領域に吸収を有する紫外線吸収剤。吸収強度も高く光安定性も良好である。

⑦ フェニルベンゾトリアゾール誘導体

　フェニル基の2位に水酸基を挿入して分子内水素結合を形成させることにより紫外線吸収領域を長波長シフトさせた構造を有し，UV-A までを吸収する。

⑧ トリアジン誘導体

　トリアジン骨格に3つのフェニル基を挿入して，紫外線吸収能を持たせた構造であり，光安定性が高い。

⑨ ジフェニルアクリレート誘導体

　UV-B 領域に吸収を有する。他の紫外線吸収剤の安定化効果も高く，自身の光安定性も高い紫外線吸収剤。

⑩ ベンザルマロネート誘導体

　④のケイ皮酸骨格に更にエステル基が挿入された分子構造であり UV-B 領域に吸収を有する。

4.3　サンケア化粧料に求められる要件

4.3.1　基剤特性（使用性・耐水性・安定性）

　サンケア化粧料は化粧品として共通に求められる要件である嗜好に対応した一般的な使用性や製剤としての安定性・安全性の考慮以上に必要とされる基剤特性がある。例えばサンケア化粧料に配合が必須である紫外線吸収剤は多くの場合は油分であり，油っぽい特性が好まれないし，また紫外線防御粉末は粉末の特性である塗布時の白浮きが好まれない。こうした使用性が好まれないサンケア化粧料は必然的に使用量が十分でなくなり，紫外線防御効果が十分に発揮できないこ

第1章 機能性化粧品開発の方向性

とにもつながる。よってサンケア化粧料に固有の使用性に対応するために使用感触が良好なこと，塗布時に白くならないこと，染着性がないことなども含めた製剤技術が検討されてきた。プロテクターのようなO/W乳液タイプの物から，耐水性に優れたW/O乳液タイプ，水々しいO/Wジェルタイプ，広範囲に塗布するのに適し手軽に重ねづけが可能なスプレータイプ，ポイントに塗布するのに適したスティックタイプなど，使用シーンや求める防御効果に応じた，さまざまなタイプの物がある。特に近年は，日常的なUV-A防御が広く認知されてきていることもあり，日常的に違和感なく自然なみずみずしい使用性のO/Wジェルタイプやスプレータイプが開発されてきた。

使用シーンを考えると，サンケア化粧料は野外でのレジャーシーンに使われることが多いため，汗や水などに対し耐水性があること，物理的な摩擦などに対して落ちにくいことなども要求される。耐水性を考慮すると外相が油分であるW/Oタイプの製剤に優位性があるが，W/Oタイプの製剤においては油溶性の紫外線吸収剤が皮膚上での均一性を高めるために有効であるし，また配合される紫外線防御粉末にもはっ水処理をしたものが有効となる。

こうした基剤上の特性を検討することもサンケア化粧料としての効果を高めるために必要なことである。

4.3.2 防御波長特性と光安定性

さらに紫外線の皮膚への害を低減するためにはUV-AおよびUV-Bをバランスよく防御するサンケア化粧料が有用である。

無機系の紫外線防御粉末は幅広い波長領域に紫外線防御効果を有するのに対し，有機系紫外線吸収剤の多くは極大吸収波長（λ_{max}）を中心にした吸収ピークが鋭いため，紫外線防御効果を有する波長領域が狭い。このために，あらゆる波長の紫外線をくまなく防御するためには，λ_{max}が異なる複数種の紫外線吸収剤が組み合わせて使われることが多い[9]。サンケア化粧料中の紫外線吸収剤は，紫外線のエネルギーを吸収した後，放熱や発光など人体に無害な方法でエネルギーを放出している[16]。しかし，その過程では副反応として異性化や分解など構造変化による紫外線吸収能の低下が起こり得る。このため，長時間安定に高い紫外線防御力を維持し続けるためには，組み合わせる紫外線吸収剤同士の安定化や不安定化に配慮した紫外線吸収剤の組み合わせ方が重要である[11,17~24]。

たとえば，国際的に最も汎用されているUV-A吸収剤としてはジベンゾイルメタン誘導体，UV-B吸収剤としてはケイ皮酸誘導体が挙げられ，UV-AからUV-Bまでをくまなく防御するためにこれらを組合せて使われることが多い。しかし，これまでにこれらの紫外線吸収剤を組合わせた際の，紫外線吸収剤の光励起状態および失活過程について，これまでに多くの研究がなされており[25~30]，組み合わせることによる光安定性への影響を考慮しなければならない組合せである。

ケイ皮酸誘導体は紫外線照射により*trans*から*cis*への光異性化を引き起こし，吸光度が低下することが知られており[14,15,31]（図2），ケイ皮酸誘導体が紫外線照射後にUV-B吸収剤として

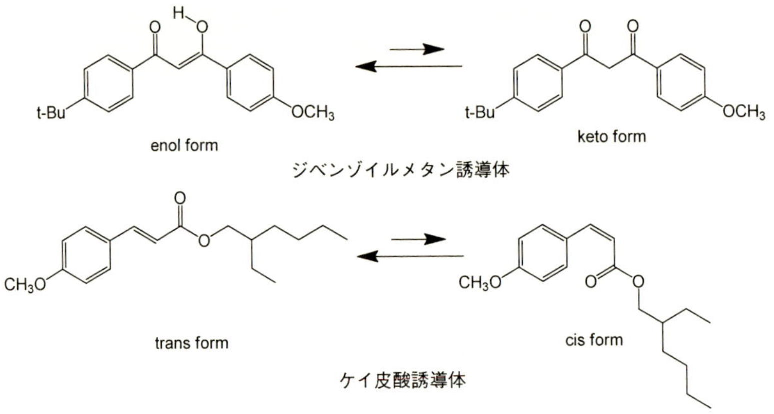

図2 ジベンゾイル誘導体およびケイ皮酸誘導体の分子構造

の効果が減少する理由となっている。この吸光度低下は，さらにジベンゾイルメタン誘導体と組合せることで促進されることが知られている。ジベンゾイルメタン誘導体自身も，紫外線照射によって，ケト-エノール互変異性が起こり，吸収波長が短波長へシフトすることにより，UV-A吸収剤としての機能が低下することが知られている[32, 33]（図2）が，このような光分解は，ケト体の三重項励起状態を経由して引き起こされることが知られており[32]，ケイ皮酸誘導体とは三重項励起エネルギーの受け渡しが起こることが組合せによるケイ皮酸誘導体の防御能低下の一因となっていることがわかってきている。紫外線吸収剤をより効果的に用いるためにはその組合せを最適化する必要がある。

4.4 サンケア化粧料の効果の測定法と表示法
4.4.1 サンケア化粧料の効果測定法

太陽光中の紫外線は UV-B と UV-A であり，サンケア化粧料の効果は太陽光中の紫外線による傷害を防御することを目的にしているため，その効果を測定するためにはサンケア指数（Sun Protection Factor：SPF）と呼ばれる主として UV-B により及ぼされる皮膚の紅斑反応をエンドポイントにした評価法と UV-A の皮膚への影響を評価する方法で構成されているが，測定に使う光源は紫外線強度が安定しない自然太陽光ではなく，人工太陽光を用いて評価を行っている。SPF が公的な測定法とされたのは1978年に FDA から公表された Federal Register に遡る[34]。サンケア化粧料の効果は皮膚への塗布量に依存するため，塗布量も $2\ mg/cm^2$ を塗布した状態を標準としている。つまり SPF に代表されるサンケア化粧料の効果を表す指標は一定の条件下で発現される効果を示す性能表示であり，消費者が使うすべての場面での効果を担保する値ではないことに注意する必要がある。サンケア化粧品の開発においては消費者に効果を過信させるような誤解を与えることなく，実際の使用場面での効果を正しく認識できる性能表示を目指した製品開発を行うべきである。

第 1 章　機能性化粧品開発の方向性

4.4.2　SPF 試験法と表示法

　SPF については紫外線が皮膚に起こす炎症（紅斑）を指標とし，サンケア化粧料を使った場合の紅斑を起こす最小の紫外線量 ｛最小紅斑量（Minimal Erythema Dose：MED）｝ が使わなかった場合の MED の何倍になるかを示した防御指数である。測定の原理を（図 3）に示す。図に示すようにサンケア化粧料塗布部位と無塗布部位のそれぞれ 6 か所に紫外線を一定の公比で照射量を増加させて照射し，最初に赤み（紅斑）の現れた紫外線量を MED とする。このサンケア化粧料を塗布した部位の MED と無塗布部位の MED の比をとることにより求めた値が SPF 値である。

　SPF はサンケア化粧料の機能測定法として世界的に汎用される試験法になったが，原理的には同一であっても試験条件の違いにより，得られる SPF 値が異なる場合が起こり，消費者の立場に立つと同一の基準で比較できないということが問題となっていたため，国際的な測定基準を策定することが求められることとなっていった[35]。

　2010 年に in vivo SPF 試験法（IS24444）[36] が国際標準として発行され，測定条件が詳細に設定されたことから，国際的な変動幅は以前より小さくなった。日本では IS24444 を SPF 測定法として採用しているが，米国など一部の国では ISO の基準を採用していない地域もあるため，国際的には注意が必要である。SPF 測定の際，特に注意するべきパラメーターについて表 1 に条件をまとめた。この中で用いられる Skin Phototype は Fitzpatrick により提唱された紫外線に対する反応性の違いを表したもので，紅斑や黒化を生じる反応性の違いを発現する肌タイプ分類をするために使用されている（表 2）。

　また照射光源のスペクトル分布についても，紫外線吸収剤の吸収特性に波長依存性があるため SPF に与える影響が大きいことから，相対累積紅斑効果の観点から ISO の基準を遵守する必要がある。

　この in vivo SPF 試験法のように国際的にハーモナイズされた試験法以外にも in vitro 試験法を用いた方法が提案されている。In vitro 試験法は多くの場合，基板にサンケア化粧料などの被

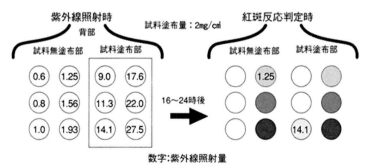

図 3　SPF 測定法の原理[34]

表1 SPF値に影響を与える測定条件例

パラメーター	測定条件
被験者のSkin Phototype	Skin Phototype I, II, III
被験者数	10例以上，最大20例
試料塗布量	2 mg/cm^2
光源のスペクトル（相対累積紅斑効果%：%RCEE）	290 nm 未満：0.1%未満 290～300 nm：1.0～8.0% 290～310 nm：49.0～65.0% 290～320 nm：85.0～90.0% 290～330 nm：91.5～95.5% 290～340 nm：94.0～97.0% 290～400 nm：99.9～100%
試料塗布から照射までの時間	15～30分
照射増量幅	予測SPFが25以下の場合：公比1.25以下 予測SPFが25を超える場合：公比1.12以下
観察時間	照射16～24時間後。ただし無塗布部位とサンプルは同じ時間経過後に観察。
データの除外基準	・すべての照射野で反応がない場合 ・すべての照射野で反応がある場合 ・照射量と関係の見られないランダムな反応の場合
統計処理	平均SPFの95%信頼区間が平均SPFの±17%以内

表2 FitzpatrickのSkin Phototype：春から夏にかけて，30から45分日光浴をした後の皮膚反応に基づいて行う

スキンフォトタイプ	紫外線による皮膚変化
I	非常に日やけ（赤くなる）し易いが，決して黒くならない
II	容易に日やけ（赤くなる）し，微かに黒くなる
III	日やけ（赤くなる）した後，いつも黒くなる
IV	あまり日やけ（赤くなる）せず，すぐ黒くなる
V	滅多に日やけ（赤くなる）せず，非常に黒くなる
VI	決して日やけ（赤くなる）せず，非常に黒くなる

験サンプルを塗布してその透過スペクトルからSPF値を算出するものである。算出する方法には，サンプルの静的なスペクトルを測定し，紅斑曲線と掛け合わせてSPFを計算する方法と透過紫外線のスペクトルごとの動的な累積紅斑効果を利用した方法があるが，in vivo SPFの原理を反映させたものとして頑健性が高いと考えられるのは動的な累積紅斑効果を利用した方法と考えられる[37]。この方法であれば紫外線照射に伴う紫外線吸収剤の光安定性にも対応することが可能であり，よりin vivo SPFに近い実験条件で測定しているということができる[38]。

SPF試験法では国際的にハーモナイゼーションが進んだことに比べて，SPF表示方法では各国の規制やこれまでの実施が優先される結果となり，ハーモナイゼーションは進んでいない。日本では被験者個別のSPFの平均値の小数点を切り捨てた値，ヨーロッパでは平均値のあるカテゴリー範囲内の段階値，アメリカでは平均値から95%信頼区間を引いた整数，オーストラリア

第1章　機能性化粧品開発の方向性

では平均値の入るカテゴリーの値で平均値を超えない整数で表示できるなど各国が微妙に異なる表示方法となっているため，同じ処方・同じSPF測定結果であっても輸出入時には表示には注意を払う必要がある。実質的に表示により大きな違いは生じないかもしれないが，法的には表示方法は明確に遵守しなければならない。規制に関しては，日本，ヨーロッパ，ニュージーランドではサンケア化粧料は化粧品に位置付けられるが，アメリカ，カナダ，オーストラリアでは医薬品（Over The Counter drug：OTC），中国，韓国，台湾は各国薬事法上のこれらの中間に位置されるカテゴリーである。そのため規制の拘束性も異なる。OTCの位置づけとなる米国では2011年に米国食品医薬品局（Food and Drug Administration：FDA）から公表されたFinal Rule[39]により規制され，効能表現や注意表示など詳細な規制がある。一方，サンケア化粧料が化粧品である日本では，あくまで日本化粧品工業連合会（粧工連）の自主基準[35]であるため法的な拘束力はないが，自主基準は厚生労働省にも案内されており，日本で販売されるサンケア化粧料に関しては社会倫理的に粧工連自主基準を遵守することが求められていることは言うまでもない。

4.4.3　UV-A防御試験法と表示法

　主としてUV-Bにより引き起こされる紅斑は紫外線による急性炎症であり，紫外線傷害を防ぐという意味でSPFは消費者に理解されやすかったが，UV-Aに関しては紫外線紅斑への寄与はUV-Bほどは大きくなく，しかし急性炎症が明らかではない分，慢性の皮膚傷害への影響が懸念され，UV-Aによる傷害に対する関与が科学的に明らかになってくると，SPFだけを指標にしていることは紫外線防御の機能評価の上で十分とはいえなくなり，UV-Aの防御指数の必要性も注目されるようになってきた。そこで提案されたものが持続型即時黒化（Persistent Pigment Darkening：PPD）を用いたPPD法である[40]。PPDのメカニズムは表皮中のジヒドロキシインドールカルボン酸などのメラニンモノマーが角化細胞中で酸化重合を起こすために起こると考えられているが[7]，SPFの炎症防止のような明らかな消費者ベネフィットにはつながらないためにこの指標を使うことには賛否両論がある。ただ日本が世界に先駆けて粧工連自主基準として採用したこのPPD法はヨーロッパでも採用され，改良された方法がIS24442として国際標準になっているため[41]，デファクトスタンダードということもできる。日本ではこのIS24442発行に合わせて，2013年1月から本国際標準を粧工連のUV-A試験法の自主基準として採用した[35]。このPPD法を基本とした方法は2015年の時点でヨーロッパの他に台湾，韓国，タイなどでも採用されているが，中国についてはIS化が進んでいない。

　IS24442の試験法の原理はソーラーシミュレーター光源から光学フィルターによりUV-B部分を除いた紫外線を被験者に照射し，照射後2～24時間後にPPD反応を観察し，被験サンプル塗布部位と無塗布部位の比較からUV-A防御指数（UV-A Protection Factor：UVAPF）を求めるものである。試験手順はSPF試験と同様であり，照射紫外線のスペクトル分布と観察エンドポイントが違うというものである。実際の太陽光下ではUV-Aに加えてUV-Bも共存しているため，このUV-A試験法はあくまでも仮想条件下での皮膚反応を観察しているに過ぎないが，

UV-Bの急性影響を排除してUV-Aの急性影響を独立に測定するためには妥当性のある対応方法と考えられている。

　表示法としては日本ではPPDが紅斑ほど生体の悪影響に直接的に関与する指標ともいいきれない側面と，数字が並ぶ混乱を避ける意味から，UVAPFの数値で表すのではなく，PA表示として＋記号で表すこととし，現在ではPA＋〜PA＋＋＋＋までのグレード表示を行うこととなっている（PA＋：$2 \leq UVAPF < 4$，PA＋＋：$4 \leq UVAPF < 8$，PA＋＋＋：$8 \leq UVAPF < 16$，PA＋＋＋＋：$16 \leq UVAPF$）（図4)[35]。この表示法は2015年時点で台湾，タイでは受け入れられているが，中国，韓国では最大表示がPA＋＋＋＋ではなく，PA＋＋＋までである。一方ヨーロッパでのUV-A防御表示の考え方は異なる。ヨーロッパではSPFではカバーしきれないUV-Aによる皮膚への傷害を防御することを目的にSPFの値の1/3のUV-A防御指数を持つことをサンスクリーンの必要条件としている。よってPPD法による値は表示されることはない。

　PPD法にはin vitro試験法もIS24443として国際標準となっている[42]。この方法は被験サンプルを樹脂基板に塗布し，その透過スペクトルからin vitro UVAPFとin vitro SPFを測定し，これらとは独立にヒト試験で測定したin vivo SPF値を用いて補正を行うことによりin vitro UVAPFを算出するものである。この際に光安定性を一定の基準で考慮するためにプレ照射を行う[42]。この方法はヨーロッパではSPF値との比較によるサンスクリーンの要件を満たすために用いられているが，日本国内のPA表示には用いることができない。これは日本国内で使われる粉末製品のUVAPFにおいて互換性が確認できなかったことから，粧工連自主基準への採用を見送った経緯がある。

　このPPD法以外にも，臨界波長法（Critical Wavelength法）と呼ばれる方法もサンケア化粧品のUV-A防御効果をUV-B防御効果に対して相対的に示す方法として用いられている。被験サンプルを樹脂基板に塗布し，製剤の紫外線吸収スペクトルを測定する。そのスペクトルを短波長側から面積を積分し，その面積が全体（290-400 nm）の90％を示す波長を求める。例えば（図5）中の左図は328 nm，右図では383 nmとなる。この値を臨界波長とし，その波長が370 nmを超える場合にUV-A防御効果が高いサンスクリーンとすることができる。この基準を満たすサンスクリーンを米国ではBroad Spectrum Sunscreen（広域スペクトルサンスクリーン），ヨーロッパではUVAマークとして表示できる。ただしこの臨界波長法についても米国とヨーロッパでは測定方法が統一されていないので，結果に互換性はないため，両国の表示をするためには2

UVAPF (測定法:ISO24442)	分類表示
2以上　4未満	PA＋
4以上　8未満	PA＋＋
8以上　16未満	PA＋＋＋
16以上	PA＋＋＋＋

図4　UV-A防御能とその表示法

第1章　機能性化粧品開発の方向性

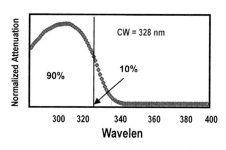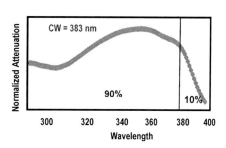

図5　臨界波長の考え方

種類の方法で行う必要がある。

　以上，述べてきたようにUV-Aの表示については国際的にハーモナイゼーションができていないため，異なる国で販売されているサンケア化粧料のUV-A防御効果を消費者が相対比較することは難しい。加えて欧米ではUV-A防御効果を単独で表示されていないため，日本のPA表示には消費者にとっての優位性があると考えられる。

4.5　まとめ

　本章ではサンケア化粧料の開発に必要な要素技術や評価法，表示法などについて概要をまとめた。

　各国で紫外線防御機能の評価法や表示に関するガイドラインが更新される動きを受け，UV-A防御の大切さや，レジャーシーンのみならず日常的な紫外線防御の必要性は広く認知されてきている。

　それに伴って，近年では，剤型はO/WやW/Oの乳液タイプ以外にも，日常的に使いやすい剤型（ジェルタイプ，スプレータイプ）へと広がりを見せ，さらには添加成分（ブースター）や製剤技術により，紫外線防御剤や紫外線吸収剤の効果をより高めるなどの剤型の進化が進んでいる。

　紫外線防御剤剤や紫外線吸収剤の紫外線防御のメカニズム，それらによる相互作用を理解し，最適な組成での組合せを行なうことや，最新の製剤技術によって日常的に継続して使いやすい使用性となり，さらには防御効果が最大限発揮されることにより，今後も紫外線からの肌を防御する技術はさらなる進化を続けると期待される。

機能性化粧品素材

文　　献

1) N. R. Attard, P. Karran, *Photochem. Photobiol. Sci.*, **11**, 62-68 (2012)
2) G. P. Pfeifer, A. Besaratinia, *Photochem. Photobiol. Sci.*, **11**, 90-97 (2012)
3) Y. Matsumura, H. N. Ananthaswamy, *Toxicol. Appl. Pharmacol.* **195**, 298-308 (2004)
4) I. Iwai, M. Hatao, *et al., J. Invest. Dermatol.*, **112**, 19-24 (1999)
5) 武田克之，原田昭太郎，安藤正典　監修，化粧品の有用性―評価技術の進歩と将来展望―，薬事日報社，2001，p.125
6) K. Maeda, M. Hatao, *J. Invest. Dermatol.*, **122**, 503-509 (2009)
7) K. Maeda, M. Hatao, *J. Jpn. Cosmet. Sci. Soc.* **27**, 257- 268 (2003)
8) 福井　寛，鈴木福二，セラミックス，**29**，104-110 (1994)
9) 畑尾正人，小口　希，*Aesthet. Dermatol.*, **21**, 215-223 (2011)
10) H. H. Jaffe, M. Orchin: Theory and application of ultraviolet spectroscopy, John Wiley & Sons, New York, 1964, p.111-146
11) C. Mendrok-Edinger, K. Smith, *et al., Cosmet. Toiletries*, **124**, 47-54 (2009)
12) S. Scalia, M. Mezzena, *AAPS Pharm. Sci. Tech.*, **10**, 384-390 (2009)
13) S. Scalia, R. Tursilli, *et al., Int. J. Pharm.*, **320**, 79-85 (2006)
14) S. P. Huong, V. Andrieu, *et al., J. Photochem. Photobiol. A*, **186**, 65-70 (2007)
15) S. Pattanaargson, T. Munhapol, *et al., J. Photochem. Photobiol. A*, **161**, 269-274 (2004)
16) C. Bonda, *Cosmet. Toiletries*, **123**, 49-60 (2008)
17) C. A. Bonda, Sunscreens: Regulations and Commercial Development, 3rd ed., ed. by N. A. Shaath, Tayler & Francis, Boca Raton, 2005, p.321-349
18) S. Scalia, M. Mezzena, *Photochem. Photobiol.*, **86**, 273-278 (2010)
19) B. Herzog, M. Wehrle, *et al., Photochem. Photobiol.*, **85**, 869-878 (2009)
20) E. Damiani, W. Baschong, *et al., J. Photochem. Photobiol. B*, **87**, 95-104 (2007)
21) E. Damiani, L. Rosati, *et al., J. Photochem. Photobiol., B*, **82**, 204-213 (2006)
22) V. Lhiaubet-Vallet, M. Marin, *et al., Photochem. Photobiol. Sci.*, **9**, 552-558 (2010)
23) J. Kockler, M. Oelgemöller, *et al., J. Photochem. Photobiol. C*, **13**, 91-110 (2012)
24) D. Dondi, A. Albini, *et al., Photochem. Photobiol. Sci.*, **5**, 835-843 (2006)
25) L. F. Alves, R. Gargano, *et al., Chem. Phys. Lett.*, **516**, 162-165 (2011)
26) B. K. Paul and N. Guchhait, *Comput. Theor. Chem.*, **966**, 250-258 (2011)
27) K. Morabito, K. G. Steeley, *et al., Dyes Pigm.*, **92**, 509-516 (2012)
28) A. Kikuchi, S. Yukimaru, *et al., Chem. Lett.*, **39**, 633-63 (2010)
29) V. Lhiaubet-Vallet, M. Marin, *et al., Photochem. Photobiol. Sci.*, **9**, 552-558 (2010)
30) R. Farkas, V. Lhiaubet-Vallet, *et al., Molecules*, **15**, 6205-6216 (2010)
31) S. Pattanaargson, N. Hongchinnagorn, *et al., Photochem. Photobiol.*, **80**, 322-325 (2004)
32) C. Paris, V. Lhiaubet-Vallet, O. Jiménez, *et al., Photochem. Photobiol.*, **85**, 178-184 (2009)
33) N. Tarras-Wahlberg, G. Stenhagen, *et al., J. Invest. Dermatol.*, **113**, 547-553 (1999)
34) Sunscreen drug products for over-the-counter human drugs; proposed safety, effective and labeling conditions: Department of Health, Education and Welfare, Food and Drug Administration, USA. Federal Register / Vol.43, No.166 / August 25, 1978

35) 紫外線防止用化粧品と紫外線防止効果―SPFとPA表示―2012年改訂版 畑尾編 日本化粧品工業連合会 (2012)
36) ISO24444 Cosmetics – Sun protection test methods – *In vivo* determination of the sun protection factor (SPF) (2010)
37) Y. Miura, Y. Takiguchi, *et al.*, *Photochem. Photobiol.*, **84**, 1569-1575 (2008)
38) Y. Mura, T. Hirao, *et al.*, *Photochem. Photobiol.*, **88**, 475-482 (2012)
39) Labeling and Effectiveness Testing: Sunscreen Drug Products for Over-the-Counter Human Use: Final rule: Department of Health and Human Services, Food and Drug Administration, Federal Register/Vol.76, No.117/June 17, (2011)
40) 紫外線防止用化粧品と紫外線防止効果―SPFとPA表示―〈2003年改訂版〉：日本化粧品工業連合会 東京 (2003)
41) ISO24442 Cosmetics – Sun protection test methods – In vivo determination of sunscreen UVA protection (2011)
42) ISO24443 Determination of sunscreen photoprotection *in vitro* (2012)

5　毛髪用化粧品

岩渕徳郎[*]

5.1　はじめに

　毛髪は容姿に大きく影響を与えるため，毛髪用化粧品は男女を問わず大きな関心を集めてきた。特に，古くから「髪は女の命」と言われるように，女性にとって毛髪はとても重要な意味を持つ。各化粧品会社もこうした消費者のニーズに応えるべく，様々な商品を提供している。毛髪用化粧品市場全体は商品分類の定義や調査データによっても異なるが，ここ暫くの間概ね5,500億円程度で推移しており，市場規模としてはスキンケア化粧品の約4割，メイクアップ化粧品の約8割である（図1)[1]。なお，このヘアケア市場規模の数字はかつら，増毛・発毛サービス等の毛髪業，植毛市場の数字を含めたものである。

　毛髪用化粧品はスキンケア化粧品，メーキャップ化粧品についで大きな位置を占める化粧品カテゴリーであり，具体的な商品としてはシャンプー，コンディショナー，トリートメント，カラーリンス，ヘアトニックなどの化粧品と，薬用シャンプー，薬用コンディショナー，酸化染毛料，育毛剤などの医薬部外品に大別される。いずれの分野ともここ暫くの成長率は1桁台前半であり，成熟した市場と言える。しかし，各企業が市場に提供できている商品は，毛髪に関する消費者インサイトを満たしきれてはおらず，今後さらなる技術革新によって，画期的商品を提供し続けることが当該分野の企業の務めであり，成長の糧になると思われる。

　本稿では毛髪用化粧品の中でもヘアケア化粧料および育毛料にフォーカスを当て今後求められる商品開発の方向性について解説する。なお，毛髪改善剤や毛髪染毛剤に関しては第11章でも記述されるので，そちらをお読み頂きたい。

5.2　ヘアケア製品

　前述のように，毛髪用化粧品市場全体はここ暫くの間5,000〜6,000億円余で推移しているが，

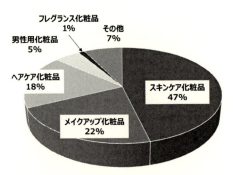

図1　2014年度の化粧品市場の構成概要
（矢野経済研究所推計資料を改変）

　＊　Tokuro Iwabuchi　東京工科大学　応用生物学部　先端化粧品コース　教授

第1章　機能性化粧品開発の方向性

その内訳には変化が見られる。特にシャンプーでは，古くはフケ・カユミを防ぐことが主たる訴求ポイントであったが，時代の流れについてフケ・カユミに悩みを持つ消費者は減少していったと思われる。次に主な訴求ポイントとして登場してきたのが，ツヤ，ハリ・コシ，櫛通りなどといった美容的・物性的な観点の項目であった。このような訴求ポイントの変遷につれて，訴求配合成分や薬剤も変遷を遂げてきた。1970年代は抗菌力，洗浄力等が訴求ポイントであった。次いで1980年代には，シリコン，ポリマー等の毛髪物性に変化を与える原料が訴求ポイントとなり，この時代が長く続いたようである。この間，シャンプー，コンディショナー領域にはリンスインタイプのシャンプーの登場もあった。2009年頃から発生したノンシリコンシャンプーブームは，2014年頃，既存の化粧品ブランドメーカーによるノンシリコン商品の投入によって一応の落ち着きを見せたようである。ノンシリコンシャンプーブームについては賛否様々な意見があるが，5年程度の間注目を集めたのは事実であろう。

　ノンシリコンシャンプーブームの影響で新たなニーズが発生した。それは，櫛どおりの悪さを気にする消費者の増加であった。ノンシリコンを訴求するシャンプーの広がりに伴ってこうした不満が増え，アウトバストリートメント（洗い流さないリーブオントリートメント），特にオイルトリートメントの需要が拡大した。ノンシリコンでありながら，髪をコーティングし，なめらかさやツヤを与える商品の登場が望まれたのである。今後，ノンシリコンブームがどのように変化して行くかは不明だが，髪の毛のツヤ，ハリ・コシ，櫛通りの良さを求める消費者にニーズは変わらないと思われるので，ノンシリコンシャンプーブームによる櫛通りの悪さの増大に似た，トレードオフ的な事象は今後も発生してくると思われる。その時に，対応できる技術革新の準備はメーカーとして求められる事柄だと考える。リーブオントリートメントの注目により，髪や頭皮についた油分（汚れ）を高いクレンジング力で洗い流すことを目的としたヘア＆頭皮ケア製品が望まれるようになった。このように，新たな技術革新や時代の変化によって新たな課題が生まれ，その解決策の登場に伴う新たな課題が生まれて行くという繰り返しなのだろう。

　「美しい髪は良い頭皮で育まれる」という考え方は以前からあった。科学的根拠は殆ど示されていない考え方だと思われるが，強ち根も葉もない考え方とも思われない。最近ではこうした一般的な考え方に加え，高齢化社会の到来に伴い，加齢による髪の悩みに対応する頭皮ケアや育毛を訴求するスカルプケアといった機能性を訴求する商品が増えている。大手メーカー各社が，強い髪が美しい髪，地肌力を上げて良い髪を育む，頭皮ケア，地肌からの美髪ケア等々，頭皮と美しい髪の関連性を強く訴えた商品を展開している。なお，「頭皮」，「地肌」，「スカルプ」という言葉は各企業が同じ意味で用いているが，本項では主に「頭皮」という表現を使うこととしたい。

　頭皮ケアを訴求したブランドは好調に推移しているようである。女性の毛髪悩みは様々だが，加齢につれて増えてくる白髪，ハリ・コシの低下，抜け毛，くせ毛，髪の痛みなどの毛髪悩みは女性に多いのが特徴的であるため（図2)[2]，50代以上の女性をターゲットにした毛髪エイジングケア訴求ブランドが注目を集めているのは，このような点にあると思われる。抜け毛は育毛，髪の傷みはキューティクル形成の考え方を当てはめればソリューション開発の糸口が見えてくる

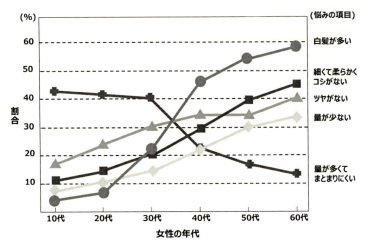

図2　年代別女性の毛髪に関する悩み

ように感じるが，くせ毛は現段階ではあまり研究例がなく，詳細はわかっていない。ただ，花王㈱の研究によると，加齢によってコルテックスの構成成分の比と毛髪内での局在が変化しているようである[3]。このようなエイジングに伴い毛髪性状変化に対する消費者の関心の高まりなどから，女性を中心に毛髪のアンチエイジング機能を訴求したヘアケア剤に対する需要が更に期待されている。毛髪のアンチエイジング機能をヘアケア商品に付与する考え方として，処方（原料）の特性を活かした方法または生物学的なアプローチが考えられる。

5.3 頭皮ケア商品

　前段で述べたように，ここ7～8年の間に美しい髪を育むための頭皮ケアを訴求した商品が増えている。頭皮ももちろん皮膚であるが，顔など他の部位の皮膚とは何か違いはあるのだろうか。これについては幾つか報告がある。頭皮の皮脂腺の数は頬や額より多く，皮脂量も多い[4]。さらに，増えた皮脂と皮膚常在菌であるマラセチア菌が関係し合い，頭皮トラブルを引き起こすと考えられている[4]。江浜らは，皮膚トラブルで赤味のある頭皮部位ではトラブルの無い部位に比べ皮脂量が多いこと，さらにトラブルのある部位の毛髪はトラブルが無い部位の毛髪に比べ引っ張り強度が低下していることを報告している[5]。まだ十分な情報とは言えないが，これらの報告から良い頭皮が良い髪を育むという考え方が，現実に起こっている可能性が高いことが示唆される。

　髪の毛の美しさは主にツヤと触感から得られ，この2つに大きく寄与する毛髪の構造部分はキューティクルとコルテックスである（図3）。これらの部分を構成する分子の多くはヘアケラチンやケラチン関連タンパク（KAP）だが，頭皮環境がヘアケラチンやKAPの生成にどのように影響を与えているかはまだ明確にはされていない。おそらく，頭皮トラブル（主に様々な原因によって生じる炎症）が毛髪構成成分の生成に悪影響を与えるものと推測される。今後は頭皮ト

第 1 章　機能性化粧品開発の方向性

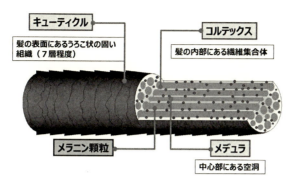

図 3　毛幹の構造

ラブル（炎症）が直接毛髪形成に与える影響に関する情報が頭皮ケア商品の科学的根拠として必要になってくると思われる。

5.4　育毛製品

古くから育毛への人々の関心は高く，特に男性において「毛生え薬」は強く望まれてきた。現在でも，育毛関連の新発見があると，しばしば新聞を賑わすのはその現われと言える。日経ウーマンの調査によると，女性の約 35% が抜け毛を，約 19% が薄毛を気にしており，薄毛は男性だけの悩み事ではないことが分かっている[2]。このように薄毛に悩みを持つ人は男女を問わず多いのだが，主に化粧品・医薬品企業そして皮膚科医を中心とした研究者の努力の結果，現在では育毛剤ユーザーもある程度の実効感を感じることができるレベルの育毛剤が登場してきた。しかし，まだ多くのユーザーを満足させるレベルには至っていないようである。それは，薄毛に悩みを持つ人数と実際の育毛剤の売り上げ数字のギャップから推測できる。

日本での育毛剤ユーザーの確かな数字はないが，主対象層である 25～64 才男性の 30～50% が薄毛に悩んでいるとされる[6～8]。同層の国内男性人口は約 3400 万人なので 1000～1700 万人程度の男性が薄毛に悩みを抱えていることになる[9,10]。実際に育毛剤を使用している男性はその 1/3 程度とされる。育毛剤以外にも，育毛サロン等の関連産業は着実に拡大している。毛髪業界の市場規模は現状で 1,400 億円程度と言われており，美容医療の植毛市場は概ね 654 億円と考えられている[1]。

国内男性育毛市場は 1980 年代から各社が育毛商品を上市し，市場として確立した。その後も市場規模は増減を繰り返しながら拡大を続け，1999 年の大正製薬の「リアップ」登場から 2004～2005 年頃に 550～600 億円とピークを迎えた。「リアップ」は既存市場にプラスオンの形で迎えられ，結果的に市場拡大に貢献した。更に，2009 年 6 月大正製薬はミノキシジルを既存品の 5 倍濃度（5%）配合した「リアップ X5」を発売し，2015 年には「リアップ X5 プラス」を上市した。より強力な育毛剤の登場が市場にどのような影響を与えるか関心が持たれる。唯一の医療用医薬品であるプロペシアの市場動向については情報が少ないが，リアップと同程度の売り上げが

あるようである。現在の育毛剤市場の約半分はリアップとプロペシアの2品で押さえているのが現状のようである。表1に現在国内で上市されている主な男性向け育毛剤を示した。

　前述のように，薄毛悩みは男性だけでなく女性でも問題となっており，女性での潜在的な育毛剤のニーズは間違いなく増加し続けている。各社様々なアプローチで女性の髪悩みに応えようとしているが，女性向け育毛剤市場の現状規模は男性向けの1/10程度とされ，実際のニーズと大きく乖離している。そこには女性特有の心理や日常生活の習慣などが関係していると考えられている。本当は大きな毛髪悩みを抱いているにも関わらず，それに十分に応える商品の使用場面，使用方法，そして購入場面の提供等を含めて女性ユーザーに適切に提案し切れていないのが実情であろう。表2に現在国内で上市されている主な女性向け育毛剤を示した。

5.5　男性の薄毛の特徴と対応する育毛剤

　男性の薄毛は男性型脱毛（壮年性脱毛）と言われ，Androgenic alopecia あるいは Androgenetic alopecia（AGA）と称される[11]。Hamilton-Norwood の分類に見られるように頭頂部または前頭部に特徴的な薄毛部位が観察される[12]。Ishino らは薄毛の程度が異なる日本人男性の毛髪密度，成長期毛率（休止期毛率），伸長速度をフォトトリコグラム（PTG）法で解析した[13]。PTG法で外観上薄毛程度の異なる男性の毛髪密度を測定した結果，脱毛程度との間に相関性は見られなかった（図4）。薄毛化が進行しても毛髪密度は見た目ほど大きくは変化していないのである[14]。男性型脱毛の場合，毛の極端な細り（産毛化）が外観に大きく影響している。これを検証すべく薄毛男性の実写外観写真をコンピュータグラフィック（CG）技術を使って，1本1本の毛髪径を1.5倍にすると薄毛外観は見事に改善された[15]。男性型脱毛の改善には「発毛」より「太毛化」が重要だったのである。では，男性型脱毛の場合，毛髪密度に変化はないのであろうか。薄毛部では産毛化が進行するだけでなく，成長期毛率の低下（休止期毛率の増加）も起きていることが明らかにされている[15]。

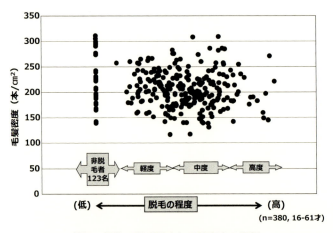

図4　男性の脱毛程度と毛髪密度の関係

第1章　機能性化粧品開発の方向性

表1　主な男性向け育毛剤

育毛剤・発毛剤	発売元	薬事法分類	主な有効成分	効能・効果の訴求
プロペシア錠	万有製薬	医療用医薬品	フェナステリド（0.2 mg/1 mg）	男性型脱毛症の進行遅延。Ⅱ型5α-リダクターゼを阻害し、ジヒドロテストステロンの産生を抑える。
リアップX5プラス	大正製薬	一般用医薬品	ミノキシジル（5%）、ピリドキシン塩酸塩、トコフェロール酢酸エステル、l-メントール	壮年性脱毛症における発毛、育毛および脱毛（抜け毛）の進行予防。毛乳頭細胞のアデノシン受容体を介したVEGF発現亢進。
NFカロヤンガッシュ	第一三共ヘルスケア	一般用医薬品	塩化カルプロニウム（2%）	毛細血管を局所的に拡張し頭皮の血行を促進し、毛成長を促す。壮年性脱毛症、円形脱毛症、粃糠性脱毛症、びまん性脱毛症の4つの脱毛症に効能。複合成分が頭皮、毛根、皮脂腺に総合的に働き、発毛環境を整える。
薬用毛髪力ZZ	ライオン	医薬部外品	6-ベンジルアミノプリン、ペンタデカン酸グリセリド、ピロクトンオラミン	発毛促進＋脱毛抑制ZZスペックの育毛剤。毛乳頭が発信する脱毛シグナルを遮断、発毛シグナルを増幅、毛乳頭細胞の増殖促進。抜け毛の原因のひとつである皮脂の酸化を抑制する。
モウガ ミナギ	バスクリン	医薬部外品	ショウキョウチンキ、センブリ抽出液、ニンジン抽出液	毛包強化因子（毛包を構成するタンパク）の発現を増加し、発毛を促進しながら、毛包・毛髪を構造的に強く、太く、ハリ・コシのある髪を育てる。
サクセス バイタルチャージ薬用育毛剤	花王	医薬部外品	t-フラバノン、ニコチン酸アミド、生薬センブリエキス	有効成分t-フラバノンが毛根に直接作用。髪を根元から太く・長く育て、薄毛・抜け毛を予防。
薬用紫電改Z	カネボウ	医薬部外品	セファランチン、ニコチン酸ベンジルなど	細毛・軟毛などの「髪やせ」を防ぎ、毛を太く硬く育て、ハリ・コシを与えながら、毛髪の増加を促進。
薬用アデノゲン	資生堂	医薬部外品	アデノシン、パナックスジンセンエキス、ソフォラ抽出エキス	アデノシンが毛乳頭細胞から産生される毛成長促進FGF-7増加させ、毛成長を促進。

　Hamilton-Norwoodの分類にあるように、男性型脱毛は後頭部では殆ど観察されない[14]。なぜ部位によって薄毛になるだろう。Ⅱ型の5α-リダクターゼ（5αR-Ⅱ）などはその大きな原因の一つであるのは明らかである[16]。以前は5αR-Ⅱ阻害を訴求した医薬部外品および化粧品配合の育毛薬剤が比較的多く報告されたが、前述の医療用医薬品プロペシアの上市により、5αR-Ⅱ阻害は育毛医薬品の範疇とみなされるようになり、現在では医薬部外品および化粧品の範疇では同酵素の阻害を訴求した薬剤開発はかなり少なくなった。5αR-Ⅱ阻害は男性の薄毛にのみ適用さ

表2 主な女性向け育毛剤

育毛剤・発毛剤	発売元	薬事法分類	主な有効成分	効能・効果の訴求
リアップリジェンヌ	大正製薬	一般用医薬品	ミノキシジル（1%），パントテニールエチルエーテル，トコフェロール酢酸エステル，l-メントール	発毛，育毛，抜け毛の進行予防。女性のための壮年性脱毛症における発毛剤。毛乳頭細胞のアデノシン受容体を介したVEGF発現亢進。
NFカロヤンガッシュ	第一三共ヘルスケア	一般用医薬品	塩化カルプロニウム（2%）	毛細血管を局所的に拡張し頭皮の血行を促進し，毛成長を促す。男女を問わず使用できる。病後・産後の脱毛にも効能。
モウガL艶髪	バスクリン	医薬部外品	ショウキョウチンキ，センブリ抽出液，ニンジン抽出液	毛包強化因子（毛包を構成するタンパク）の発現を増加し，発毛を促進しながら，一本一本を太く美しくボリュームのある艶やかな髪を育てる。
ブローネ薬用育毛剤エッセンス	花王	医薬部外品	ニコチン酸アミド，β-グリチルレチン酸，センブリエキス	毛乳頭のメカニズムに着目した女性用育毛料。抜け毛予防，発毛促進効果。
レディース毛乳源 薬用育毛エッセンス	柳屋本店	医薬部外品	ビタミンE誘導体，D-パンテノール	ハリ・コシのある太い髪を育てる。美しい髪は健康な頭皮から。
h&sヘッドスパエッセンス	P&G	医薬部外品	アラントインやジンセンエキス，D-パンテノールなど	地肌の状態を整え，美しい髪の成長を助けます。地肌をマッサージすることでヘッドスパ効果に。
薬用アデノゲングレイシィ	資生堂	医薬部外品	アデノシン，パナックスジンセンエキス，β-グリチルレチン酸	アデノシンが毛乳頭細胞から産生される毛成長促進FGF-7増加させ，毛成長を促進。他の有効成分も毛母細胞に働きかけ，発毛を促し抜け毛を防ぎ，ハリ・コシのある髪にする。

れる考え方なので，広く男女を対象とする医薬部外品や化粧品には効果に性差の無いgeneralな育毛機構に作用する薬剤の開発が重要であろう。さらに，医薬品はあくまで治療が目的であるのに対し，医薬部外品および化粧品には予防的な観点があるのが特徴である。このような医薬品にはない観点を訴求できる薬剤の開発が望まれる。

近年の遺伝子解析技術の向上により，薄毛・非薄毛部間の遺伝子発現の差異を検出できるようになってきた。我々は同一人から得られた薄毛と非薄毛の毛乳頭細胞での遺伝子発現の違いをマイクロアレイ法で比較した。その結果，薄毛毛部の毛乳頭細胞ではFGF-7発現レベルが約1/2に低下していた。FGF-7は毛成長促進活性があり，これの減少が一因と思われた[17]。Midorikawaらは男性型脱毛部では毛包形成に関与するBMPや，血管形成に関わるエフリンの発現が低下していることも報告している[18]。近年，このような遺伝子発現レベルでの研究が薄毛の原因究明に

有効である例が増えている。

5.6 女性の薄毛の特徴と対応する育毛剤

女性の薄毛は女性における男性型脱毛という意味でfemale androgenetic alopecia（FAGA）や，女性型脱毛Female pattern hair loss（FPHL）と呼ばれる[19]。Tajimaらは日本人女性の薄毛の特性を理解すべく，非脱毛および脱毛女性（113名）の各年代の毛髪密度と毛髪径をPTG法で測定した。その結果，加齢に伴って毛髪密度の減少と毛の細りが進行し，その傾向は40才を超えてからが顕著であった[20]。また，脱毛者では明らかに毛髪密度の低下が見られた[20]。各年代の女性の毛髪悩みの第1位は白髪であるが，第2位から4位まではハリ・コシ，ツヤそして毛量の減少である[15]。この調査結果はTajimaらの報告と合致し，毛量の減少，ハリ・コシの低下に対処することが女性の育毛には重要であろう。前段で男性の薄毛は毛髪径の減少がポイントであると述べたが，女性の薄毛は毛髪径の減少よりは毛髪密度の減少がポイントと言える。従って，男性の薄毛に対応するには太毛化効果のある育毛料に設計し，女性の薄毛に対応するには成長期移行促進効果を中心にした設計にすべきであろう。

5.7 育毛研究の現状と今後の方向性

1990年代以降遺伝子改変動物作成技術の飛躍的な進歩や，分子生物学的・生化学的・細胞生物学的研究の進展により，毛器官形成に関与する因子，毛周期制御に関与する因子など多くの知見が蓄積されてきた[21]。また，ヒト毛包やヒト毛包由来細胞（毛乳頭細胞と外毛根鞘細胞）の単離・培養が可能になったことなども大きな要因といえる（図5）[22,23]。ヒトの毛包由来細胞で培養可能となった細胞のどちらで評価を行う方が，ヒト試験との相関性が高いのか大いに関心が持たれるが，現在のところヒト試験で有効性が確認された薬剤がその判断を行うには不十分な数しかないため，結論を導き出すことはまだ難しい。しかし，この情報が得られれば，より効率的な育毛薬剤の探索方法の開発に大きく寄与できるものと思われる。

これまでヒト試験で有効性が確認された育毛薬剤が医薬品および医薬部外品に配合されている。ミノキシジルは毛乳頭細胞のSURを活性化して，VEGFなどの発現を亢進するとともに，TGF-βによる毛母細胞のアポトーシスを抑制することによって発毛・育毛促進に有効性を示す[24]。フィナステリドは経口育毛薬剤で，男性型脱毛症に深く関与する5αR-IIを阻害する[25,26]。6-ベンジルアミノプリンはBMPやエフリンの発現を亢進する[18]。アデノシンは毛乳頭細胞に作用してFGF-7産生を亢進し毛成長を促進する[17,27～30]。西洋オトギリソウの活性成分研究から開発されたt-フラバノンは退行期誘導因子であるTGF-βに阻害的に作用する[31]。これらの薬剤が前述の2種のヒト毛包由来の細胞に対してどのような影響を与えるかを整理すれば，何がしかの情報が体系化可能かもしれないが，そのような情報はまだ報告されていない。ヒト毛包由来細胞を用いた評価法だけでなく，ヒト毛包を使用した評価方法も存在する[32]。これを毛包器官培養法と言うが，この方法を用いれば，かなり*in vivo*に近い状態での薬剤評価が可能と思われる。

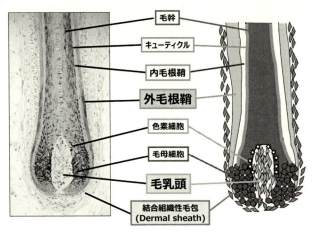

図5　毛包の構造

5.8　おわりに

　本節で述べたように，ヘアケア商品は現在頭皮ケアを主要な訴求ポイントとして上市，開発されている。まだ初期的ではあるが，良い頭皮から良い髪の毛が育つという考え方の正しさを示唆するデータも報告され始めている。しかし，まだまだ検証の必要があることは否めない。頭皮状態と毛髪形成の関連性の研究がさらに望まれるところである。女性の大きな毛髪悩みの一つとしてくせ毛がある。現在は縮毛矯正，ストレートパーマといった施術が主流であるが，生物学的アプローチの可能性も考えたい。加齢に伴うハリ・コシの減少も大きな毛髪悩みである。これに関してはSomaらによるハリ・コシ遺伝子KAP5の発現亢進薬剤の開発という例があり[33]，生物学的アプローチの可能性が示されている。

　育毛剤については，安全でしかも真に有効な（満足感を与える）薬剤の登場を市場は今も待ち続けている。そしてその実効感の期待値はかなり高い。本項で述べたように，ヒト由来毛包器官および細胞を用いて薬剤の評価を続け，臨床試験との相関性を常に検証して行けば，有効な薬剤の発見がそう遠くない時期に実現するのではないだろうか。

文　　　献

1) 矢野経済研究所 2015年度報告（http://www.yano.co.jp/press/pdf/1455.pdf）
2) 日経ウーマン（http://wol.nikkeibp.co.jp/article/trend/20140701/184802/）
3) 花王㈱HP くせ毛研究（http://www.kao.com/jp/haircare/structure_08.html）
4) P&G 地肌研究HP（http://www.hscare.jp/scalplabo/）
5) 江浜ら（2011）第69回SCCJ研究討論会
6) アデランス調査（http://www.aderans.co.jp/）

第 1 章　機能性化粧品開発の方向性

7) 田島正裕, 日本香粧品学会誌 **21**, 203 (1997)
8) 総合企画センター大阪, 頭皮ケアの実態と商品のニーズ探索, 男女・年代別に異なる頭皮ケア意識と商品ニーズ No.54, p.13 (2008)
9) 総務省統計局, 平成 21 年日本人口統計 (http://www.stat.go.jp/data/jinsui/tsuki/index.htm)
10) 田島正裕, *Fragrance Journal*, **33**, 17 (2005)
11) 板見智, 毛髪総論, 最新皮膚科学体系: ⑦ 付属器・口腔粘膜の疾患, 中山書店, p.2 (2002)
12) Norwood, *South. Med. J.*, **68**, 1359 (1975)
13) Ishino et al., *Br. J. Dermatol.* **171**, 1052 (2014)
14) 田島正裕, 育毛剤開発における太毛化の意義, *Fragrance Journal*, **29**, 33 (2001)
15) 岩渕徳郎, 最近の育毛研究の現状と課題, *Fragrance Journal*, **37**, 21 (2009)
16) 乾重樹, 板見智, 男性型脱毛症の発症メカニズム, *Fragrance Journal*, **31**, 9 (2003)
17) Iwabuchi and Goetinck, *Mech. Dev.*, **123**, 831 (2006)
18) Midorikawa et al., *J. Dermatol. Sci.*, **36**, 25 (2004)
19) Ludwig, *Br. J. Dermatol.*, **97**, 247 (1977)
20) Tajima et al., *J. Dermatol. Sci.*, **45**, 93 (2007)
21) 松崎貴, 薬学雑誌, **128**, 11 (2008)
22) 岩渕徳郎, 機能性化粧品素材開発のための実験法, 毛包上皮細胞増殖促進試験①, 第 4 章, p.265 (2007)
23) 岩渕徳郎, 機能性化粧品素材開発のための実験法, 毛乳頭細胞増殖促進試験, 第 6 章, p.278 (2007)
24) 小友進, *Fragrance Journal*, **29**, 39 (2001)
25) Kawashima et al., *Eur. J. Dermatol.*, **14**, 247 (2004)
26) 岡村徹, 棗田豊, *Fragrance Journal*, **33**, 25 (2005)
27) Watanabe et al., *Int. J. Cosmet. Sci.*, **37**, 579 (2014)
28) Oura et al., *J. Dermatol.*, **35**, 763 (2008)
29) Iwabuchi et al., *J. Dermatol.*, DOI: 10.1111/1346-8138.13159 (in press)
30) Iino et al., *J. Invest. Dermatol.*, **127**, 1318 (2007)
31) 笹嶋美知代, *Fragrance Journal*, **33**, 36 (2005)
32) Philpott et al., *J. Cell Sci.* **97**, 463 (1999)
33) Soma et al., *J. Dermatol. Sci.*, **38**, 110 (2005)

第2章 化粧品開発に関わる安全性評価

1 化粧品および化粧品原料の安全性評価

水野　誠[*1]，古川福実[*2]

1.1 はじめに

　明治20年，天皇皇后両陛下をお迎えした初の天覧歌舞伎，舞台が最高潮を迎えようとしたその瞬間，壇上の四代目中村福助は台詞に詰まり，足の震えが止まらなくなってしまった。当代きっての名役者も流石に天皇皇后の御前では尋常ならぬ緊張に襲われたのだろう。その場にいた誰しもがそう思った。しかし，事の真相は化粧用の白粉に含まれていた鉛の中毒症状が舞台上で現れたのであった。江戸時代から明治時代にかけ，多くの白粉には鉛が配合されており，歌舞伎役者のみならず，当時の大勢の女性が鉛中毒を患っていたと考えられている。この白粉による鉛中毒を深刻にとらえた政府は，明治33年に「有害性著色料取締規制」を公布し，化粧品への鉛の配合を禁止した。しかしながら，鉛入り白粉を求める世間の声は強く，実際には白粉のみ特例として鉛の配合が許可され，規制が強化される昭和5年まで巷には鉛入り白粉が溢れ続けていた。この時代，白色の美しさや付着性の良さという鉛粉の持つ「機能性」は他のどんな成分にも替え難く，皆が毒性を承知の上で鉛を使用し続けたのである[1]。

　現代では，どんなに優れた機能性を有していたとしても，化粧品にはどのような副作用も許されない。この化粧品の安全性に関する基本概念は，1970年代半ばにタール系色素中の不純物，主としてスダンⅠが原因で生じた女子顔面黒皮症（リール黒皮症：Riehl melanosis）[2]の事件に伴い明確にされ[3]，それ以降一貫した考えとなっている。

　本章では，化粧品および化粧品原料の安全性評価についての基本的な考え方や方法について述べる。

1.2 化粧品および化粧品原料に求められる安全性水準

　医薬品，医療機器等の品質，有効性および安全性の確保等に関する法律（医薬品医療機器等法）において医薬品は，「人又は動物の身体の構造又は機能に影響を及ぼすことが目的とされている物」と定義される。すなわち，医薬品には確実な薬効作用が求められており，薬効作用とのバランスによってはある程度の副作用も許容されうる。ことわざ「良薬口に苦し」の文字通り，良い薬ほど苦くて飲みにくいものであり，多少の苦みは我慢せよといった考え方も通用する。また，

[*1]　Makoto Mizuno　和歌山県立医科大学　皮膚科学講座；
　　　　㈱コーセー　研究所　基礎研究室　安全性品質グループ
[*2]　Fukumi Furukawa　和歌山県立医科大学　皮膚科学講座　教授

第2章　化粧品開発に関わる安全性評価

　医薬品の場合，適切な薬効作用を引き出し，副作用を許容範囲内に抑えるために，用法・用量が定められ，医師や薬剤師の管理指導のもと使用される。「苦くなり過ぎない」ための使用環境も整えられているのである。

　一方，化粧品は医薬品医療機器等法によると「人体に対する作用が緩和なもの」と定義される。緩和ながらも作用するのである。本書のタイトルである機能性化粧品素材，本書中にも魅力的な素材が多数紹介されているが，これらの中には人体に対する作用の高さを機能性と呼んでいるものもある。このような素材に関しては，それ自身は当然のことながら，これらを配合した化粧品についても高い作用を持つことが期待される。しかし，先述の通り化粧品には副作用という概念が存在しない。これは機能性素材を配合した化粧品にも等しくあてはまることである。さらに，化粧品は不特定多数の人に任意に使用されることが前提となっているため，医薬品に比べて想定すべき使用者や使用量の範囲も広くなる。加えて，EUを中心に化粧品および化粧品原料評価における動物実験廃止の動きが広がっており，このことは安全性評価方法の選択にも影響を及ぼしている。このように，化粧品には，不確定要素が多く，評価手法にも制約が課せられるなど，評価を困難にする多くの条件がある中，一切の皮膚トラブルも起こしてはならないという極めて厳しい水準の安全性が要求されているのである。

1.3　化粧品ならびに化粧品原料の安全性に関する規制

　化粧品ならびに化粧品原料の安全性に関して，化粧品発売前の段階に国や自治体から具体的に課せられた規制上の要件は少ない。厚生労働省（厚労省）は化粧品基準を策定し，その中で，化粧品への配合を禁止もしくは量制限している成分をまとめたネガティブリスト，防腐剤，紫外線吸収剤，タール系色素に該当する成分のうち化粧品への配合を認めた成分をまとめたポジティブリストを提示している。これらリストの対象成分については，この内容を順守しなければならない。しかし，リストの対象とならない成分については化粧品への配合は原則自由とされている。また，行政機関などによる化粧品の市販前チェックも実質存在しない。化粧品の発売までに我々に義務づけられていることはこのポジティブリストとネガティブリストに従うこと程度である。

　このような体制となったのは2001年の化粧品の制度改正，いわゆる規制緩和実施以降のことである。それまでは，化粧品に配合可能な成分は全て当時の厚生省が許可したもの（化粧品種別許可基準に収載されている成分，ならびに個別に配合の承認を受けている成分）であった。化粧品自体も品目ごとに製造や輸入の許可を受ける必要があったため，化粧品とそれに配合されている成分は全て行政機関の許可・承認を受けたものという状態であった。

　化粧品発売後は，安全性評価に関するいくつかの規制に従う必要がある。化粧品の製造販売企業は化粧品の安全管理部門ならびにその責任者を設置すること，販売した化粧品の安全性情報や危害情報を収集し，万が一，安全性上の問題が生じた場合には直ちに適切な対応をとることが義務付けられている。これは，2005年に製造販売後の安全管理基準（GVP）において定められている。また，2014年に強化された医薬品医療機器等法中の副作用報告制度により，化粧品に関

しても医薬品同様に重篤な副作用などに関して個別症例の報告が必要となっている。

化粧品の安全性評価は，市場で実際に生じた皮膚トラブルの解明という事後検証の形でスタートし，それが発売前の化粧品および原料の毒性評価という事前予測主体の評価体制に移行していったという歴史を持つ[4,5]。それが再び，製品発売後の評価ウェイトが見直されるという動きを見せている。また，安全性確保の責任に関しても，順次法律などが作成され国や自治体による管理が強化されていくという流れにあったものが，2001年の規制緩和を以て，その責任の所在が各企業へと大きく振り戻される形となっている。近年の化粧品に関する規制の動向は，化粧品の開発や流通面での自由度を高める一方で，安全性に関しては各企業における業務の重要性を増加させるという結果をもたらしている。

1.4 化粧品および化粧品原料の安全性評価指針

化粧品の安全性は，各社それぞれの基準で担保する。そして生じた問題も各社の責任という考えで確保しなければならない。すなわち，化粧品および化粧品原料の安全性評価は具体的な項目や手法，判断基準はすべて各企業に委ねられているという状況である。

しかしながら，安全性評価についても基本骨格と呼ぶべき多くの企業に共通する評価内容がある。これをとりまとめた書籍の1つとして，日本化粧品工業連合会（粧工連）が発行する「化粧品の安全性評価に関する指針」[6]が挙げられる。この指針などに示された評価系を基本とし，これを各社で適宜組み替えて，それぞれが最適だと考える評価系を完成させることが望ましいものと考える。

化粧品の安全性評価の大まかなプロセスに関しては，化粧品原料の安全性評価，それら評価済み原料を基に処方された化粧品の安全性確認，市販後の危害情報などの収集といった順序で行っていくのが一般的となる（図1）。以降，この手順に沿って安全性評価の方法について述べていく。

1.5 化粧品原料の安全性評価
1.5.1 評価すべき安全性項目

化粧品原料のうち防腐剤などポジティブリストの対象で，リスト未収載の成分を新たに配合する場合，あるいはリスト収載成分をその最大配合量を超えて化粧品に配合する場合には，事前に厚労省にポジティブリストの改正要請書を提出し，リスト改正の手続きを行うことが必要となっている。この改正要請書には，安全性に関する資料として12項目のデータの添付が求められている[7]（表1）。ポジティブリスト，ネガティブリスト対象外の成分については原則使用に関する規制がなく，評価すべき安全性の内容について厚労省からは現在，何も提示がない。粧工連発行の「化粧品の安全性評価に関する指針」[6]では，規制緩和以前に新規化粧品成分を申請する際に必要とされていた1987年6月18日付厚生省公表の「新規原料を配合した化粧品の製造または輸入申請に添付すべき安全性資料の範囲について（案）」[8]に記載の9項目を安全性評価における基本項目として示している（表1）。ただし，これはあくまで業界の指針であるため，化粧品一般

第2章 化粧品開発に関わる安全性評価

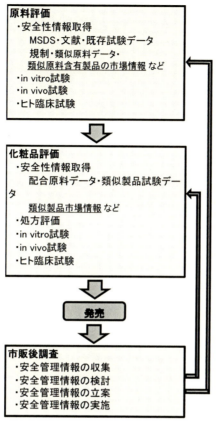

図1 安全性評価スキーム例

原料の評価において必ずしもこれら9項目を必須としているわけではなく，また，これら項目の評価さえすれば十分というものでもない。この9項目を基に，項目を追加，場合によっては削除することで，各社それぞれで必要だと考える評価項目を設定することになる。

特に，機能性化粧品となると，その発揮する効果からして医薬部外品類似として部外品と同等に捉えたほうが好ましいとする考え方もできよう。その場合，該当の原料が主剤成分に当たるのであれば有効成分として，それ以外の構成成分であれば部外品添加物として求められる安全性評価項目を参考にすべきことになる。医薬部外品の安全性評価の詳細については次章あるいは他の書物[9]などに説明を譲りたい。

1.5.2 化粧品原料の安全性評価の方法

化粧品の原料評価の実際としては，対象とする原料の各評価項目に関連する情報を可能な限り取り揃え，収集した情報に基づいて評価を実施する。情報としては，原料の化学物質安全性データシート（MSDS），該当する物質や類似物質の安全性試験データ，化粧品以外の分野も含めた市場実績，各国規制などが該当する。入手経路も自社の既存試験データや原料供給元からの提供資料，公的機関の公開情報，学術文献など様々な経路が挙げられよう。収集した情報により十分

表1 ポジティブリスト改正手続きに必要となる安全性資料
12項目と化粧品原料の安全性評価において基本となる9項目

	リスト改正	9項目 添加物	製剤	安全性項目
1	○	○	△[※1)]	単回投与毒性
2	○	—	—	反復投与毒性
3	○	—	—	生殖発生毒性
4	○	○	—	皮膚一次刺激性
5	○[※2)]	○	—	連続皮膚刺激性
6	○[※3)]	○	—	感作性
7	○	—	—	光毒性
8	○	○	—	光感作性
9	○	○	△[※4)]	眼刺激性
10	○	○	—	遺伝毒性
11	○	○	○	ヒトパッチ
12	○	—	—	吸収・分布・代謝・排泄

注意）※1）経口投与における概略の致死量が2,000 mg/kg以下の場合には，製剤についても実施すること。ただし，配合量から考慮して安全と推定される場合には省略できる。※2），※3）紫外部吸収スペクトル（290～400 nm）の範囲で吸収極大がみとめられない場合は省略できるが，280～450 nmの範囲で吸収極大の有無を確認すること。※4）角膜，虹彩の刺激反応が認められた場合又は粘膜に使用されることがある製剤の場合で，目に入る可能性のあるものについては，製剤でも試験を実施すること。なお，最大配合濃度ではこれらの反応が認められないことを確認すれば，製剤についての試験は省略してよい。

な評価が実施できるようであればそれでよいし，まだ不十分であれば新たな試験を行うなどして情報を追加し評価可能な状態とする。場合によっては情報不十分なまま終わらせる，すなわち，評価を諦め，原料の使用を断念するといった選択もあるだろう。

ただし，どのような場合においても，情報を取得するためにヒトや動物に対して危害が生じることが事前に予測されるような試験は計画すべきでない。特に動物実験に関してEUでは化粧品開発における実施を全廃しており，他の地域にもその考え方が波及しつつある。そのため動物実験の実施そのものについて考える必要がある。また，厚労省は医薬部外品申請における資料として，動物実験代替法による試験成績についても経済協力開発機構（OECD）などにより採用された代替試験法あるいは適切なバリデーションでそれらと同等と評価された方法であれば受け入れるとのスタンスを示している[7]。これらのことからも，化粧品原料の安全性評価において利用可能な代替法があれば積極的に活用していくべきである。動物実験を取り巻く昨今の状況や動物実験代替法の開発，その利用の現状については次章や日本動物実験代替法評価センター（JaCVAM）のホームページ[10]，他の雑誌[11, 12]などに詳しい記述があるのでそちらを参照されたい。

1.5.3 化粧品原料の安全性評価における留意点と問題点

化粧品原料は，それが化学物質の場合でも一般試薬とは異なる工業グレード品であることが通常であり，また，抽出液など天然物由来の原料であることも多い。したがって，化粧品原料の安

第2章 化粧品開発に関わる安全性評価

全性評価においては，これら原料が，一定の規格幅にある化学物質の混合物であること，意図しない不純物を含有している可能性があること，化学構造や組成の完全把握ができない混合物があること，ロットによって成分に差異があること，このような特徴を持っていることを十分認識しておくことが大切である。

なお，ここで示した安全性9項目の設定は，1980年代半ばに厚生労働科学研究（化粧品原料および化粧品の安全性試験項目設定のための基礎研究）として厚生省と粧工連とが共同で行った研究成果[13]が大きく寄与しており，当時としては企業側の意図や社会背景も十分に反映された内容であった。しかしながら，今日においては動物実験の問題など，どうしても整合性の取れない課題に直面し，各社の開発方針や海外事業計画において重大な選択を迫られる状況も発生している。動物実験の問題については，現在，粧工連技術委員会動物実験代替専門部会，JaCVAM，日本動物実験代替法学会などの産官学が協調しながら代替法の開発やデータ受け入れの実現に向けて取り組んでおり，今後もその活動に期待したい。

1.5.4 香料の安全性評価

化粧品において香料は，商品の持つ印象決定に大きく寄与し，商品の売り上げにも影響を与える重要な原料である。また，機能性という点に関しても，一般的な化粧品成分が皮膚に作用することで皮膚に効果を発揮するものがほとんどであるのに対して，香料は，嗅覚を通じて脳に作用し，リラックスや覚醒などの心理面からの効果をもたらす[14]といった具合に，他とは異なる特徴を持っている。

安全性に関しても香料は他の原料と異なった評価体制が敷かれている。化粧品や香水などの香粧品香料に関しては，国際香粧品香料協会（IFRA）がヒトや環境に対する安全性の確保を目的に，各種香料の使用の可否や使用可能量，部位などについての規制（IFRA規制）を公表している。この規制は，香粧品工業会の研究所である香粧品香料原料安全性研究所（RIFM）によって実施された研究調査結果を，工業会関係者などとは独立したRIFMエキスパートパネル（REXPAN）が評価した内容に基づいて設定された業界自主規制である。

香料成分が化粧品における接触皮膚炎の原因となることも多い。接触皮膚炎が起きた際，その原因となるアレルゲンを特定する手段としてパッチテストが実施される。この時，日本における代表的なアレルゲンをまとめたジャパニーズスタンダードアレルゲン2008の25成分を貼付することも多い。この25種は化粧品原料に限らずすべての物質から選定したアレルゲンだが，ここに金属や樹脂などと並んでBalsam of PeruとFragrance Mixの2つの香料が選ばれている。Fragrance Mixは接触皮膚炎を起こす頻度の高い8種類の香料成分を混合したものである。しかも，これら2つは昔からこのアレルゲンシリーズ中でも常にパッチテスト陽性率の高い成分となっている[15]。

香料が安全性上のトラブルを生じる可能性は十分に考えられる。したがって，香粧品工業会が科学的根拠や疫学調査に基づき厳密な評価によって定めたIFRA規制を順守することは，香料の安全性を考える上で最低限必要な条件と考える。

1.6 化粧品製品の安全性評価

製品の安全性評価では，個々の配合原料について，処方中の配合量では問題となる毒性が生じないことが確認されていなければならない。これに加えて処方全体に対しての安全性評価が必要になる。個々の原料が適切な量が適切な目的で配合されているか，配合原料の相乗効果により処方として安全性の許容範囲を逸脱していないか，などの確認である。

さらに，使用方法や容器形態など製品としての特性をすべて加味した上での製品の安全性確認を行う。ここでは考えられうる誤使用を含めた範囲での安全性の確保が必要になる。化粧品は適用量や頻度など曝露量を限定できず，また，使用目的や使用者，表記事項から商品名に至るまで安全性に影響を及ぼす要素は多岐に亘る。そのため，化粧品には様々な使用状況が想定され，製品の安全性評価に絶対的な手法や水準が存在しない。製品の安全性評価においては，各企業の安全性保証に対する考え方に基づき，各社最善と考える評価体系を創り出し，各社で蓄積した過去の実績などを活用しながら安全性の確保を行っていくことになる。

以下に，製品評価においてよく用いられる試験法を記述する。これらはいずれもヒトを対象にした試験であるため，実施に際しては他項目の試験や類似物の毒性情報などによって基本的な安全性が立証されていなければならない。

1.6.1 ヒトパッチテスト

ヒトパッチテストはヒト皮膚に対する一次刺激性や皮膚感作性について確認する試験である。皮膚科などにて接触皮膚炎の診断ならびにそのアレルゲン物質特定のために実施される場合もあるが，ここでは化粧品原料や化粧品の安全性評価法としてその内容を紹介する。

ヒトパッチテストでは，貼布する被験物質の量・濃度および溶媒となる基剤，貼布に用いるパッチテストユニットが結果に影響を及ぼす。現在，パッチテストユニットとしては International Contact Dermatitis Research Group (ICDRG) により Finn Chamber® on scanpore tape® (Alpharma A/S, Norway) の使用が推奨されており，日本を含む多くの国でこれが使用されている。その他のユニットとしては，鳥居薬品のパッチテスト試薬および佐藤製薬のパッチテストテープなどがある。

貼付は，皮膚に直接塗布して使用するリーブオン製品はそのままの濃度で，使用後に洗い流す石鹸やシャンプー，リンスなどのリーブオフ製品では1%程度の水溶液に希釈して行う。希釈用基剤としては精製水や白色ワセリンがよく使用される。Finn Chamber の場合，クリーム状や固形状の被験物質はそのままチャンバーに載せ，水溶性の物質の場合には付属のろ紙を白色ワセリンでチャンバーに固定し，その上に滴下して載せる。Finn Chamber では被験物質 15μl の貼付が推奨される[16]。

また，揮発性製品など刺激性のあるものについては開放塗布（オープンパッチテスト），または半開放塗布（セミオープンパッチテスト）を行う。その他，殺菌防腐剤（ハロゲン化フェノール類），香料など光によって毒性が出現する可能性のある成分やそれらを含む製品については試料貼付除去後に光照射を行う光パッチテストを実施する。

第2章　化粧品開発に関わる安全性評価

　パッチテストの結果判定には本邦基準とICDRG基準がある（表2）。本邦基準は刺激反応も含めた判定ができ，ICDRG基準はアレルギー反応の判定基準として適している。製品の刺激性評価基準としては須貝らの皮膚刺激指数による安全性グレード分類が参考として挙げられる[17, 18]。皮膚刺激指数とは，ある特定の観察時間における本邦基準による評点の全被験者平均値に100をかけて算出した数値である（表3）。

　パッチテストは試験条件の設定および評価など皮膚科専門医の監修のもとに行うべきである。

1.6.2　Human Repeated Insult Patch Test（RIPT）

　RIPTは，処方の感作性の有無を判別する臨床試験である。試験手順は，ヒトに繰り返しパッチテストをすることで感作誘導を行い，感作成立のため一定期間の時間をおいた後，再度パッチテストを行い惹起反応が生じるか観察する。倫理上の観点から，RIPTを化学物質や処方の皮膚感作性の有無を調査する方法として用いてはならならない。あくまでも，処方に感作性ポテンシャルがないことを証明するための最終試験という位置づけになる。主に用いられる試験プロトコールとしてMarzulli & Maibach法[19]とShelanski & Shelanski法[20]がある。

1.6.3　使用試験

　化粧品による皮膚トラブルの要因として，内容物のみの試験では把握できない使用法や商品特性に起因するものがある。そのような実使用の場で生ずる問題を検出するには，実際の使用状況を想定して化粧品の安全性を評価する使用試験が適している。使用試験はマーケティングや官能評価目的で行われることもあり，特に機能性化粧品の場合，有効性確認のための使用試験を実施することも多いと考えられる。本試験をこれら他の目的と組み合わせて実施するのも実用的である。使用パネルの選択やパネル規模，使用期間など，特に条件設定が重要になる試験である。

表2　パッチテストの判定基準

本邦基準			ICDRG基準	
	反応	評点		反応
−	反応なし	0	−	反応なし
±	軽度の紅斑	0.5	+?	紅斑のみ
+	紅斑	1	+	紅斑＋浸潤，丘疹
++	紅斑＋浮腫，丘疹	2	++	紅斑＋浸潤＋丘疹＋小水疱
+++	紅斑＋浮腫＋丘疹＋小水疱	3	+++	大水疱
++++	大水疱	4	IR	刺激反応
			NT	施行せず

表3　皮膚刺激指数による安全性の評価

皮膚刺激指数	指数≦5	5＜指数≦15	15＜指数≦30	30≦指数
正常皮膚	安全品		許容品	要改良
疾患皮膚	安全品	許容品	要改良	
判定	◎	○	△	×

1.6.4 Repeated Open Application Test（ROAT）

ROATは一定部位に一定期間，オープン条件にて被験物質を連続塗布したときの皮膚症状を観察するものであり，通常連日使用されることの多い化粧品の評価に適している。パッチテストやRIPTよりも実使用に近く，使用試験よりも管理された条件下での評価方法といえる[21]。ROATには画一化された試験条件があるわけではなく，試験実施機関それぞれが適切な条件や評価基準を設定して試験を実施している。

1.6.5 刺激感試験（Stinging Test）

皮膚に対する局所刺激作用（Irritation）とは別に，発痛作用（Stinging）を有する物質がある。この代表としては乳酸やグリコール類などが挙げられる。この感覚は局所の痛みや違和感，不快感と表現されるが，紅斑や浮腫などの皮膚の外観反応としてこれを捉えることはできない。この化粧品の適用による痛みなどの感覚刺激を検出することを目的として実施されるのが刺激感試験である。

刺激感試験は，あらかじめ感覚刺激に対して感受性の高い被験者を選抜し，このパネルが処方成分を頬部などに適用したときに感じるヒリヒリといった刺激感を一定の基準にしたがってスコア化して評価する方法が一般的である[22]。近年では，この感覚を被験者の主観的な判断に頼らず電気的信号として検出する試みなども行われている[23]。

1.7 製造販売後の安全管理

GVPが導入され，化粧品の製造販売者は化粧品の安全管理部門，また，その責任者である安全管理責任者，およびその統括者である総括製造販売責任者を設置し，化粧品の製造販売後に定められた安全管理業務を行うことが義務付けられている。

通常，化粧品は安全性上の懸念事項がすべて払拭され，いかなる副作用も起きないと考えられた商品のみが市場に出されるはずである。しかし，開発段階では想定できなかった安全性上のトラブルが市場において起こることもある。近年，化粧品により生じた健康被害事例についても発売前には全く予期せぬ出来事であったに違いない。想定外に対応するこのGVPシステムの充実は，今後も化粧品の安全性評価体制におけるその重要性を増し続けていくものと思われる。

市販後の安全管理業務内容について同時に制定された品質管理基準（GQP）との関係を含めて図2にまとめた。以下にGVPに関する実施項目について述べていく。

1.7.1 安全管理情報の収集

商品の市販後，商品や使用原料の安全性に関する情報，具体的には，各種研究報告や公的機関の規制などの情報を継続的に収集する。この情報には，顧客から提供されるクレームや相談情報も含まれる。収集した情報はそれを記録し，保存しておくことが定められている。内容の正確な把握とその後の保管のためにも，ある程度定型化した形でまとめておく必要がある。記録形式フォーマットの例も公的機関から示されている[24]。製造販売後の安全管理においては，この段階での的確かつ迅速な情報収集が管理全体の質を大きく左右する。

第 2 章 化粧品開発に関わる安全性評価

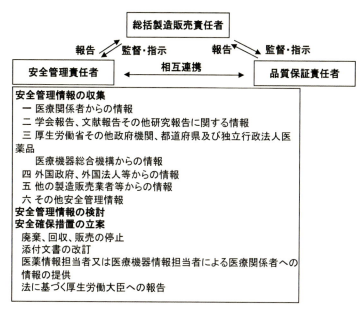

図2 製造販売後安全管理の概要

　なお，化粧品や医薬部外品により重篤な副作用が発生したと疑われる場合には，情報入手日より30日以内，特に重篤なものに関しては15日以内に医薬品医療機器総合機構（PMDA）へ報告することが義務づけられている。化粧品や医薬部外品の場合，医薬品と比べてこの重篤に該当する範囲が広く設定されている。その他，医療関係者から有害作用が起きる恐れのある情報がもたらされた場合もそれを30日以内に研究報告として届け出なければならない。2014年からはこの副作用情報に関して，副作用が発生した症例を医師が直接登録し，この情報を関係省庁や企業に発信する化粧品等皮膚安全性症例情報ネット（SCCI-Net）が稼働しており，副作用情報がより早期に把握できるネットワークづくりも行われている[25]。

1.7.2 安全管理情報の検討

　集めた安全管理情報は，その内容や報告頻度などを確認し，商品あるいは使用原料の安全性について問題がないか検討する。問題ありと判断された場合には次の安全性確保措置の立案に移ることになる。

　集められた膨大な情報から対応が必要な内容を的確に抜き出す。とりわけ，緊急性の高いものは情報入手後即座に検討に移る。そのためには，情報収集者や検討者に対する知識教育，情報の緊急性や重要性レベルについての社内統一基準の作成などが必要になるだろう。

1.7.3 安全確保措置の立案

　安全確保措置が必要な内容に対し，安全管理責任者はその措置案を立案する。措置としては，廃棄，回収，販売の停止や添付文章の改訂などGVPに具体的に記載されている内容の他に，製品処方や容器などの改良，新規商品や採用原料への反映などが挙げられる。

1.7.4 安全確保措置の実施

措置の実施とともに，措置の内容や人体への影響度などに応じて，社内関連部署，消費者，行政機関，医療関係者などに対して情報提供を行うことになる。適切性を欠くと致命的な問題に発展する可能性があるため，情報伝達の内容や対象，時期，手段の選択は慎重を期する必要がある。

1.8 おわりに

現在，優れた機能をもつ新素材が続々と登場し，それらを配合した高機能化粧品の開発が可能になっている。その機能については実質的に医薬部外品の範疇，あるいはそれ以上と思われるものも存在し，人体に与える作用も従来の化粧品よりも明らかに強いものが存在する。このような化粧品やその素材の安全性については多くの側面から慎重に評価を行う必要があるだろう。また，一般的な化粧品の安全性評価においても，商品のタイムリーな市場投入を目的に安全性評価に要する時間の短縮を求められることや，コスト削減を目的とした原料代替のために低価格原料の安全性評価を行うこともあるだろう。このような場合においても求める安全性の質に何ら変わりがあってはならない。規制が緩和されたことで化粧品開発における企業の選択の幅は大きく広がった。しかし，安全性に関しては企業の責任が増したのみで，求められる安全性水準は緩和されてはいない。安全性に問題のある化粧品が，消費者はもちろん，社会に対していかに甚大な被害を及ぼすかについては皆さんよく理解されていることと思う。

各企業，事前に安全性に関して一切の不具合もないこととが確認できた商品を発売する。そして，発売後も追加情報や市場の反応を絶えずチェックし，安全性面で少しでも修正すべき点が見つかれば，それを自社のすべての商品の安全性向上に結び付けていく。安全性の恒久的向上のために行われるこの評価体制，地道と感じるかもしれないが，優れた機能を持つ化粧品を発売する際には特に有効な方法になるのではないだろうか。

文　献

1) 渡辺徹，COSME TECH JAPAN，**3**（7），49（2013）
2) 瀧川雅浩監修，標準皮膚科学　第9版，p250，医学書院（2010）
3) 島田邦男監修，化粧品の安全・安心の科学，p11，CMC出版（2014）
4) James H. Whittam 編，Cosmetic Safety：A Primer for Cosmetic Scientists（Cosmetic Science and Technology Series, v. 5），Marcel Dekker（1987）
5) ジェームズ・H・ウィッタム編；尾沢達也ら訳，化粧品の安全性，フレグランスジャーナル社（1992）
6) 日本化粧品工業連合会，化粧品の安全性評価に関する指針 2015，p1，薬事日報社（2015）
7) 化粧品・医薬部外品製造販売ガイドブック検討会，化粧品・医薬部外品製造販売ガイドブッ

第 2 章　化粧品開発に関わる安全性評価

　　 ク 2011-2012，P170，薬事日報社（2011）
 8） 厚生省薬務局審査第 2 課，新規原料を配合した化粧品の製造または輸入申請に添付すべき安全性資料の範囲について（案）（1987）
 9） Fragrance Journal 編，医薬部外品有効成分承認取得のための対策と課題，p1，Fragrance Journal 社（2010）
10） 日本動物実験代替法評価センター，http://jacvam.jp/
11） 杉林堅次，正木仁ら監修，機能性化粧品と薬剤デリバリー，p22，CMC 出版（2013）
12） 小島肇夫，Fragrance Journal，**42**（9），12（2014）
13） 粧工連技術委員会安全性部会，香粧会誌，**13**（2），113（1989）
14） 元永千穂，渡辺英綱，Fragrance Journal，**38**（4），37（2010）
15） 鈴木加余子，松永佳世子，医学のあゆみ，**240**（6），538（2012）
16） 日本皮膚科学会接触皮膚炎診療ガイドライン委員会，日本皮膚科学会雑誌，**119**（9），1757（2009）
17） 須貝哲郎，皮膚，**19**，210（1977）
18） 須貝哲郎，皮膚，**25**，567（1983）
19） F. N. Marzulli and H. I. Maibach，*J. Soc. Cosmet. Chem.*，**24**，399（1973）
20） H. A. Shelanski and M. V. Shelanski，The Proceedings of the Scientific Section of the Toilet Goods Association，**19**，46（1953）
21） M. Hannuksela, H. Salo，*Contact Dermatitis*，**14**（4），221（1986）
22） 今井教安，内藤茜，Fragrance Journal，**40**（8），26（2012）
23） Takaishi M, Uchida K *et al.*，*J Physiol Sci.*，**64**（1），47（2014）
24） 東京都福祉保健局，化粧品 GVP 手順書モデル，http://www.fukushihoken.metro.tokyo.jp/kenkou/iyaku/sonota/license/g_katahe/cosme/gvpmanual.html
25） 化粧品等皮膚安全性症例情報ネット，https://jsac-public.sharepoint.com/

2 医薬部外品申請における安全性評価方針

小島肇夫*

2.1 医薬部外品

医薬部外品とは、昭和35年に制定された薬事法に代わり、平成26年11月に施行された薬機法（医薬品、医療機器等の品質、有効性及び安全性の確保等に関する法律）において、「吐きけその他の不快感又は口臭若しくは体臭の防止、あせも、ただれ等の防止、脱毛の防止、育毛又は除毛の目的のために使用されるものであつて機械器具等でないものであり、人体に対する作用が緩和なもの」を指す[1]。昭和36年の厚生省の通知では、染毛剤、パーマネント・ウェーブ剤に加え、薬用石鹸、薬用はみがき類が医薬部外品に明示された[2]。さらに、平成20年の厚生労働省の通知で、個別品目毎に厚生労働大臣の承認が必要とされるいわゆる「薬用化粧品」が明示され[3]、肌あれ・にきび・しみ・ふけ・かゆみ等の効能を持つ「成分」が配合されているものを指すことになった[4]。最近では「乾燥による小ジワを目立たなくする」も薬用化粧品として認められている[5]。本稿では、これら医薬部外品の申請における安全性評価について述べる。なお、医薬部外品には、防除医薬部外品、指定医薬部外品も範疇に含まれるが、本稿ではこれらについては触れない。

薬機法により[1]、医薬部外品の承認審査上の取扱いの明確化を図るため、申請区分が5区分から11区分に改訂された。具体的には、旧申請区分1を新申請区分「(1)新有効成分含有医薬部外品」に、旧申請区分2の1を新たに「(4)類似医薬部外品」および「(5)-1同一医薬部外品」とした。旧申請区分2の2が「(5)-2新指定医薬部外品」、旧申請区分2の3が「(5)-3新範囲医薬部外品」に整理された。また、旧申請区分3が「(2)-1新効能医薬部外品」、「(2)-2新剤形医薬部外品」、「(2)-3新含量医薬部外品」、「(2)-4新配合医薬部外品」、「(2)-5新用法医薬部外品」および「(3)新添加物含有医薬部外品」に細分化された[6,7]。

2.2 安全性資料

薬機法となっても、従来通り、新有効成分含有医薬部外品は区分1であり、新添加物含有医薬部外品は区分3にあたることに変わりはない。区分2は、有効成分は同一であるが効能や剤形、配合量、組み合わせ、用法が異なるものを指すことから、安全性に関する資料が一部割愛できる。区分4および5は同一、類似、新指定範囲、新範囲医薬部外品を指すことから安全性に関する資料は必要ない[6,7]。

2.2.1 医薬部外品（区分1）

薬機法でも[1]、医薬部外品の許認可に必要な承認申請書に添付する資料が必要となる。表1に示すように安全性に関する資料も一部改訂された[6~8]。主な改正点として、ヒトにおける長期投

---

* Hajime Kojima　国立医薬品食品衛生研究所　安全性生物試験研究センター
　　安全性予測評価部　第二室　室長

第 2 章　化粧品開発に関わる安全性評価

表 1　新有効成分含有医薬部外品で求められる
安全性に関する添付すべき資料の範囲[6]

安全性に関する資料
1　単回投与毒性に関する資料
2　反復投与毒性に関する資料
3　遺伝毒性に関する資料
4　がん原性に関する資料
5　生殖発生毒性に関する資料
6　局所刺激性に関する資料
7　皮膚感作性に関する資料
8　光安全性に関する資料
9　吸収・分布・代謝・排泄に関する資料
10　ヒトパッチに関する資料
11　ヒトにおける長期投与（安全性）試験に関する資料

与（安全性）試験に関する資料が必要となった。また，光毒性試験と光皮膚感作性試験が光安全性試験に統合されたことである。医薬部外品の効果は緩和とされており，比して上記の試験で高い安全性が求められる。よって，医薬品等同様，反復投与毒性，生殖発生毒性，吸収・分布・代謝・排泄などの試験によりリスク評価が必要となる。これらの結果について，優良試験所基準（GLP：Good Laboratory Practice）は求められないが，「十分な設備のある施設において，経験のある研究者により，その時点における医学，薬学等の学問水準に基づき，適正に実施されたものでなければならない」という記載が通知にあり[9]，何らかの信頼性が担保された試験結果でなければならない。

2.2.2　医薬部外品（区分 2）

表 1 に示す試験法から，局所刺激性，皮膚感作性，光安全性，吸収・分布・代謝・排泄およびヒトパッチテストに関する資料の必要性が個々の医薬部外品により判断される。

2.2.3　医薬部外品（区分 3）

承認前例のない添加物を配合する場合，安全性に関する資料が求められる。新規添加物の許可にあたり，その安全性（毒性ではない）は表 2 に示すような項目が必要とされる[7]。これら資料も一部改訂された[9]。口唇や口腔に適用する医薬部外品に口腔粘膜一次刺激性試験や連続口腔粘膜刺激性試験，ソフトコンタクトレンズ用消毒剤には，眼粘膜一次刺激性試験，連続粘膜刺激性試験，すべての場合に，必要性に応じて吸収・分布・代謝・排泄試験が追加された。添加物であることから，必須な成分ではないこともあり，表 2 に示す「すべての試験項目」で有害性が同定されないことが重要である。有害性がなければ，もちろんリスクは低いと判断される。

2.3　昨今の動向

昨今，薬用化粧品「ロドデノール」による大規模な健康被害を契機として，厚生労働省では厚生労働科学研究費補助金による「ロドデノール配合薬用化粧品による白斑症状の原因究明・再発

機能性化粧品素材

表2 新添加物含油医薬部外品に必要な安全性資料[9]

試験項目	皮膚，頭皮，毛髪への適用	口唇への適用	口腔への適用	ソフトコンタクトレンズ用消毒剤
単回経口投与毒性	○	○	○	○
遺伝毒性	○	○	○	○
皮膚一次刺激性	○	○	○	○
連続皮膚刺激性	○	○		
眼粘膜一次刺激性	○			○
連続眼粘膜刺激性				○
口腔粘膜一次刺激性		○	○	
連続口腔粘膜刺激性			○	
皮膚感作性	○	○	○	○
光安全性	○	○		○
吸収・分布・代謝・排泄	△	△	△	△
ヒトパッチ	○	○	○	

注意事項：①パッチテストは製剤についても実施する。②口中清涼剤は口腔に適用および反復経口毒性に関する資料が必要である。③吸収・分布・代謝・排泄に関する試験結果から，全身に移行することが確認された場合，ならびに当該新規添加物が防腐剤または紫外線吸収剤の場合には，反復投与毒性，生殖毒性および必要に応じてがん原性に関する資料の添付が必要である。また，それ以外の新規添加物についても，毒性についてより慎重に評価する必要があるものについては，反復投与毒性等に関する資料が必要な場合がある。④吸収・分布・代謝・排泄に関する資料については，明らかに全身に移行しないことを科学的根拠に基づき示せる場合は省略することができる。

防止に関する研究班」を設置し[10]，原因究明と再発防止に向けた検討を進めてきた。同研究班における原因究明および再発防止に向けた議論を受け，新有効成分含有医薬部外品の承認申請書に添付すべき資料として新たに「ヒトにおける長期投与（安全性）試験に関する資料」の追加を含む，安全性試験法の見直しが実施された[6,7]。

医薬部外品の安全性評価の実施にあたり留意すべき事項に関しては，これまで「医薬部外品の製造販売承認申請及び化粧品基準改正要請に添付する資料に関する質疑応答集（Q＆A）について」[11]および「医薬部外品の製造販売承認申請に関する質疑応答集（Q＆A）について（その1）」[9]において示されてきたが，包括的なガイドラインは示されてこなかった。

そこで，現在，医薬部外品のガイドラインが検討されている。医薬部外品による新たな健康被害の防止のため，承認申請書に添付すべき資料として要求される安全性評価を行う上での考慮すべき点について，上記2つのQ＆Aにおいて示されてきた留意点と併せ検討している。また，非臨床試験においては，近年の科学的知見をもとに従来の試験法を代替しうる新たな試験法（いわゆる動物実験代替法）について安全性評価項目ごとに利用可能な試験法を整理して示すと共に，安全性評価への適用にあたり留意すべき事項についても解説することを目指している。以下にガイドラインの方針を示す。

第2章　化粧品開発に関わる安全性評価

2.3.1　目的

医薬部外品のうち皮膚に適用するものであって，継続的に使用される製品およびその有効成分の開発段階での安全性評価において検討すべき事項を示す。

2.3.2　開発の考え方

新規に開発される医薬部外品は，新医薬品と同様，製造販売後に初めて広く多くの人に使用されるものであるが，その使用においては医薬品と異なり対象を限定することなく一般の消費者によって使用されるものである。その開発段階においてはヒトにおける使用経験は限定されていることから，有効性に加えて，特に安全性については，適切な安全性試験による評価に加え，様々な視点から，情報収集・分析されるなど慎重に確認されるべきである。

各安全性評価項目で必要とされる安全性試験については，科学的に妥当であると判断される場合，その根拠を示した資料の提出により省略することが可能である。しかし，その一方で有効成分の特性（作用機序や物理的化学的性質等）や類似物質における知見から生体への特異的な影響が想定される場合，適切な試験法による追加の安全性評価の実施を検討すべきである。

2.3.3　リスク評価の考え方

非臨床試験における投与経路は実使用時の適用経路に準じ選択することが望ましい。ただし，この経路で十分な有害性の確認ができない場合には，他の経路についても検討すべきである。投与濃度や用量については，有害性が確認できるレベルを設定する。投与可能な最大濃度や最大用量でも，有害性が認められない場合，必ずしも実使用時を想定した濃度や用量の設定は必要ない。一方，有害性が認められたとしても，無毒性量（NOAEL：No observable adverse effect level）と実使用時の濃度や曝露量を比較し，この比が十分に大きければ，安全と評価することができる。また，既に十分な使用実績があることが知られている類縁物質とのエンドポイントの比較または追加データ等から総合的にリスク評価を行うことも可能である。

2.3.4　非臨床試験実施における注意点

試験については，原則として医薬品非臨床試験ガイドライン通知[12]又は経済協力開発機構（OECD：Organisation for Economic Co-operation and Development）等による公的なガイドラインとして示された試験法[13]により実施する。試験実施にあたっては，GLP条件下で実施するか，科学的に質の高い水準で実施され，かつデータの収集記録を容易に確認できるなどの十分な信頼性確保に努めるべきである。

動物実験代替法とは，動物を用いない試験法（*in vitro* や *in silico* 試験法）や系統発生的に下位の動物を用いる試験法およびそれらの組み合わせにより従来の動物試験に代わる試験法，使用動物数を削減した試験法，実験動物の苦痛を軽減した試験法により3R[注1]を実現しつつ[14]，従

注1）使用動物数を削減すること（Reduction），実験動物の苦痛軽減と動物福祉を進めること（Refinement），及び動物を用いない試験，あるいは系統発生的に下位の動物を用いる試験法に置換すること（Replacement），という3原則。

来の動物試験と同等性が科学的に証明された試験法および試験計画を指す[15]。

OECD等により採用された動物実験代替法あるいは公的な機関が関与した適切なバリデーションにより従来の試験法と同等と評価された代替法に従った試験成績であれば差し支えない[16]。ただし,「化粧品・医薬部外品の安全性評価に資するためのガイダンス」等が示されている場合,それらは,OECD等のガイドラインをもとに,専門家が議論し,医薬部外品の評価に適した改良を盛り込んだ方法が示されたものであることから,その方法が優先される。これまでに,表3に示すようなガイダンスが示されている[17~21]。

動物実験の実施にあたっては,厚生労働省の所管する実施機関における動物実験等の実施に関する基本指針について[22]およびその他の動物実験等に関する法令等の規定を遵守し,実施機関における動物実験等の実施に関する基本指針に準拠する必要がある。被験物質の物理的化学的性質,類似物質の情報又は $in\ vitro$ 試験の結果等から,動物に苦痛を与えることが予想される場合には,被験物質を希釈するなどして苦痛を軽減するよう努めるべきである。また,動物試験を行う施設は,結果を評価するために十分な陰性対照の背景データを保有しなければならない。

動物を用いない試験法により安全性評価を行うにあたっては,当該試験法の特性や適用限界を理解した上で,被験物質の評価に適切であるか確認が必要である。また,試験を行う施設は,十分な陰性対照陽性対照の背景データを保有するとともに,習熟度確認物質による基準を満たす技術確認が必要である。

2.3.5 臨床試験実施における注意点

非臨床試験によりヒトへの使用前のリスクを予測するための安全性データが収集されるが,ヒトに関わる試験を実施する前には,検討した成分の処方や処方濃度に関わる有効性および安全性について,基礎的な検討を十分に行うと共に論文などによる公知の情報等を収集しておくことが必要である。臨床試験のデザインを検討する場合には,物理的化学的性質や非臨床試験の結果,その他の情報,実使用等を踏まえて慎重に検討することが必要である。特に,製剤やその濃度により,毒性や効果が増強されるなどの変化がないか,十分に注視して毒性試験を行う必要がある。

表3 代替法ガイダンス一覧[17~21]

No.	試験法
1	皮膚感作性試験代替法としてのLLNAを化粧品・医薬部外品の安全性評価に活用するためのガイダンス
2	光毒性試験代替法としての $in\ vitro$ 3T3 NRU光毒性試験を化粧品・医薬部外品の安全性評価に活用するためのガイダンス
3	皮膚感作性試験代替法(LLNA:DA,LLNA:BrdU-ELISA)を化粧品・医薬部外品の安全性評価に活用するためのガイダンス
4	眼刺激性試験代替法としての牛摘出角膜の混濁および透過性試験法(BCOP)を化粧品・医薬部外品の安全性評価に資するためのガイダンス
5	眼刺激性試験を化粧品・医薬部外品の安全性評価に活用するための留意事項
6	眼刺激性試験代替法としてのニワトリ摘出眼球試験(ICE)を化粧品・医薬部外品の安全性評価に資するためのガイダンス

第 2 章　化粧品開発に関わる安全性評価

また，日米 EU 医薬品規制調和国際会議（ICH：International Conference on Harmonization of Technical Requirements for Registration of Pharmaceuticals for Human Use）- GCP: Guideline for Good Clinical Practice[23]の精神，臨床研究に関する倫理指針に準拠して実施した上で，十分な信頼性確保に務めるべきである。

ヒトを対象とした試験については，「人を対象とする医学系研究に関する倫理指針」[24]に準拠して実施すること。倫理審査委員会での審議・承認，被験者の自由意思に基づく書面による同意書の取得は必須である。ヒト長期投与（安全性）試験は，原則，①新規有効成分含有医薬部外品，②皮膚適用（薬用化粧品，育毛剤等）製剤，③継続的に使用する製剤を対象として，実際の使用方法における長期投与時の安全性を評価することを目的とする。

2.4　有効性試験[6,7]

新有効成分含有医薬部外品等については，既に実施済みの安全性試験や効能又は効果を裏付ける基礎試験等の結果を十分に踏まえ，実使用における有効性等を確認することを目的に，原則，ヒトにおける使用試験を皮膚科専門医の管理下で実施する必要がある。この試験においても，有効性だけでなく，安全性も併せ評価されるべきである。

2.5　製造販売後安全管理[26,27]

「医薬品，医薬部外品，化粧品及び医療機器の製造販売後安全管理の基準に関する省令（GVP：Good Vigilance Practice）」において，これら製品の安全性に関する情報の収集，検討およびその結果に基づく必要な措置の立案，実施が義務付けられており，製造販売業の許可要件とされている。医薬部外品・化粧品の製造販売業者については，国への副作用報告の対象と整合を取る形で，これまで「学会報告，文献報告その他研究報告に関する情報」および「その他安全管理情報」のみが収集対象とされていた。平成 26 年 2 月 26 日付で「薬事法施行規則及び医薬品，医薬部外品，化粧品及び医療機器の製造販売後安全管理の基準に関する省令の一部を改正する省令」が公布され，同年 8 月から施行された。副作用報告の対象範囲の拡大に合わせて，GVP 省令を改正し，医療関係者からの情報や行政機関からの情報等も収集対象として追加された。医療機関からの情報収集の経路として，化粧品等皮膚安全性症例情報ネットワーク（SSCI-Net）研究事業等が有用に利用されることが期待される[28]。

2.6　おわりに

昨今，EU による 2013 年の化粧品規制を受け[28]，日本においても化粧品の開発に動物実験を用いない企業が増えている。ただし，新有効成分含有医薬部外品の安全性評価は動物実験を用いないと難しい。開発された動物を用いない試験法の種類が少ないことによる[29]。さらに，有効な成分であることから，安全性上の懸念もある。有害性の同定後，リスク評価がなされなければならない。作用機構に立脚しているとはいえ，動物を用いない試験法に多くを期待すべきではない。

動物を用いない試験法では,あくまで動物実験で見られる一端の反応を有害性として見ているに過ぎないからである。一方,新添加物配合医薬部外品の安全性申請資料に関して,有害性がない新規成分と判定できれば,動物を用いない試験法で許認可される可能性が見えてくる。ただし,9項目の試験法の中で,連続皮膚刺激性,光感作性試験および単回投与毒性試験において,公的に確立された動物を用いない試験法がまだない[30]。

ただし,安全性評価は非臨床試験のみで評価されるものではない。臨床試験はもちろんのこと,その後に実施される有効性試験,GVPと合わせ評価されるべきと考える。

文　献

1) 平成25年法律第84号:医薬品,医療機器等の品質,有効性及び安全性の確保等に関する法律（平成26年11月25日）
2) 薬発第470号:医薬部外品を指定する告示の一部改正ついて（昭和36年11月18日）
3) 薬食審査発第1225001号:いわゆる薬用化粧品中の有効成分リストについて（平成20年12月25日）
4) 日本化粧品工業連合会広告宣伝委員会:化粧品等の適正広告ガイドライン（2012）
5) 薬食審査発0721第1号:化粧品の効能の範囲の改正に係る取扱いについて（平成23年7月21日）
6) 薬食発1121第7号:医薬部外品等の承認申請について（平成26年11月21日）
7) 厚生労働省事務連絡:医薬部外品の製造販売承認申請に関する質疑応答集（Q&A）について（その1）（平成26年11月25日）
8) 薬食発1121第15号:医薬部外品の承認申請に際し留意すべき事項について（平成26年11月21日）
9) 医薬発第893号:医薬部外品等の製造又は輸入の承認申請に際して添付すべき資料について（平成11年7月26日）
10) 厚生労働科学研究費補助金（医薬品・医療機器等総合研究事業）分担研究報告書　再発防止に関する研究（2015）Available at: http://www.mhlw.go.jp/file/05-Shingikai-11121000-Iyakushokuhinkyoku-Soumuka/0000046703.pdf
11) 厚生労働省事務連絡:医薬部外品の製造販売承認申請及び化粧品基準改正要請に添付する資料に関する質疑応答集（Q&A）について」（平成18年7月19日）
12) 薬食審査発0219第4号:「医薬品の臨床試験及び製造販売承認申請のための非臨床安全性試験の実施についてのガイダンス」について（平成22年2月19日）
13) OECD Guidelines for the Testing of Chemicals (2015) Available at: http://www.oecd.org/chemicalsafety/testing/oecdguidelinesforthetestingofchemicals.htm
14) Russell, W.M.S. and Burch, R.L. (1959) Available at: http://altweb.jhsph.edu/pubs/books/humane_exp/het-toc
15) OECD, Guidance document on the validation and international acceptance of new or

updated methods for hazard assessment, No.34 (2005) OECD Series on Testing and Assessment: Testing for Human Health, Paris.
16) 厚生労働省事務連絡：医薬部外品の承認申請資料作成等における動物実験代替法の利用とJaCVAMの活用促進について（平成23年2月4日）
17) 厚生労働省事務連絡：「皮膚感作性試験代替法及び光毒性試験代替法を化粧品・医薬部外品の安全性評価に活用するためのガイダンス」について（平成24年4月26日）
18) 厚生労働省事務連絡：「皮膚感作性試験代替法（LLNA：DA，LLNA：BrdU-ELISA）を化粧品・医薬部外品の安全性評価に活用するためのガイダンス」について（平成25年5月30日）
19) 薬食審査発0204第1号：「眼刺激性試験代替法としての牛摘出角膜の混濁および透過性試験法（BCOP）を化粧品・医薬部外品の安全性評価に資するためのガイダンス」について（平成26年2月4日）
20) 事務連絡：眼刺激性試験を化粧品・医薬部外品の安全性評価に活用するための留意事項について（平成27年2月27日）
21) 薬生審査発1116第3号：「眼刺激性試験代替法としてのニワトリ摘出眼球を用いた眼刺激性試験法（ICE）を化粧品・医薬部外品の安全性評価に資するためのガイダンス」について（平成27年11月16日）
22) 科発第0601001号：厚生労働省の所管する実施機関における動物実験等の実施に関する基本指針について（平成18年6月1日）
23) ICH E6（R1）：Guideline for Good Clinical Practice（1996）
24) 平成26年文部科学省・厚生労働省告示第3号：人を対象とする医学系研究に関する倫理指針（平成26年12月22日）
25) 厚生労働省令第135号：医薬品，医薬部外品，化粧品及び医療機器の製造販売後安全管理の基準に関する省令（平成16年9月22日）
26) 薬食発0812第4号：薬事法施行規則及び医薬品，医薬部外品，化粧品及び医療機器の製造販売後安全管理の基準に関する省令の一部を改正する省令（平成26年8月12日）
27) 化粧品等皮膚安全性症例情報ネットワーク（SSCI-Net）研究事業（2015）Available at: http://jsac-public.sharepoint.com/
28) Commission Staff Working Documents; Council Directive 76/768/EEC; EN, SEC（2004）1210（2004）
29) Adler, S., et al., Alternative (non-animal) methods for cosmetics testing: current status and future prospects-2010. Arch Toxicol.; 85（5）：367-485（2011）
30) 小島肇夫：化粧品・医薬部外品　安全性評価試験法，株式会社じほう，東京（2014）

【第Ⅱ編　化粧品骨格材料】

第3章　化粧品骨格原料総論

1　両親媒性脂質の自己組織化と機能発現

橋本　悟[*]

1.1　はじめに

　リン脂質，脂肪酸，ステロール類およびセラミド類などの生体脂質は，1つの分子構造の中に親水性の部分（親水基）と親油性の部分（親油基）を併せ持った両親媒性の化合物である。このような物質は水中あるいは油相において自発的に集合し，ミセルや液晶あるいはゲルなどの規則的な構造を持った分子集合体（自己組織体）を形成する。これが，両親媒性物質の自己組織化現象である。近年，皮膚外用剤やスキンケア化粧料の分野において，両親媒性物質の自己組織化を乳化などに応用する研究がなされ，D相乳化法[1,2]や液晶乳化法[3]として実用化されてきた。これらは，両親媒性脂質や界面活性剤の溶存状態を制御することで液晶やゲルなどの分子集合体（自己組織体）を形成させ，そこに多量の分散質を可溶化あるいは微細分散させる技術である。さらには，自己組織体を用いて，皮膚保湿作用，荒れ肌改善機能および薬効成分の経皮貯留効果など，製剤としての機能を向上させる試みがなされている。

　一方，皮膚科学の分野において，角層バリアの構築機構の解明や角層および角層細胞間脂質の構造解析を目的として，皮膚中の生体脂質を両親媒性物質として捉え，それらの自己組織化をコロイド化学的なアプローチで考察する研究がなされている。そこで本章では，両親媒性脂質の自己組織化とそれらの皮膚外用剤やスキンケア化粧料への応用について解説するとともに，生体脂質の自己組織化と角層バリア構築の関係について紹介する。

1.2　脂質の自己組織化と角層バリアの構築

　角層は皮膚の最外層に存在する厚さ $20\mu m$ 程度の極めて薄い層で，この層が皮膚のバリア機能を担っている。その構造は，表皮角化細胞から分化した扁平な角層細胞と，その細胞間を満たす角層細胞間脂質から構成されている。角層細胞の主要成分は，線維性タンパク質であるケラチンで，共存する結合水とともに皮膚の弾性維持に寄与している。一方，角層細胞間脂質は，スフィンゴ脂質，コレステロール，コレステロールエステルおよび脂肪酸を主成分としたラメラ構造体であり，外部からの刺激物質の侵入を防ぎ，かつ皮膚からの水分蒸散（Transepidermal water loss, TEWL）を抑制することで皮膚バリア機能に関与している。角層細胞間脂質を構成する脂質は，いずれも表皮角化細胞の分化に伴って生合成されて顆粒層のラメラ顆粒に蓄積される。このラメラ顆粒は，角化の過程（顆粒層から角層に至る過程）で細胞外に開口分泌され，種々の酵

---

[*]　Satoru Hashimoto　ニッコールグループ　㈱コスモステクニカルセンター　取締役副社長

素による変換を受けた後，角層細胞間にラメラ構造の状態で再配列することで脂質結晶構造を構築する。この機構は，Landman model[4]と呼ばれ，角層バリアの構築メカニズムを説明したモデルとして広く知られている。Landomal modelによれば，角化の過程でラメラ顆粒は，平板状のユニラメラベシクルが多層に重なった構造（lamellar body-disks）として細胞外に開口分泌され，この lamellar body-disks が，ラメラ構造を維持したまま角層細胞間に融合することで連続ラメラ層を構築するとされている[4]。一方，Norlén は，Landomal model で示される顆粒層における lamellar body-disks の自発的な生成（自己組織化）は，熱力学的に起こり難いとの考察から，"キュービック構造からラメラ構想への相転移"に基づく新たなメカニズムを提案している[5]。すなわち，Norlén は，lamellar body-disks の生成とそれが角層細胞間に融合する過程においては，それぞれの大きな曲率変化（lamellar body-disks の曲率は"正"，角層細胞間の連続ラメラ層の曲率は"ゼロ"）を伴い，これら自発的な曲率変化は，エネルギー的に困難であること，さらに lamellar body-disks の生成，分泌から角層細胞間への融合に至る複雑な過程（顆粒層内での lamellar body-disks の生成・分散→角層連続ラメラ層への融合）は，角層バリア構築において時間的にも不利であるとしている。Norlén のモデルによれば，顆粒層中において，脂質が非ラメラ構造である連続キュービック液晶（Q_2）を形成し，それが角層細胞間で連続ラメラ構造に相転移する[5]。一般に，両親媒性物質は水中で分子会合し，その自発曲率に応じてヘキサゴナル液晶（H_1），ラメラ液晶（L_α），連続キュービック液晶（Q_2），逆ヘキサゴナル液晶（H_2）などの多様な自己組織体を形成し，同一の両親媒性脂質であっても，その濃度や存在する環境の変化により，自発的に，非連続キュービック相 → ヘキサゴナル相 → ラメラ相 → 連続キュービック相 → 逆ヘキサゴナル相 → 逆非連続キュービック相と変化することが知られている[6]。従って，生体脂質の自発的な相転移を基本とした Norlén のモデルは，コロイド化学的に興味ある考え方である。

1.3 両親媒性物質の自己組織化

1.3.1 臨界充填パラメーター（critical packing parameter：CPP）

両親媒性物質（以下，両親媒性分子）は水中で分子会合し，球状ミセル，棒状ミセル，ヘキサゴナル液晶，ラメラ液晶，キュービック液晶などの多様な自己組織体を形成する。これら自己組織体の構造（幾何学構造）は，両親媒性物質の分子構造，濃度および温度によって決まり，与えられた条件の中で最小面積となる幾何学形状をとる。ここで両親媒性分子の構造と自己組織体の形状との関係は，臨界充填パラメーター（critical packing parameter：CPP）によって考察することができる[6]。この CPP は，自己組織体の界面における両親媒性分子の疎水基と親水基のそれぞれの占有空間の幾何学バランスを示す無次元の数値であり，自己組織体の疎水部と親水部の界面において，両親媒性分子1個が占める面積（a_0）と疎水部の長さ（l_c）およびその体積（V）を用いて $CPP = V / (a_0 L_c)$ で定義される。すなわち，CPP は，親水部断面積と疎水部の長さからなる円筒の体積に対する，疎水部の体積比で定義されるパラメーターである。

第3章 化粧品骨格原料総論

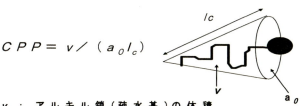

図1 両親媒性分子の臨界充填パラメーター
(critical packing parameter : CPP)

CPPの計算において，疎水部の長さ（L_c）およびその体積（V）に対し，下記式がそれぞれ与えられている[6]。

$$V (Å^3) = 27.4 + 26.9\, nc \tag{1}$$
$$L_c (Å) = 1.5 + 1.265\, nc \tag{2}$$

ここで，ncは，炭化水素鎖中の炭素の数である。また，両親媒性分子が占める面積（a_0，両親媒性分子の極性基当たりの断面積）は，主に両親媒性分子間の相互作用によって決まる。すなわち，ファンデルワールス引力γa_0と静電的な反発力$e^2 D / (2\varepsilon a_0)$の和が，自己組織体内の両親媒性分子の化学ポテンシャルμに寄与することから，μはa_0の関数で表され，μの値が最小となるようにa_0を求めると，a_0は次式として得られる[6]。

$$a_0 (Å^2) = \sqrt{(e^2 D / 2\varepsilon\gamma)} \tag{3}$$

ここで，eは両親媒性分子当たりの電荷，γは表面張力，Dは界面の電気2重層の厚さ，εは誘電率を表す。従って，界面において，両親媒性分子の疎水基同士の配向が高密度になるほど，また，親水基同士の静電的反発が減少するほど，a_0は小さい値となる。さらに，両親媒性分子の疎水基が高密度に配向すると界面エネルギー差が縮小することとなり，その界面の界面張力（表面張力，γ）は低下する。以上の考察から，両親媒性分子が占める面積（a_0）は，両親媒性分子の表面張力濃度曲線からGibbsの吸着等温式（溶液の表面張力あるいは界面張力の変化と両親媒性分子の表面過剰濃度の関係式）を用いて表面過剰濃度（Γ_1）を求め，次式により分子占有面積として近似することができる[7]。

$$a_0 (Å^2) = 10^{16} / N\Gamma_1 \tag{4}$$

ここで，Nは，アボガドロ数で，Γ_1の単位は mol / cm² である。

CPPと自己組織体の形状との関係を，図2に示した[4]。このように，CPPは自己組織体の曲率を表すパラメーターであり，$CPP<1$は水側に正，$CPP>1$は水側に負であることを示す。

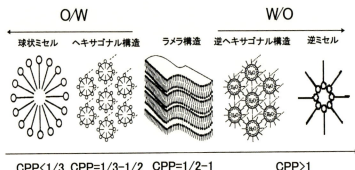

図2 両親媒性分子の臨界充填パラメーター（CPP）と
形成する自己組織体の形状の関係

水溶液中では，まず球状ミセル（$CPP = 0$～$1/3$）が形成され，濃度の上昇に応じて CPP が増大し，棒状あるいはヒモ状ミセル（$CPP = 1/3$～$1/2$）に移行する。さらに濃度が上昇するとミセルからリオトロピック液晶へ移行する。この際に液晶は，CPP の変化に従って（$CPP = 1/2$～$1<$），非連続キュービック相 → ヘキサゴナル相 → ラメラ相 → 連続キュービック相 → 逆ヘキサゴナル相 → 逆非連続キュービック相と変化する[6]。また，ラメラ液晶相が袋状に閉じた分子集合体がベシクルやリポソームである。

1.3.2 臨界充填パラメーター（critical packing parameter：CPP）を変化させる因子

両親媒性分子の CPP は，それらが存在する環境や分子構造により影響を受ける。a_0 は，塩の添加あるいは pH の変化（アニオン性の両親媒性分子では pH の低下で，カチオン性の場合は pH の上昇で）で減少し，CPP が増大する（すなわち，より親油性の自己組織体が形成される）。一方，両親媒性分子が分岐アルキル基や不飽和アルキル基（特にシス体）を持つ場合，それらの親油基が占める体積（V）が大きくなり CPP が増大し，親油性の自己組織体となる。また，油や長鎖のアルコール等の油性成分が疎水部分に可溶化されると V が増大し，CPP が大きくなることで，より親油性の自己組織化が起こる。さらに，プロピレングリコールや 1,3-ブタンジオール等のジオールが共存すると両親媒性分子の自己組織化は，親水性へ変化する。一方，グリセリンやソルビトールのような3価以上のポリオールの添加により，疎水性の自己組織体が生成しやすくなる。

このように，両親媒性分子の自己組織性は，分子構造，添加物あるいは環境により変化し，D相乳化等の自己組織化を利用した製剤化技術は，これらの要因を巧みに調整することで行われている。

1.3.3 臨界充填パラメーター（critical packing parameter：CPP）の製剤化技術への応用

(1) 非連続キュービック液晶（I_1）による高内相比乳化（high internal phase ratio emulsification）

図3に，水／ポリグリセリンモノデカノエート／n-デカンの 25℃ における相挙動を示した[8]。高親水性の界面活性剤であるポリグリセリンモノデカノエートは，水／界面活性剤軸上

で,界面活性剤の高濃度領域(70 wt.%付近)まで球状の正ミセル水溶液(W_m)として存在し,それより高濃度ではヘキサゴナル液晶(H_1)に移行するが,その高親水性のために高次の自己組織体を形成し難い。一方,ここに少量のn-デカンを添加すると非連続キュービック液晶(I_1)が形成される。これは,極性の低い油性成分であるn-デカンが,ポリグリセリンモノドデカノエートの疎水部分に可溶化されVが増大しCPPが大きくなることで,球状ミセル(W_m)に対しより高次の自己組織体へ相転移したことを示す。図3に示すように,このI_1相にさらにn-デカンを添加していくと可溶化限界量を越えたn-デカンが分離し,I_1相と過剰の油からなる2相($I_1 + O$)となる。これをI_1相の融点以上で撹拌し室温まで急冷すると,I_1相中にn-デカンが微細分散したO/I_1型エマルションが得られる。これは,多量の油を含む高内相比エマルションであり,かつナノメーター(nm)オーダーの微細な乳化油滴であることから,種々の応用が期待できる。このポリグリセリン脂肪酸エステルの他に,ショ糖脂肪酸エステル[9]やジェミニ型界面活性剤[10]を用いた同様の乳化技術が報告されている。

(2) 逆キュービック液晶(I_2)による高内相比乳化[11~13]

図4に,水/ポリオキシエチレンジメチルポリシロキサン(POES-5)/d-リモネン(LN)の25℃における相挙動を示した[13]。長鎖の疎水基を持つ液状の親油性界面活性剤であるPOES-5は,水/界面活性剤軸上の広い範囲で逆ミセル油溶液(O_m)を形成する。一方,ここに少量の水を添加すると,POES-5が60~80 wt.%の組成比において逆キュービック液晶(I_2)が形成される。これは,水がPOES-5の親水部分(ポリオキシエチレン鎖)に可溶化されa_0が増大しCPPが小さくなることで,O_mがI_2に相転移したことを示す。図3に示すように,このI_1相に

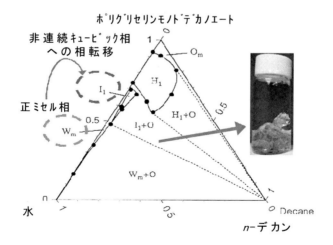

油の可溶化 → Vの増加 → CPPの増大 → キュービック液晶の形成

図3 水/ポリグリセリンモノデカノエート/n-デカンの相挙動(25℃)[8]
W_m:正ミセル水溶液,I_1:非連続キュービック液晶,
H_1:ヘキサゴナル液晶,O:油(n-デカン)

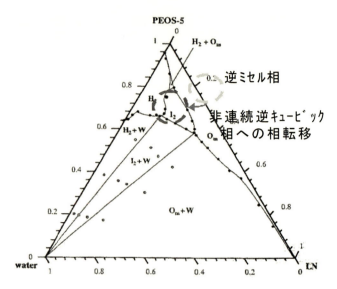

図4 水／ポリオキシエチレンジメチルポリシロキサン（POES-5）／
d-リモネン（LN）の相挙動（25℃）[13]
O_m：逆ミセル油溶液，I_2：非連続逆キュービック液晶，
H_2：逆ヘキサゴナル液晶，W：水

さらに水を添加していくと可溶化限界量を越えた水が分離し，I_2 相と過剰の水からなる2相（I_2 + W）となる。この2相領域を攪拌すると，I_2 相中に水が微細分散した W／I_2 型エマルションが得られる。これは，多量の水を含む高内相比エマルションであり，かつ高粘性のため安定である。同様の乳化技術として，水／ポリオキシエチレンジメチルポリシロキサン／環状シリコーンが形成する I_2 による W／I_2 型エマルション[14]，水／フィタントリオール／ジメチルポリシロキサンが形成する逆ヘキサゴナル液晶（H_2）を利用した高内相比率 W／O エマルションが報告されている[15]。

1.4 両親媒性脂質の皮膚外用剤への応用
1.4.1 擬似角層細胞間脂質の創出と皮膚外用剤への応用
(1) ラメラ液晶の応用

　皮膚の角層細胞間脂質は，セラミド，コレステロール，コレステロールエステルおよび遊離脂肪酸によって構成されており，角層細胞間にラメラ液晶として存在する[4]。この角層細胞間脂質に類似のラメラ液晶構造を持つエマルションが報告されており，フィトステロール（植物ステロール），高級アルコールおよび水素添加大豆レシチンを主成分とする脂質混合系（商品名：NIKKOL ニコムルス LC，ニコムルス LC-EF）からなる O/W エマルションが，角層細胞間脂質に類似のラメラ液晶を形成していること[16]，およびこの擬似角層細胞間脂質からなるクリームを3週間連用した in vivo 試験において（男性ボランティア12名），通常の O/W クリームに対

第3章　化粧品骨格原料総論

し，有意に高い皮膚保湿効果（皮膚角層の水分向上効果），経皮水分蒸散量（transepidermal water loss, TEWL）の低減効果および荒れ肌改善効果を示すことが確認された[16]。図5に，前述したエマルションの透過型電子顕微鏡（TEM）写真を示した。また，図6に，同エマルションの小角X線回折測定（SAXS）の結果を示した。図に示すように，このエマルションは，皮膚の角層細胞間脂質に類似のラメラ液晶構造を持っていることが分かる。このエマルションは，保湿および荒れ肌改善を目的とした皮膚外用剤やスキンケア化粧料へ応用されている。

(2) α-ゲルの応用

　両親媒性脂質は，結晶の横方向の配列様式（脂質の親油基の最小単位である-CH_2-CH_2-基が周期的に並んだ横方向のパッキング様式）である副格子構造の違いにより，α-結晶やβ-結晶などの複数の結晶形態で存在する。ここで，α-結晶とは，副格子構造が六方晶型（ヘキサゴナル）の形態であり，他の結晶形態に比較し最も低い融点，融解潜熱および融解膨張値を示す。水中に置かれた両親媒性脂質を脂質の融点以上に加温・融解させると，その自発曲率に従いラメラ構造に自己組織化する（ゲル－液晶相転移）。系を放冷すると，ゲル－液晶相転移点（T_c）以下の温

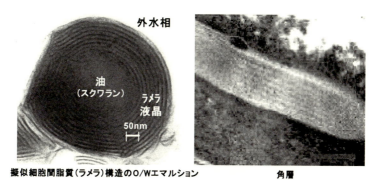

図5　角層細胞間脂質と類似のラメラ液晶構造を持つO/Wエマルションの透過型電子顕微鏡写真（TEM）[16]

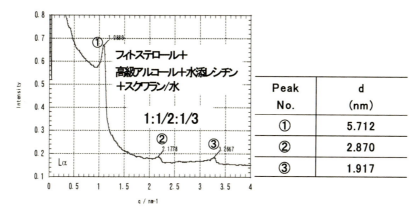

図6　角層細胞間脂質と類似のラメラ液晶構造を持つO/Wエマルションの小角X線回折測定（SAXS）結果[16]

度で，脂質は，親水基間に一定量の水を取り込んだまま親油基が固化しα-結晶となり，過剰な水相と相分離した熱力学的非平衡系を形成する。この状態がα-ゲルである。α-ゲルは，親水基間に多量の結合水を保持しているため，これを含む製剤を皮膚に塗布した場合，高いTEWLの低減効果を示すことが期待できる。さらには，固化した親油基のために，ラメラ液晶製剤に比較し"さっぱりとした"塗布感触が得られる。

一方，α-ゲルは，熱力学的に不安定で経時的にβ-結晶（コアゲル）へ相転移するため，安定な製剤化が困難とされている。鈴木らは[17]，長鎖モノアルキルリン酸エステル塩（1等量中和物）-水系の溶解挙動，溶存状態と会合構造および相転移現象について検討を行い，長鎖モノアルキルリン酸エステル塩（1等量中和物）がカリウム塩の場合は，系の温度が0〜100℃においてコアゲル-ゲル，ゲル-液晶の相転移が観察されたが，L-アルギニン塩では，ゲル-液晶相転移点（T_c）のみが認められ，T_c温度以下でも水を保持したゲル状態が安定に存在することを報告している。鈴木らによれば[17]，このゲルはラメラ構造の長周期を有し，かつラメラ層内において，アルキル基（親油基）がヘキサゴナル状に配列したα-ゲルであることが確認された（図7，図8）。この

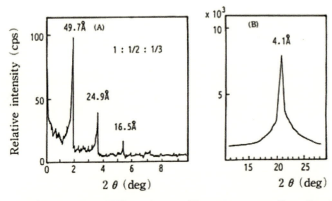

図7 T_c温度以下における長鎖アルキルリン酸エステルL-アルギニン塩-水系の
　　X線回折測定結果[17]
　(A) C_{16}アルキルリン酸エステルL-アルギニン塩-水系の小角X線回折測定（SAXS）
　(B) C_{16}アルキルリン酸エステルL-アルギニン塩-水系の広角X線回折測定（WAXS）

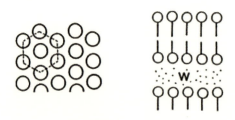

α-Gel

図8 長鎖アルキルリン酸エステルL-アルギニン塩-水系で
　　形成されるゲルの模式図[18]

第3章　化粧品骨格原料総論

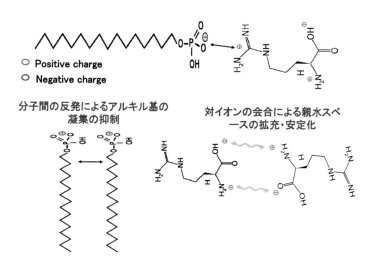

図9　長鎖アルキルリン酸エステルL-アルギニン塩のα-ゲル安定機構

　長鎖アルキルリン酸L-アルギニン塩（1等量中和物）に特異的に認められるα-ゲルの安定形成機構は，次のように説明できる。すなわち，リン酸エステルのような多塩基酸残基を親水基に持つ長鎖アルキルリン酸は，その嵩高い親水基の間に生じる静電的反発によりアルキル基同士の凝集が抑制されること，さらに，対イオンであるL-アルギニン同士の会合により分子集合体の親水スペースが拡充，安定化されるためである。これを図9に示す。このように長鎖モノアルキルリン酸エステルL-アルギニン塩（商品名：NIKKOL ピュアフォスα）を用いることで，安定なα-ゲル製剤を調製できることが期待される。

1.4.2　高抱水性脂質の創出と皮膚外用剤への応用

　2011年7月，薬事法が改正され，新たに「乾燥による小ジワを目立たなくする」が化粧品の効能として認められたことで，化粧品の保湿効果の重要性がますます高くなっている。一般に化粧品の保湿効果は，配合されているNMF成分やヒアルロン酸などの水溶性保湿剤とエモリエント性のある脂質成分により発現することが知られている。ここでは，高抱水性脂質として，化粧品の保湿効果のさらなる向上を目的に開発された（ダイマージリノール酸/ステアリン酸/ヒドロキシステアリン酸）ポリグリセリル-10（商品名：NIKKOL GS-WHO）を紹介する。

(1)　（ダイマージリノール酸/ステアリン酸/ヒドロキシステアリン酸）ポリグリセリル-10の抱水性

　撹拌下，試料に精製水を徐々に添加することで，試料中に精製水を抱水させた。この操作を繰り返し行い，精製水が抱水されなくなった時点で，この抱水物を過剰の精製水で満たし，室温に24時間静置した。その後，過剰の精製水を除き，この抱水物を秤量し，式(5)により，抱水率（％）を算出した[18]。対照試料として，代表的な抱水性油であるラノリンを用いた。図10に示すように，（ダイマージリノール酸/ステアリン酸/ヒドロキシステアリン酸）ポリグリセリル-10は，およそ800％の抱水率を有し，一方，ラノリンでは，約300％であった。従って，（ダイマージリ

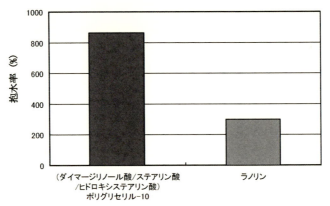

図10 （ダイマージリノール酸 / ステアリン酸 / ヒドロキシステアリン酸）
ポリグリセリル-10 の抱水力[18]

ノール酸 / ステアリン酸 / ヒドロキシステアリン酸）ポリグリセリル-10 は，ラノリンに比較し，より高い抱水性を持つことが確認された。

抱水率（％）
= （24 時間後の抱水物の総重量（g）− 試料の重量（g）／ 試料の重量（g）× 100 (5)

(2) （ダイマージリノール酸 / ステアリン酸 / ヒドロキシステアリン酸）ポリグリセリル-10 の水分蒸散抑制効果

最近の化粧品では，粉体の分散性改善や難溶性活性成分の溶解性改善のために，極性油を多く配合する傾向にある。一方，極性油は，炭化水素油のような非極性油と比べると閉塞性に劣るため，油の配合目的である水分蒸散抑制作用の低下が懸念される。そこで，極性油に抱水性油を配合すると，極性油の水分蒸散抑制作用を改善することができる。

極性油（トリエチルヘキサノイン）に（ダイマージリノール酸 / ステアリン酸 / ヒドロキシステアリン酸）ポリグリセリル-10 を 10％配合し，その水分蒸散抑制能を測定した。精製水を満たしたガラス容器にメンブランフィルターで蓋をし，その蓋に一定量の試料を塗布することで擬似的な油膜を形成させた。それを 25℃で 24 時間放置した後，揮発した精製水の量を重量変化により算出し，水分蒸散抑制能を評価した（図11）。極性油に（ダイマージリノール酸 / ステアリン酸 / ヒドロキシステアリン酸）ポリグリセリル-10 を 10％配合することで，炭化水素油と同等の水分蒸散抑制作用を示すことが分かった。これは，（ダイマージリノール酸 / ステアリン酸 / ヒドロキシステアリン酸）ポリグリセリル-10 の抱水力により，水分の蒸散が抑制されたことを示唆するものである。

第3章　化粧品骨格原料総論

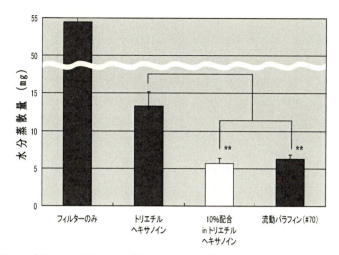

図11　（ダイマージリノール酸 / ステアリン酸 / ヒドロキシステアリン酸）ポリグリセリル-10 の水分蒸散抑制効果[18]
t-Test *＜ 0.05, **＜ 0.01（n = 3）

1.5　おわりに

　機能性両親媒性脂質と皮膚外用剤およびスキンケア化粧料との関わりについて，それらが形成する自己組織体や自己組織性の観点から概説してきた。これら両親媒性分子の自己組織体を製剤化において巧みに利用することで，極めて少量の乳化剤で安定なエマルションを形成させ，さらには，製剤自体の機能を大きく向上させることができる。このような観点から，最近では，自己組織力に富んだジェミニサーファクタントやバイオサーファクタント[19]，天然系両親媒性物質であるレシチンやスフィンゴシンなどが新しい両親媒性化合物として研究されている。これらを用いることで，皮膚外用剤やスキンケア化粧料の製剤化技術がさらに発展していくものと考えられる。

文　　献

1) H. Sagitani, *J. Dispersion Sci. Technol.*, **9**, 115 (1988)
2) 鷺谷広道, 鍋田一男, 永井昌義, 油化学, **40**, 988 (1991)
3) K. Shinoda, H. Saito, *J. Colloid Interface Sci.*, **26**, 70 (1968)
4) Landman L., *J. of Investigative Dermatology*, **87** (**2**), 202-209 (1986)
5) Norlén, L., *J. of Investigative Dermatology*, **117**, 830-836 (2001)
6) J. N. Israelachvili 著, 近藤保, 大島広行訳, "分子間力と表面力（第2版）", p.355-369, 朝倉書店 (1996)
7) M. J. Rosen 著, 坪根和幸, 坂本下一民訳, "界面活性剤と界面現象", p.66-71, フレグラ

ンスジャーナル社（1995）
8) 國枝博信，荒牧賢治，西村貴幸，石飛雅彦，日本油化学会誌，**49**，617（2000）
9) 兼井典子，國枝博信，日本油化学会誌，**49**，957（2000）
10) Kunieda H., Masuda N., Tsubone K., *Langmuir*, **16**, 6438（2000）
11) Kunieda H., Md Uddin H., Horii M., Furukawa H., Harashima A., *J. Phys. Chem. B*, **105**, 5419（2001）
12) Md. Uddin H., Rodriguez C., Watanabe K., Lquintela A., Kato T., Furukawa H., Harashima A., Kunieda H., *Langmuir*, **17**, 5169（2001）
13) K. Watanabe, N. Kanei, H. Kunieda, *J. Oleo Scie.*, **51**, 771（2002）
14) N. Kanei, H. Kunieda, FRAGRANCE JOURNAL, No.12, p.15-20（2001）
15) K. Watanabe, *etc. al.*, *J. Soc. Cosmet. Chem. Jpn.*, **43**, 118（2009）
16) 金仁榮，中川さやか，李金華，橋本悟，正木仁，第24回国際化粧品技術者連盟（24th, IFSCC）大阪大会予稿集（2006）
17) 鈴木敏幸，武居ひろ子，日本化学会誌，**(5)**，633-640（1986）
18) 島田亙，Fragrance Journal, **33 (7)** 19（2005）
19) （社）日本油化学会編，"界面と界面活性剤"，p.61（2005）

2 界面活性剤総論

鈴木敏幸[*]

2.1 界面活性剤と化粧品

　少量の添加で表面や界面性質を著しく変える作用をする物質を"界面活性剤"と呼び，その分子構造は水になじむ"親水基"と油になじむ"親油基（疎水基とも言う）"をあわせ持つ。このような分子は"両親媒性分子"と呼ばれ，物質の表面や油，水の界面に配向・吸着し，界面の自由エネルギー（界面張力）を著しく低下させる。この性質により，「乳化」「可溶化」「分散」「浸透」「ぬれ」「起泡」「洗浄」という性能が発揮される。

　化粧品にはスキンケア，ヘアケア，メイクアップ，皮膚・毛髪洗浄，美白，紫外線防御など様々な分野があり，そのいずれにおいても界面活性剤は広く応用されている。洗浄料においては，洗浄機能を発揮させるための主成分として用いられるが，対象物である皮膚や毛髪にダメージを与えず，その生理作用を維持させるという性質が要求される。勿論，使用時および使用後の感触も考慮されなければならない。またケア製品やメイクアップ化粧品においては，基剤となる乳化・分散系を生成，安定化させるための添加剤および製剤の機能，特性を発揮させるキーマテリアルとして界面活性剤が用いられる。

　本稿では総論として，界面活性剤の構造，基本物性，歴史，分類と化粧品における用途および今後の動向について解説する。

2.2 界面活性剤の分子構造，種類と基本的な性質

　界面活性剤分子は，親水部の解離状態により，陰イオン（アニオン），陽イオン（カチオン），両性イオン，非イオン（ノニオン）界面活性剤に分類される（図1）。表1は代表的な親水基と親油基をまとめたもので，親油基としては炭化水素が一般的であるが，ポリシロキサンやフルオロカーボンを親油基とするシリコーン系，フッ素系の界面活性剤もあり，目的に応じて使い分けられる。界面活性剤を少しずつ水に添加したときの挙動と表面張力の変化を図2に示す。界面活性剤分子は親水部を水側に，親油部を空気側に向けて表面に配列し，水の表面張力は添加濃度に対して直線的に低下する。表面が界面活性剤分子に覆い尽くされると，水の表面張力はそれ以上下がることは無いが，界面活性剤分子は水中で水となじまない親油基同士を向けあって，ミセルを形成する。水中に水に溶解しない油性の物質（油汚れなど）があると，界面活性剤はそれをミセル中に溶解したり，表面に配向して小さな粒子として水の中に分散させたりするので，洗浄力や乳化，可溶化力を示す。ミセルが形成される濃度を臨界ミセル濃度（cmc：critical micelle concentration）と呼び，洗浄剤に用いる陰イオン界面活性剤では数ミリモル（0.2～0.5％）程度の値となる。界面活性剤の性能はcmc以上の濃度で発揮される。図3は界面活性剤の溶解挙動を温度，濃度を状態変数として示したものである。左下から右方向へ直線的にのびた線は単分子

---

[*] Toshiyuki Suzuki　ニッコールグループ　㈱コスモステクニカルセンター

機能性化粧品素材

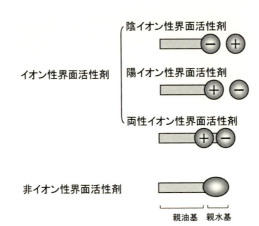

図1　界面活性剤の分子構造と種類

表1　界面活性剤の親油基と親水基

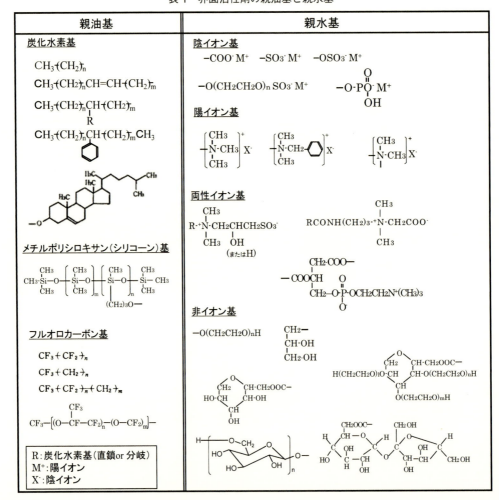

第3章　化粧品骨格原料総論

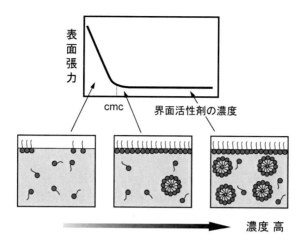

図2　界面活性剤の溶存状態と表面張力

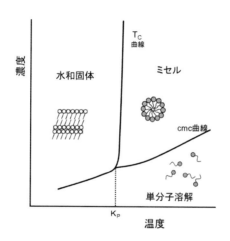

図3　界面活性剤の溶解挙動（温度変化とクラフト現象）

溶解する界面活性剤の溶解度で，温度の上昇にともない緩やかな増加を示す。低温条件において，溶解度曲線より濃度が高い領域では水和固体状の界面活性剤と単分子溶解した界面活性剤分子が共存している。温度がK_pと記したクラフト点に到達すると界面活性剤の溶解性は急激に増し，縦軸とほぼ並行に上方へ伸びていく（T_C曲線）。このとき界面活性剤分子の疎水鎖は固体から液体へと変化する。低温側での溶解度曲線の延長線はcmc曲線となり，この濃度以上ではミセルが形成される。T_C曲線は水和結晶の融点に相当し，それより高温ではミセルや液晶へと変化するので"ゲル−液晶転移温度"と呼ばれる。ミセルは界面活性剤濃度が低い領域で形成される有限会合数の会合体であるが，液晶は無限会合体であり，界面活性剤濃度が高い領域，あるいは低濃度でも親水性が低い分子の溶液で形成される。

　液晶の構造は分子構造を反映し，親水性の高い（親水基断面積の大きな）分子は親水基を外側に向けた球状，あるいは棒状の会合体を形成する（表2）。他方，親油性の高い（親水基断面積

85

の小さな）分子は親油基を外側に向けた逆構造の会合体を形成する。親水性／親油性が釣り合った分子は層状構造の会合体を形成する。分子構造と会合構造の関係は充填パラメータ（v/la：vは疎水部 van der Waals 体積，l は鎖長，a は親水部断面積）からある程度予測できる[1,2]。これらの会合体の特性を利用した特徴のあるエマルションやゲルの生成，水分保持や保護機能の賦与が行われている。

2.3 化粧品における界面活性剤の変遷と用途

化粧品をとりまく社会環境，化粧品関連技術および界面活性剤の変遷を表3に示した。また，現在広く応用されている代表的な界面活性剤の一覧を表4にまとめた。界面活性剤は洗浄基剤の変遷と共に応用が広がった。1950年代までは，皮膚・毛髪の洗浄基剤として脂肪酸石けんが用いられてきた。1955年にアルキル硫酸ナトリウム塩（AS-Na）を用いた粉末シャンプーが登場

表2 界面活性剤の分子構造と会合構造

溶存状態	充填パラメーター	会合構造	名称	略号
ミセル	$v/al \leq 1/3$		球状	L_1
ミセル	$1/3 < v/la \leq 1/2$		棒状	L_1
液晶	$v/al \leq 1/3$		キュービック	I_1
液晶	$1/3 < v/la \leq 1/2$		ヘキサゴナル	H_1
液晶	$1/2 < v/al \leq 1$		キュービック	V_1
液晶	$v/al \approx 1$		ラメラ	L_α
液晶	$1 \leq v/al$		キュービック	V_2
液晶	$1 < v/al$		逆ヘキサゴナル	H_2
液晶	$1 < v/al$		キュービック	I_2
逆ミセル	$1 < v/al$		球状	L_2

表３　生活社会環境と化粧品および界面活性剤の変遷

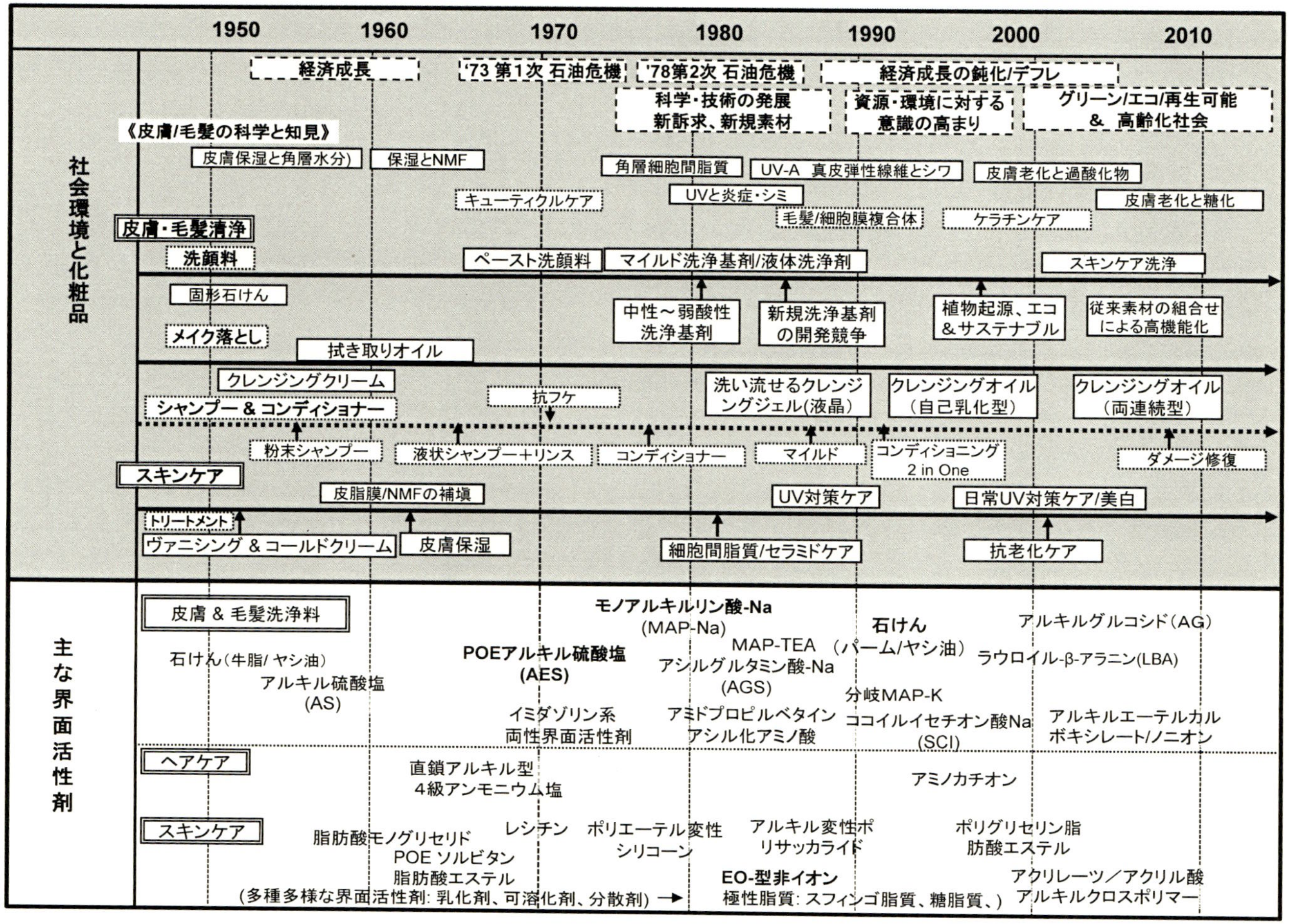

機能性化粧品素材

表4 化粧品・パーソナルケア用品に用いられる主な界面活性剤

名称	略号	構造	用途	名称	略号	構造	用途
[アニオン界面活性剤]				アミドアミン酸塩	AA	R-CO-NHCH2CH2N(CH2CH2OH)(CH2COO-)	シャンプー
アルキル硫酸エステル塩	AS	R-O-SO3Na	シャンプー 衣料用洗剤 歯磨き	レシチン		R2COOCH R2COOCH CH2-O-P-OCH2CH2N+(CH3)3 O-	乳化剤 リポソーム形成剤
		R-O-SO3NH4		**[非イオン界面活性剤]**			
ポリオキシエチレンアルキルエーテル硫酸塩	AES	R-O(CH2CH2O)nSO3Na	シャンプー 衣料用洗剤 台所用洗剤	ポリオキシエチレンアルキルエーテル	AE	R-O(CH2CH2O)nH	可溶化剤 乳化剤
高級脂肪酸塩（石けん）		R-COOM	化粧石けん 身体洗浄料	ポリエチレングリコール脂肪酸エステル		RCOO(CH2CH2O)nH	メイク落とし 可溶化剤
モノアルキルリン酸塩	MAP	R-O-POM(OH) O	身体洗浄料 化粧品用乳化剤	アルキルグリコシド	AG	H-O-OH-OH-OR n	シャンプー 身体洗浄料
アシルグルタミン酸塩	AGS	RCONHCHCOOH CH2CH2COONa	身体洗浄料 シャンプー	アルキルジメチルアミンオキサイド	AO	CH3 R-N→O CH3	シャンプー 身体洗浄料
アシルメチルタウリン塩	AMT	RCONHCHCOOH CH2CH2COONa	シャンプー 身体洗浄料	脂肪酸アルカノールアミド		RCONH CH2CH2OH	シャンプー 身体洗浄料
ココイルイセチオン酸塩	SCI	RCOOC2H4SO3Na	身体洗浄料 シャンプー	グリセリル脂肪酸エステル	MG	CH2-COOR CH-OH CH2-OH	乳化剤
スルホコハク酸モノエステル塩	SS	RO(C2H4O)mCOCH2 HOCOCH2SO3Na	身体洗浄料	アルキルグリセリルエーテル	GE	CH2-OR CH-OH CH2-OH	乳化剤 メイク落とし
ラウロイル-β-アラニン	LBA	RCONHC2H4COOM	身体洗浄料	ソルビタン脂肪酸エステル		CH2 CH-CH2OOCR HO-OH-OH	乳化剤
[カチオン界面活性剤]				ポリオキシエチレンソルビタン脂肪酸エステル		H(CH2CH2O)nO-CH CH-O(CH2CH2O)H CH-O(CH2CH2O)H CH2-O(CH2CH2O)nOCR	乳化剤 可溶化剤
アルキルトリメチルアンモニウム塩		[CH3 R-N+-CH3 CH3]Cl-	リンス	ショ糖脂肪酸エステル		CH2OH HO-OH-O OH O-(CH2CH2O)H CH2-O(CH2CH2O)nH	乳化剤 シャンプー 身体洗浄料
ジアルキルジメチルアンモニウム塩		[CH3 R-N+-CH3 R]Cl-	リンス 柔軟剤 帯電防止剤	ポリオキシエチレン硬化ひまし油		CH2-O-(CH2CH2O)mH CH-O-(CH2CH2O)mH CH2-O-(CH2CH2O)mH	乳化剤 可溶化剤
[両面界面活性剤]				ポリエーテル変性シリコーン		CH3 CH3 CH3-Si-O-[Si-O]m-[Si-O]n-Si-CH3 CH3 CH3 (CH2)3O(C2H4O)p(C3H6O)qR	乳化剤 トリートメント
カルボベタイン	CB	CH3 R-N+-CH2COO- CH3	台所用洗剤 シャンプー				
アミドベタイン	AB	CH3 RCONH(CH2)3-N+-CH2COO- CH3	シャンプー 台所用洗剤				
スルホベタイン	SB	CH3 R-N+-CH2CHCH2SO3- CH3 X	シャンプー 身体洗浄料				

第3章　化粧品骨格原料総論

して，シャンプーの近代化が始まった。ASは石けんに比べ，溶解性，洗浄性，起泡性が優れ，なによりも不溶性の石けんカス（主に脂肪酸カルシウム塩）の付着によって生じる髪のゴワツキやくし通りの悪さがないため，急速に普及していった。その後，洗浄力を抑えたASジエタノールアミン塩（AS-DEA）を主基剤とするゼリー状シャンプーへ，さらにはASのトリエタノールアミン塩（AS-TEA），ASに酸化エチレンを付加させ刺激性を抑えたポリオキシエチレンアルキルエーテル硫酸ナトリウム塩（AES-Na）を応用した液状型へと，使用性の点から変化していった。

リンスが登場したのは1965年であり，それ以降シャンプーとリンスというペア使用が普及した。リンス基剤としては，マイナスに帯電した毛髪表面へ効率良く吸着するカチオン界面活性剤が用いられ，直鎖アルキル型の4級アンモニウム塩はリンス登場の当初から現在に至るまで主基剤として応用されている。

1970年代中頃になると対象となる毛髪の構造・性状に関する研究が進歩し，それに呼応して，シャンプーは毛髪に優しいマイルドタイプ，抗ふけ，毛髪損傷防止，コンディショニングタイプへと進んでいった。泡立ちを増強させたり，毛髪や頭皮のケラチンタンパクに対するマイルドさを高めたりする目的で，両性界面活性剤のアルキルベタイン，アミドプロピルベタイン（APB），イミダゾリン系のアミドアミノ酸（AA）などが補助界面活性剤として用いられている。また両性界面活性剤と同様，アルキルジメチルアミンオキサイド（AO）などの非イオン界面活性剤も補助界面活性剤として用いられている。

皮膚洗浄剤としては，1980年代前半までは固形石けんが主なものであった。1980年にアルキルリン酸エステル（MAP）を用いた洗顔料，1984年に液体ボディ洗浄剤が発売されて以来，その簡便性と皮膚に対する優しさから需要が急速に拡大し，石けんを上回るほどの市場に成長した。その後，アミノ酸系の界面活性剤など皮膚に対するマイルド性を訴求した洗浄基剤が次々に開発され，市場の伸びと共に活況を呈した。このように洗浄基剤としての界面活性剤はアニオン界面活性剤を中心に種類，量とも増加をたどってきた。

スキンケア製品用の界面活性剤としては，乳化・分散用途で非イオン界面活性剤を中心に開発，応用展開がなされている。特に酸化エチレン重合体を親水基とするEO付加型の界面活性剤の登場は，親水性／親油性の系統的な設計・制御を可能とし，急速に浸透していった。

科学技術の変遷を観ると，1980～1990年代には化粧品の対象物である皮膚・毛髪科学が著しく深化発展し，数多くの知見とそれに基づく新たな化粧品の訴求が提案された。皮膚角層の細胞間脂質，毛髪中の脂質（細胞膜複合体：CMC）による保湿およびバリア機能の発現，日常の紫外線（UVA）による真皮弾性線維の変性や皮膚老化促進に関する知見は，有効成分・活性成分の開発とともに製剤の持続性や浸透性などに有効な機能性界面活性剤の発展を促した。しかし1990～2000年代に入ると，化学物質の生体や環境に対する影響への懸念から，無分別な使い方への反省がなされ，単に物理化学的な性能だけでなく，「生体に対して安全性が高い」「環境に優しい」ということが前提条件となり，糖や多糖，ポリグリセリン，アミノ酸，リン酸を親水基と

する界面活性剤が開発され応用されている。この考えはさらに発展して，最近は「グリーン」「エコ（生態学 ecology から由来）」「持続可能（sustainable）」をキーワードとする，自然，生体，環境に対する負荷が少なく再生が可能な資源を出発原料とするという動きが急速に進んでいる。

2.4 機能性素材としての界面活性剤
化粧品（ヘアケア，スキンケア）における機能性素材という観点から界面活性剤の応用例を示す。
2.4.1 マイルド洗浄基剤
マイルドな皮膚洗浄料の基剤となる界面活性剤に必要な条件は，①角層の保湿能への影響が少ないことおよび，②表皮細胞自体への作用が弱いことである。①に関しては，角層内の保湿にかかわる NMF や細胞間脂質成分が溶出されると「つっぱり感」や「かさつき感」などが感じられる他，角層細胞の落屑や皮膚の乾燥が誘発される。モノアルキルリン酸塩（MAP），アシルグルタミン酸塩（AGS）は NMF，細胞間脂質の溶出が少なく，皮膚の保湿を損なわない基剤である[3]。また，②の皮膚刺激性については，経皮浸透した界面活性剤分子が表皮細胞に直接作用して炎症性サイトカイン（情報伝達物質）を分泌し，これが血管内皮細胞の接着分子 intercellular adhesion molecule-1（ICAM-1）[4,5] の発現を促して炎症を誘発するものである。したがって，界面活性剤分子の皮膚への浸透残留性および炎症反応の初期段階で発現する接着分子（ICAM-1）を炎症誘発の指標とすることにより，界面活性剤の皮膚刺激性を評価することができる[6]。皮膚への浸透残留性は N-ラウロイル-β-アラニン（LBA），アシルメチルタウリン塩（AMT），ソディウムココイルイセチオネート（SCI），MAP が低く，炎症の発現に関しては LBA，MAP，石けんが低い（図4）。

2.4.2 乳化剤，可溶化剤としての界面活性剤
(1) 親水性-親油性バランスと HLB 数システム
乳化・可溶化系はクリーム，乳液，化粧水として化粧品に広く応用されており，乳化・可溶化

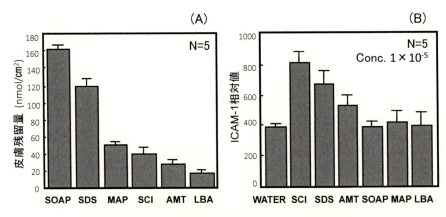

図4　各種洗浄基剤の皮膚浸透残留性および炎症発現性
(A)：皮膚残留性，(B)：炎症誘発性（ICAM1）

第3章 化粧品骨格原料総論

には非イオン界面活性剤が多く用いられている。特に酸化エチレン（EO）付加型の非イオン界面活性剤は，EO 付加モル数を変えることにより，親水性から親油性に至るまで分子設計ができることと，応用に際して HLB 数システムの利用により，界面活性剤利用の適正条件を求めやすいためである。HLB というのは，界面活性剤の親水性−親油性バランス（hydrophile-lipophile-balance）の略称で，親水性と親油性の強さの程度示す一般的な概念である。Griffin は数多くの乳化の実験から界面活性剤の分子構造と性質との関連を調べてそれを数値化し，HLB 数（HLB 値とも言う）として界面活性剤に割り振った[7,8]。図5は HLB 数と応用時の用途の目安をまとめたもので，数値が大きいほど親水性が強く，その数値範囲が応用時のおおよその目安となっている。

　混合界面活性剤の HLB 数は，それぞれの界面活性剤の重量分率と HLB 値との積の和として求められる（加成性が成り立つ）ため，HLB 数の大きな親水性の界面活性剤と HLB 数の小さな親油性の界面活性剤との比率を変化させることにより，乳化剤の最適な使用条件を選択することができる。図6は界面活性剤/油/水 = 4/26/70（重量比）からなる系について，界面活性剤のHLB 値を変化させて非極性油である流動パラフィンと極性油のオリーブ油に対する乳化性を，エマルションの平均粒子径を指標に調べた結果である[9]。HLB 数は，HLB15 前後の異なるタイプの親水性界面活性剤とモノオレイン酸グリセロール（HLB = 2.8）の混合比を変えて調整している。界面活性剤の種類により，油に対する適性に差は認められるが，どちらも油剤の所用 HLB 付近に粒子径の極小値があり，HLB 数システムが乳化条件の選択に有効であることがわかる。界面活性剤の HLB は温度などの環境条件により変化するため，この HLB 数方式は完璧な

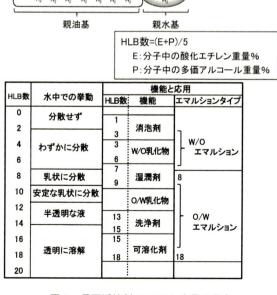

図5　界面活性剤の HLB と応用の目安

機能性化粧品素材

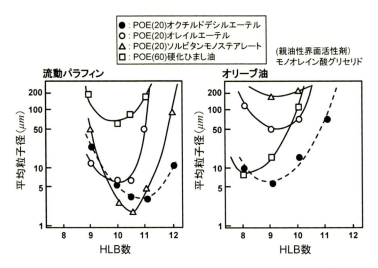

図6 さまざまな界面活性剤を用いたエマルションの平均粒子径と HLB 数

乳化条件の設定法では無い。しかしながら，界面活性剤量を固定して配合比率を変えることでHLB 数を変化させ，最も乳化状態の良い状態を選択できるため簡便であり，界面活性剤選択の指標として現在もよく用いられている。

(2) 酸化エチレン型非イオン界面活性剤の溶解挙動

酸化エチレン型非イオン界面活性剤は，親水性－親油性が温度によって変化するのでその挙動を知っておくと応用時に役に立つ。図7は非イオン界面活性剤（ポリオキシエチレン（9.7）ノニルフェニルエーテル）/水/油（シクロヘキサン）系の溶存状態を示す相図で[10]，界面活性剤濃度は一定量（7 wt%）に固定して油/水の比率を変化させている。一見複雑な図であるが，界面活性剤が変わっても基本的なパターンは同じであるため，乳化や可溶化を理解するのに役に立つ。図中Ⅰは可溶化状態となっている1相領域，Ⅱは油相と水相が分離した2相領域，Ⅲは油，水，界面活性剤からなる3相領域である。酸化エチレン型の非イオン界面活性剤は，温度の上昇にともない，性質が親水性から親油性へと変化する。曲線①は，ミセル水溶液への油の可溶化限界曲線で，これより油が多い右方向の領域ではミセル水溶液とミセルに可溶化できない過剰の油が分離共存する2相領域となる。この領域の系を振盪すると O/W エマルションが生成する。②は，逆ミセル油溶液への水の可溶化限界曲線で，これより水が多い左の領域では水が分離する。曲線③は曇点曲線で，曇点になると水に溶解できなくなった界面活性剤凝集して白濁し分離する。④は非水系での曇点曲線で，この温度以下では水を含有する界面活性剤相が油相から分離する。

界面活性剤が水に溶解できなくなる曇点現象は，一見厄介に思えるが，可溶化限界曲線と曇点曲線に挟まれたミセル領域は，温度が曇点に近づくと中央に向かって突き出ており，曇点近傍では可溶化能が著しく高まることを示している。この1相領域の先端付近では多量の油を膨潤したミセル（O/W マイクロエマルション），あるいは多量の水を膨潤した逆ミセル（W/O マイクロ

第3章　化粧品骨格原料総論

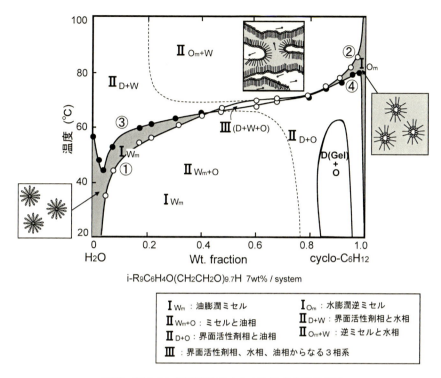

図7　非イオン界面活性剤／水／油3成分系の相図

エマルション）が生成する。またそれぞれの1相領域がのびた先には，油，水，界面活性剤相（D相）からなる3相領域が存在する。D相は界面活性剤の親水性／親油性がバランスした条件で形成される無限会合体で，界面活性剤の平均曲率はゼロとなり，油相および水相の両方が連続した状態（bicontinuous）となる。これもマイクロエマルションであり，両連続マイクロエマルションと呼ばれる[11,12]。D相は可溶化能が強く，油性のメイク落としの製剤として利用されている。非イオン界面活性剤の温度変化に伴う親水性／親油性の変化は，アルコールや化粧品の保湿剤として用いられるグリセリン，1,3ブタンジオールなどの多価アルコールの添加によっても再現されるため[13]，温度の代わりに界面活性剤-多価アルコールの組み合わせによりHLBを調整し，適切な乳化，可溶化環境を得るのに応用されている。

2.4.3　化粧品の潮流と界面活性剤

化粧品の潮流として「環境と対象物（生体）に対して優しい一方で，皮膚や毛髪など対象物に対する機能が実証されること」が要求される。界面活性剤に関しても「マイルドでありながら高機能であること」，「界面自由エネルギーを低下させるだけの素材ではなく，皮膚や毛髪の機能を補い化粧品の効果を発揮させること」，「使用感と機能を両立させること」が不可欠となる。こうした観点からながめると，マイルドな高分子型，高次会合体を形成しやすい両親媒性の生体脂質類縁型，分子設計により新たな機能が誘発されるジェミニ型の界面活性剤が注目されている。

(1) 高分子界面活性剤

高分子型界面活性剤に期待される性能としては，「媒質への溶解性が低く，少量で機能を発揮する」「表面張力を下げないため，生体への影響が少ない」などがある。1950年代には，低分子界面活性剤が連結したポリソープ型界面活性剤が，顕著な性能が得られなかったため応用例はすくなかった。近年は，表5に示すようなポリオキシエチレンを親水部，ポリオキシプロピレンを疎水部とするブロックポリマーが，生体への毒性が低く，乳化剤，分散剤，低起泡性の洗浄剤などに応用されている。生体への作用の低さと重合度の調整により目的とする性能を制御できる点も優れている。ポリアクリル鎖にアルキル鎖を導入した（アクリレーツ／アクリル酸アルキル（C10～30））クロスポリマーは，増粘性と乳化性を併せ持つ素材として普及している。単独での乳化能は弱いが，油滴の周囲に水和ゲル相を形成することによりエマルションを安定化する。単独あるいは親油性の脂質型界面活性剤と組み合わせることにより応用範囲は広く，その刺激性の低さから敏感肌用の製品にも応用されている。また最近は，ポリアクリル酸型界面活性剤の塩の影響を受けやすいという点を改善した，耐塩性の両親媒性多糖誘導体も開発され，化粧品の増粘乳化剤として応用されている[14]。

表5 高分子型界面活性剤の例

名 称	構 造	用 途
【ブロックポリマー型】		
EO・PO ブロックポリマー	HO(CH₂CH₂O)ₐ–(CHCH₂O)ᵦ–(CH₂CH₂O)ᵧH ／ CH₃	乳化, 可溶化, 分散, 洗浄（低毒性, 低起泡性）
EO・PO ブロックポリマー（リバース型）	HO(CHCH₂O)ₐ–(CH₂CH₂O)ᵦ–(CHCH₂O)ᵧH ／ CH₃ CH₃	乳化, 可溶化, 分散, 洗浄（低毒性, 低起泡性）
エチレンジアミンベース型 EO・PO ブロックポリマー	H(C₂H₄O)ᵦ–(C₃H₆O)ₐ〉NCH₂CH₂N〈(C₃H₆O)ₐ–(C₂H₄O)ᵦH (両側)	低起泡, 乳化, 分散, 洗浄
（アクリレーツ／アクリル酸アルキル（C10～30））クロスポリマー	R₁–(CH₂CH)ₐ–(CH₂C)ᵦ–R₂ ／ COOH ／ C=O ／ O⁻X⁺ ／ CH₃	乳化, 分散, 増粘（低刺激性）
両親媒性多糖型	（多糖構造式）	乳化, 分散, 増粘（耐塩性）
【シリコーン型】		
ポリエーテル変性シリコーン（側鎖型）	CH₃–SiO–(SiO)ₘ–(SiO)ₙ–Si–CH₃ ／ C₃H₆O(C₂H₄O)ₐ(C₃H₆O)ᵦR	乳化, 分散, ゲル化（シリコーン油の製剤化）
ポリエーテル変性シリコーン（両末端, 片末端変性型）	CH₃–SiO–(SiO)ₘ–(SiO)ₙ–Si–X X–SiO–(SiO)ₘ–(SiO)ₙ–Si–X ／ X : C₃H₆O(C₂H₄O)ₐ(C₃H₆O)ᵦR	乳化, 分散, ゲル化（シリコーン油の製剤化）

第3章 化粧品骨格原料総論

　ポリシロキサン鎖を主鎖に持つシリコーン系のポリエーテル変性シリコーンには，表5に示したような側鎖変性型，片末端変性型，両末端変性型があり，乳化剤，感触改良材として用いられる。通常の炭化水素系界面活性剤では難しいシリコーン油に対して優れた乳化能を示すため，シリコーン油を多く含む系の製剤化に使用される。ポリシロキサン鎖やポリエーテルの重合度を変えることにより，HLBや粘性挙動を制御することができ，親水性のO/W製剤や親油性のW/O製剤の生成，安定化ができる。また分子量が大きくても液状を維持しており，水和によりゲル状態へ変化するものもあり，水分保持や顔料粉体の固定による色移り防止など，高持続性の化粧品用の添加剤として応用されることもある[15]。

(2) 脂質類縁型界面活性剤

　皮膚および毛髪の微細構造とそこに存在する両親媒性脂質の構成を図8に示す。表皮角層の細胞間には角層細胞間脂質，毛髪のキューティクルおよびコルテックスの細胞間にはCMC（cell membrane complex：細胞膜複合体）と呼ばれる細胞由来の脂質が存在して細胞同士の接着，保湿，バリア機能に寄与している。構成成分はセラミド，脂肪酸，コレステロール，コレステロールエステルなどの両親媒性脂質で，毛髪のCMCには18-メチルエイコサン酸（MEA）が特異的に多く含まれている。近年のヘアケア，スキンケア製品に用いられる界面活性剤は，細胞間の脂質や皮膚・毛髪成分のケラチン蛋白のミクロ構造への影響を考慮した組み合わせになっている。例えばコンディショニング剤として用いられる長鎖カチオン界面活性剤も，4級アンモニウム塩の他，低刺激性や毛髪への親和性を考慮したアルキルアミドアミンやアルキルアミドグアニジンなども用いられてきている。これらカチオン界面活性剤は高級アルコールとの相互作用により，ラメラ構造を形成して水を保持した液晶やαゲルの形で用いられ，細胞間脂質を補うような機能

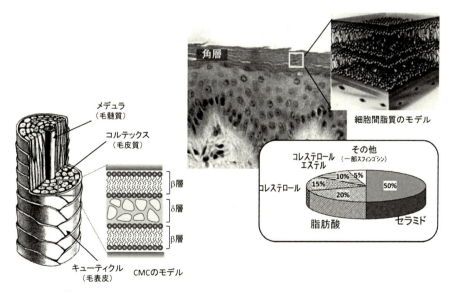

図8　皮膚，毛髪の微細構造と両親媒性の脂質

発揮している。さらに，細胞間脂質構成成分を模したセラミド類縁化合物や膜形成リン脂質であるレシチンも自己組織性に優れた脂質型界面活性剤として応用が増えている。このほか，特定配列の親水性ペプチドにアルキル基のような疎水鎖や疎水性ペプチドを導入した合成型ペプチド界面活性剤，微生物発酵を利用して産生されるバイオ型ペプチド界面活性剤が開発され，会合体を形成しやすく，皮膚・毛髪との親和性に優れた界面活性剤として注目されている。

(3) ジェミニ型界面活性剤

ジェミニ（双子）型界面活性剤は，一つの親水基と親油基を持つ界面活性剤分子を親水基付近の連結基でつなげたような構造を持っている。ジェミニ型界面活性剤は二量体の化学構造を持つため，対応する1親水基-1親油基のHLBと同等のHLB値を持つ。それにもかかわらず，対応する1-1タイプの界面活性剤に比べて「ミセル形成濃度（cmc）が特異的に低い」「表面張力低下能に優れている」「クラフト点（水和疎水鎖の融点に相当）が低い」「ひも状ミセルやベシクルなど会合数の大きな会合体を低濃度から形成しやすい」という特異な挙動を示す[16]。これらの特性は，界面活性剤にとって望ましい性能であるといえる。現在上市されているジェミニ型界面活性剤は，二本鎖ビスカルボン酸塩，ジラウロイルグルタミン酸離心ナトリウム塩，ビスピリジニウム四級アンモニウム塩，ホスホリルコリン類似型の4タイプであるが，オレイン酸系ジェミニ型界面活性剤[17]やフッ素系ジェミニ型界面活性剤[18]が精力的に合成され，会合体の形成，相挙動の解析，乳化特性など基礎から応用に関する研究が進行している。

文　　献

1) J. N. Israelachvili, "Intermolecular and Surface Forces, with Applications to Colloidal and Biological Systems" Academic Press, London, p.247 (1985)
2) B. Jonsson, B. Lindman, K. Holmberg, B. Kronberg "Surfactants and Polymers in Aqueous Solution", Wiley, New York, Chap. 3 (1998)
3) M. Kawai, et al., *J. Soc. Cosmet. Chem. Jpn.*, **35**, 147 (1984)
4) M. L. Dustin, *Annu. Rev. Immunol.*, **9**, 27 (1991)
5) C. M. Willis, C. J. M. Stephens and J. D. Wilkinson, *J. Invest. Dermatol.*, **96**, 505 (1991)
6) 吉村政哲 ほか, *J. Soc. Cosmet. Chem. Jpn.*, **27**, 249 (1993)
7) W. C. Griffin : *J. Soc. Cosmet. Chem.*, **1**, 311 (1949)
8) W. C. Griffin : *J. Soc. Cosmet. Chem.*, **5**, 249 (1954)
9) 鈴木敏幸 "エマルションの科学と実用乳化系の特性コントロール技術", 情報機構, P.59 (2015)
10) K. Shinoda, H. Saito, *J. Colloid Interface Sci.*, **26**, 70 (1968)
11) 篠田耕三, "溶液と溶解度", 丸善 p.1～8, 141～181 (1991)
12) B. Lindman, H. Wennerstrom, "Topics in Current Chemistry", **87**, p.1-83 (1980)

13) 鷺谷広道, 池田由美子, 大郷保治, 油化学, **33**, 156 (1984)
14) E. Akiyama, *et al., J. Colloid Interface Sci.*, **282**, 448 (2005)
15) 鈴木敏幸, "最新界面活性剤の機能創製・素材開発・応用技術", NTS, p.267-312 (2005)
16) 老田達生 ほか, オレオサイエンス, **11**, 313 (2011)
17) 酒井健一 ほか, オレオサイエンス, **11**, 327 (2011)
18) 吉村倫一, オレオサイエンス, **11**, 319 (2011)

第4章　油脂・ポリマー

1　酸化亜鉛を含む顔料を配合したO/W乳化物の機能を高めるAvalure™ Flex-6 Polymer

堀越俊雄*

1.1　はじめに

　サンスクリーン，コンシーラー，リキッドファンデーションの機能は，高いサンプロテクション効果，カバー力，耐水性，耐皮脂性といった物理的・化学的な機能だけでなく，心地よい感触が求められる。顔料配合化粧品は，高濃度の顔料を安定配合する必要があること，また耐水性が求められることから主にW/OまたはW/S製剤が用いられている。一方，感触面ではサッパリさらさらとした使い心地の良いO/W製剤が好まれる。しかしながらO/W製剤で顔料を安定配合するためには，顔料分散性を高めること，耐塩性，耐水性を高めることが必要であり，また酸化亜鉛を配合した場合，経時でZn^{2+}イオンが流出するために2価の塩に対する耐性も高める必要がある。これらのことから，機能と感触を両立したO/W製剤の開発は難しかった。

　本稿では，顔料を高配合したO/W製剤を開発する上で有用な多機能性のウレタン系Avalure™ Flex-6 Polymerおよびアクリル酸系レオロジー調整剤であるCarbopol® Aqua SF-1 OS Polymerをご紹介する。紹介する原料の特徴を表1に示す。

1.2　Avalure™ Flex-6 Polymer

　Avalure™ Flex-6 Polymerは2015年に新規開発された原料であり，主乳化剤として用いられるだけでなく，Zn^{2+}イオンにも強い耐塩性，高い顔料分散性，増粘・安定化効果，耐水性が高いフィルム形成能といった多くの機能を併せ持つウレタン系ポリマーである。感触もサラサラとしているため高温多湿の日本の気候でも使いやすく，砂浜でも砂が付着しにくい。構造模式図を図1に示す。ポリマーの中心部は親水性のウレタン構造から構成され，末端は疎水部があるため，水に膨潤させた場合両末端同士が疎水的に結合しリング状の構造を取り，親水性部が水と水和する。濃度が高くなるとこのリング状の分子が集まり親水部を外側に向けた花弁状の構造を取るとともに花弁の間もこのポリマーで結合することでネットワークを形成する。乳化および安定化はこのネットワーク構造により発揮される。

　Avalure™ Flex-6 Polymerの単純水溶液にZn^{2+}イオンを添加した場合の粘度変化を図2に示す。アクリル酸系で軽い感触のCarbopol® Polymerは，Zn^{2+}イオンに対する耐性が低いことが

---

*　Toshio Horikoshi　日本ルーブリゾール㈱　パーソナル&ホームケア部
　　マーケット デベロップメント マネージャー

第4章 油脂・ポリマー

表1 顔料配合O/W製剤の機能を向上させるポリマー

製品名	Avalure™ Flex-6 Polymer	Carbopol® Aqua SF-1 OS Polymer
表示名称	ポリウレタン-62,トリデセス-6	水,アクリレーツコポリマー
ポリマー特徴	・疎水的に修飾された会合型の非イオン性ポリウレタン。 ・水和することで増粘,乳化能を発揮。	・疎水修飾された架橋型アクリル酸系ポリマー。 ・中和することで増粘。
機能	・O/W乳化物の乳化 ・O/W乳化物の増粘,安定化 ・顔料分散性 ・高い耐塩性(亜鉛イオンを含む) ・フィルム形成能	・O/W乳化物の増粘,安定化 ・顔料分散性 ・高い耐塩性(亜鉛イオンを除く)
応用可能な製剤	・サンスクリーン ・酸化亜鉛配合赤ちゃん用おむつかぶれ予防クリーム ・コンシーラー ・BBクリーム ・リキッドファンデーション ・電解質を多く含むスキンケア	・サンスクリーン(酸化亜鉛配合を除く) ・コンシーラー ・BBクリーム ・リキッドファンデーション
向上されるO/W乳化物の機能	・酸化亜鉛,酸化チタン,酸化鉄を安定高配合したO/W製剤の作製による心地よい感触付与 ・耐水性 ・耐砂付着性 ・カバー力	・酸化チタン,酸化鉄,マイカを高配合した安定O/W製剤の作製による心地よい感触付与 ・カバー力

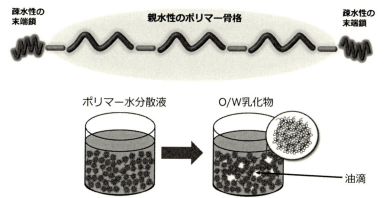

図1 Avalure™ Flex-6 Polymerの構造

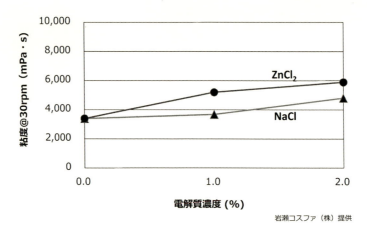

図2　Avalure™ Flex-6 Polymer の耐塩性

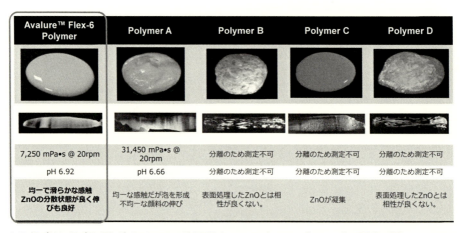

図3　Avalure™ Flex-6 Polymer による表面処理微粒子酸化亜鉛の分散

知られているのに対し，Avalure™ Flex-6 Polymer は Zn^{2+} イオンが共存しても粘度が低下しないことがわかる。Avalure™ Flex-6 Polymer を主乳化剤として配合し，酸化亜鉛，水，油からなる単純な O/W 乳化系にて乳化能および顔料分散性を他の既存のポリマーと比較した例を図3に示す。Avalure™ Flex-6 Polymer を配合した場合，顔料が均一に分散され，また高い安定性を示すことが確認できる。顔料の表面処理については，親水性および疎水性処理のどちらも均一に分散することが可能である。Avalure™ Flex-6 Polymer は乾燥することにより耐水性が高いフィルムを形成するため，配合することにより O/W 製剤に高い耐水性を付与することが出来る

第4章 油脂・ポリマー

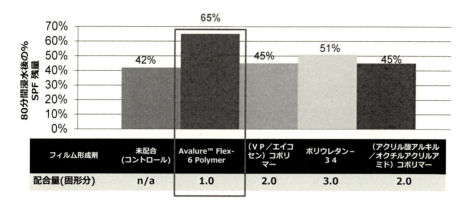

図4 Avalure™ Flex-6 Polymer による O/W サンケア製剤の耐水性の向上

表2 耐水性が高い酸化亜鉛高配合 O/W サンスクリーン処方例

	原料	配合量（wt%）
A	メトキシケイヒ酸エチルヘキシル	7.00
	ビスエチルヘキシルオキシフェノールメトキシフェニルトリアジン	1.00
	ジエチルアミノヒドロキシベンゾイル安息香酸ヘキシル	2.00
	イソノナン酸イソトリデシル	1.50
	トコフェロール	0.05
B	酸化亜鉛，水添ポリイソブテン，ポリヒドロキシステアリン酸，ハイドロゲンジメチコン ZDB-300	18.00
C	エタノール	4.00
	フェノキシエタノール	0.50
	エチドロン酸，水	0.04
	水	26.66
	プロパンジオール	3.00
	キサンタンガム	0.25
	水，ポリウレタン-62，トリデセス-6 Avalure™ Flex-6 Polymer の5%分散液	30.00
D	エタノール	4.00
	メタクリル酸メチルクロスポリマー	2.00
	Total	100.00

（岩瀬コスファ㈱提供）

（図4）。さらに形成されたフィルムは透過性が低いため，BBクリームに配合することによりカバー力を向上させる（図5）。Avalure™ Flex-6 Polymer を応用した酸化亜鉛配合の耐水性の高いO/Wサンスクリーン処方例および赤ちゃん用のおむつかぶれ用クリーム処方例を表2および表3に示す。

表3 酸化亜鉛配合赤ちゃん向けおむつかぶれ用 O/W クリーム処方例

原料	配合量（wt%）
水	QS 100
EDTA-2Na	0.1
ポリウレタン-62，トリデセス-6 Avalure™ Flex-6 Polymer	**0.6**
ヤシ油	20.0
セテアリルアルコール，セテアレス-20 Promulgen™ D Nonionic Emulsifier	**1.0**
酢酸トコフェロール	0.3
酸化亜鉛 Z-Cote®	25.0
フェノキシエタノール	0.5
Total	**100.0**

Brookfield 粘度：50,000-80,000 mPa·s, @ 20 rpm：pH 7.0-8.5

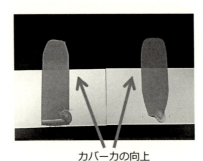

カバー力の向上

図5 Avalure™ Flex-6 Polymer による O/W 剤型 BB クリームのカバー力の向上

1.3 Carbopol® Aqua SF-1 OS Polymer

レオロジー調整剤である Carbopol® Aqua SF-1 OS Polymer は，酸化チタン，酸化鉄といった顔料の分散性に優れており，酸化亜鉛以外の顔料を配合した O/W 製剤の増粘，安定化，流動性の付与ができる。感触もサラサラとしており，肌の上ではクイックブレークを起こし水々しい感触の製剤が設計できる。Carbopol® Aqua SF-1 OS Polymer の増粘効果は pH に依存し，pH 6.5 以上で増粘効果を発揮する。酸化チタンを配合した O/W 単純乳化物においても安定化効果に優れ，高い分散性と安定化効果を有することが示されている（図6）。O/W 乳化物の外観も美しくなり，応用製剤としては，酸化チタンや酸化鉄を高配合したリキッドファンデーションや EE（表情シワカバー）クリームが可能である（表4および表5）。

第 4 章　油脂・ポリマー

表 4　O/W リキッドファンデーション処方例

	原料	配合量(Wt%)
A	イソステアリン酸イソプロピル Schercemol™ 318 Ester	5.00
	エチルヘキサン酸セチル Schercemol™ CO Ester	5.00
	ジメチコン（200 cst）	2.00
	セテアリルアルコール	2.00
	セスキステアリン酸メチルグルコース Glucate™ SS Emulsifier	1.20
B	酸化チタン	8.00
	酸化鉄（黄）	0.60
	酸化鉄（赤）	0.20
	PG	3.60
	BG	2.40
C	セスキステアリン酸 PEG-20 メチルグルコース Glucamate™ SSE-20 Emulsifier	1.80
	水	64.00
D	アクリレーツコポリマー（30 wt%固形分） Carbopol® Aqua SF-1 OS Polymer	3.00
	TEA（99%）	0.90**
	DMDM ヒダントイン，ブチルカルバミン酸ヨウ化プロピニル	0.30
	Total	100.00

特性	C Carbopol® SF-1 OSポリマー (1%)	D Carbopol® SF-1 OSポリマー (3%)	E 市販ポリマーE (1%)	F 市販ポリマーF (1%)	G 市販ポリマーG (1%)
外観	明るい黄色 クリーム状 エマルション	明るい黄色 クリーム状 エマルション	明るい黄色 流動性クリーム エマルション	明るい黄色 流動性クリーム エマルション	明るい黄色 流動性クリーム エマルション
顕微鏡写真 X400倍 (25 ℃, 24時間)	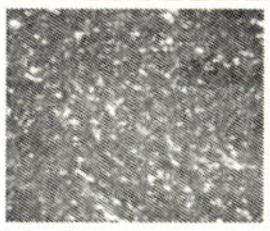	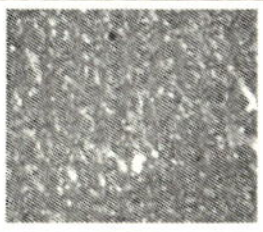	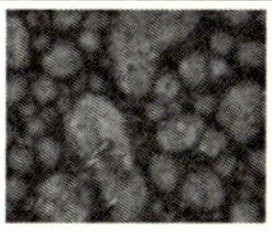		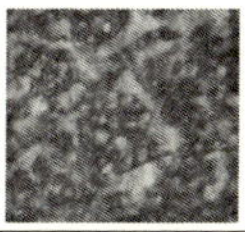
遠心分離試験	合格	合格	不合格	不合格	不合格
加速試験 (40℃、3ケ月)	合格	合格	不合格	不合格	不合格
粘度* (mPa·s) (25 ℃)	12,260	13,800	11,860	N/A	13,900

図 6　Carbopol® Aqua SF-1 OS Polymer によるアルミニウム被覆酸化チタンを配合した O/W 乳化物の分散・安定性

表5 表情ジワをカバーする O/W ビューティークリーム処方例

	原料	配合量（Wt%）
A	セスキステアリン酸メチルグルコース Glucate™ SS Emulsifier	2.50
	セスキステアリン酸 PEG-20 メチルグルコース Glucamate™ SSE-20 Emulsifier	2.50
	セテアリルアルコール	5.00
	セバシン酸ジイソプロピル Schercemol™ DIS Ester	10.00
	イソステアリン酸イソプロピル Schercemol™ 318 Ester	3.00
	ココイル（アジピン酸／トリメチロールプロパン）コポリマー Schercemol™ CATC Ester	2.00
B	酸化チタン，アルミナ，トリエトキシカプリリルシラン Hombitan™ AC360	3.70
	マイカ，オキシ塩化ビスマス，酸化鉄 Chroma-Lite® Yellow CL 4502	3.15
	マイカ，オキシ塩化ビスマス，酸化鉄 Chroma-Lite® Red CL 4506	0.27
	マイカ，オキシ塩化ビスマス，酸化鉄 Chroma-Lite® Brown CL 4509	0.90
C	水	54.91
	アクリレーツコポリマー（30 wt%固形分） Carbopol® Aqua SF-1 OS Polymer	1.00
	EDTA-2Na	0.02
	グリセリン	5.00
	PPG-20 メチルグルコース Glucam™ P-20 Humectant	2.00
	Total	100.00

　本稿で紹介した原料をお使い頂くことで，顔料を配合した O/W 乳化製剤の機能の向上および感触が良好な新しい製剤開発のお役に立てることが出来れば幸いである。

　注：掲載されている処方例は，安全性，安定性の保証および特許侵害がないことを保証するものではありません。

2 肌への密着性を高める新規アミドプロパンジオール型シリコーンポリマー

柴田雅史[*1]，伊藤雅章[*2]，馬奈木裕美[*3]

2.1 開発の背景

両親媒性高分子は，分子内に水に馴染む「親水基」と油に馴染む「疎水基」をもつ重合体であり，様々な親水基や疎水基を導入することで，乳化能やゲル化能，粉体分散能を付与することができる。化粧品に汎用されている両親媒性高分子の1つに，変性シリコーンポリマーがある。変性シリコーンポリマーは，ポリジメチルシロキサン骨格に，グリセリルエーテル基やポリエーテル基を代表とする親水基や炭化水素基を代表とする疎水基を導入した構造をもち，乳化剤やゲル化剤，粉体分散剤として主にメーキャップ製剤やサンスクリーン製剤に配合されている。シリコーンポリマーの中でも，グリセリルエーテル基やポリエーテル基を導入したグリセリルエーテル変性シリコーンやポリエーテル変性シリコーンは，分子内の親水基が水分子と架橋し，高次構造を形成することが知られており，顔料などの粉体を製剤中に安定保持する性質を示すため，口紅やファンデーションに応用されている。さらにグリセリルエーテル変性シリコーンとポリエーテル変性シリコーンを併用すると，高次構造が顔料を保持するとともに唇に安定に接着する作用を示すことから，高持続口紅の処方へも応用されている[1,2]。また，ポリエーテル変性シリコーンは，親水基であるポリエーテル基が粉体表面に吸着し，粉体間に立体障害を起こすことで，シリコーン油のような低極性非水溶溶媒中における粉体の分散剤としての機能性を発揮する[3]。近年は，有機系紫外線吸収剤や炭化水素油などの油剤との相溶性も高める目的で，疎水基にアルキル基を導入したアルキル・ポリエーテル共変性シリコーンなども開発され，サンスクリーン製剤を中心に幅広く化粧品製剤へ応用されている[4]。

現在，従来のシリコーンポリマーが有する製剤の肌への密着性や顔料分散性をさらに向上させたアルキル・ω-脂肪酸N-メチルアミドプロパンジオール共変性シリコーンを開発中であり，その概要とこれまでに確認された機能性を以下に紹介する。

2.2 CELAMPHI® C02MDU（開発品）について

CELAMPHI® C02MDU（開発品）（CELAMPHI®：株式会社ダイセルの登録商標，以下：C02MDU）は，図1の分子構造をもつ共変性シリコーンポリマーであり，親水基としてω-脂肪酸N-メチルアミドプロパンジオール基，疎水基としてC10炭化水素側鎖によってポリジメチルシロキサン主鎖が部分的に変性されていることを特徴としている。親水基として導入したω-脂肪酸N-メチルアミドプロパンジオール基は，良好なパッキング性や水分との会合性を有し，会合体形成能や表面/界面張力低下能に優れた素材である。C02MDUは，ω-脂肪酸N-メチルア

[*1] Masashi Shibata　東京工科大学　応用生物学部　教授
[*2] Masaaki Ito　㈱ダイセル　有機合成カンパニー　研究開発センター　主席研究員
[*3] Hiromi Managi　岩瀬コスファ㈱　営業本部　研究開発部　課長代理

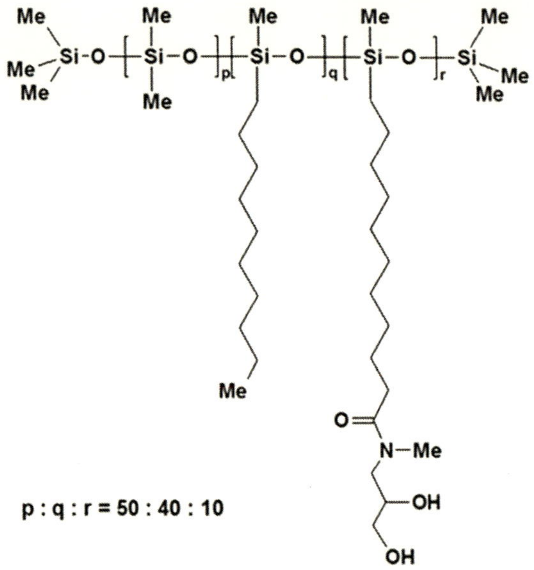

図1 CELAMPHI® C02MDU（開発品）の構造

表1 CELAMPHI® C02MDU（開発品）の特性

INCI名	Methyldihydroxypropylamido Undecyl Decyl Dimethicone
数平均分子量 Mn	約 11,000（GPC ポリスチレン換算）
外観	淡黄褐色透明な粘性液体
臭気	わずかに特異臭あり
溶解性	酢酸ブチル，酢酸エチル，イソドデカン /1,3-BG 混合溶媒，アミノ酸の脂肪酸アミドエステルなどに完溶
h-CLAT	陰性

ミドプロパンジオール基を高分子鎖に組込むことによって，既存のシリコーンポリマーの良い点（肌表面への密着性，ゲル化能，顔料分散性など）をさらに向上させる事を目的として開発された。C02MDU の特性を表1に示す。今回は，C02MDU の機能性として，製剤の肌への密着性向上効果および顔料分散効果を述べる。

2.3 CELAMPHI® C02MDU（開発品）の機能性
2.3.1 製剤の肌への密着性向上効果
① W/O 乳化ゲルクリームにおける効果

C02MDU の肌への密着性（製剤の付着性の高さ）について，水およびジメチコンをベースとした W/O 乳化ゲルクリームを調製し検討した。ゲルクリームの処方は，C02MDU：水：ジメチコン＝70：20：10，50：40：10，30：60：10 の3点とし，C02MDU 高配合（低含水）処方から

第 4 章　油脂・ポリマー

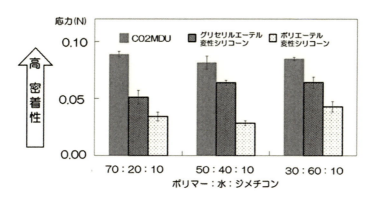

図 2　CELAMPHI® C02MDU（開発品）の肌への密着性向上効果（W/O 乳化ゲルクリーム）

低配合（高含水）処方を調製した。また，比較として，C02MDU の代わりに市販のグリセリルエーテル変性シリコーンおよびポリエーテル変性シリコーンを用いて調製したゲルクリームを用いた。肌への密着性効果は，モデル肌として手芸用レザーを用い，レオメーターにより評価した。各ゲルクリームを 2 枚のレザーではさみ密着させた後，その 2 枚のレザーを一定の力で上下に引っ張り，引き離すのに必要な力（応力 N）を測定した。引き離すのに必要な力が大きくなるほど，製剤の肌への密着性が高いと評価できる。

試験結果を図 2 に示す。C02MDU は，全ての処方において，比較のシリコーンポリマーより引き離すために大きな力を要し，製剤の肌への密着性を高めることが分かった。

② **酸化チタン配合 W/O 乳化ゲルクリームにおける効果**

C02MDU の化粧品への応用を想定し，C02MDU：水：ジメチコン：酸化チタン＝30：40.5：24.5：5 の割合で調製した酸化チタン配合ゲルクリームを用いて，製剤の肌上での持続性を評価した。比較には，①で用いた市販のグリセリルエーテル変性シリコーンおよびポリエーテル変性シリコーンより得られるクリームを用いた。酸化チタン配合ゲルクリームを手芸用レザーに一定量塗布し，純水または汗を想定した 1％ 食塩水にレザーを浸漬させ，浸漬前のクリームの塗布面積を 100％ とし，浸漬後のゲル残存率（％）を求めた。ゲル残存率が高いほど，製剤の肌への持続性が高いと評価できる。

試験結果を図 3 に示す。C02MDU を配合したゲルクリームは，純水および 1％ 食塩水ともにゲルの残存率が高く，高い耐水性を有するとされるグリセリルエーテル変性シリコーンよりもゲルの残存効果すなわち耐水性効果が認められた。

これらの結果より，C02MDU を用いることで，他のシリコーンポリマーより製剤の肌への密着性を高め，耐水性や耐汗性向上を狙った高持続性製剤をつくることができると考える。

2.3.2　顔料分散効果

① **C02MDU の各顔料粉体に対する分散効果**

C02MDU を高分子型分散剤としてみた場合，粉体表面への吸着部位である親水基（N-メチルアミドプロパンジオール基）の会合力が強いことと，この部位が C11 と長めの炭化水素鎖でポ

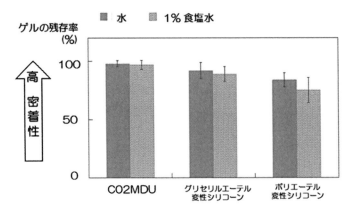

図3 CELAMPHI® C02MDU（開発品）の肌への密着性向上効果
（酸化チタン配合W/O乳化ゲルクリーム）

リジメチルシロキサン主鎖に結合していることにより運動性が高いことが特徴として挙げられる。つまりC02MDUの骨格構造は粉体の分散安定化機構の1つである粉体間の立体障害を発生させるために好ましい構造であり，さらに疎水基である炭化水素側鎖は分散媒への相溶性の向上とさらなる立体障害効果の付与が期待できる。

C02MDUのオイル中での粉体分散性向上効果を評価した。顔料分散剤，顔料粉体，オイル（トリヘキサノイン）を1：5：100の重量比で混合し，これを30分間マグネチックスターラーで，室温にて攪拌した。顔料粉体は，予めボールミルで粉砕処理をしたものを用いた。この評価により，顔料分散剤の顔料表面への吸着能の高さと再凝集（フロキュレーション）抑制の両者の効果を確認することができる。顔料粉体は，酸化チタン（含水アルミナ処理したもの），シリコーン処理酸化チタン（顔料に対して5％ハイドロゲンジメチコン処理したもの），赤酸化鉄（ベンガラ），黄酸化鉄を用いた。得られた分散体の光学顕微鏡像および画像処理により求めた粉体の平均粒径を表2に示す。

この分散条件では，分散剤を配合しない場合，酸化チタン（含水アルミナ処理），赤酸化鉄，黄酸化鉄のいずれも，粗大な凝集粒子として存在した。シリコーン処理酸化チタンは，酸化チタン（含水アルミナ処理）よりはオイルへの分散性が高く，30μm程度の凝集粒子として分散した。

今回，比較の顔料分散剤として用いた市販のシリコーン系界面活性剤・分散剤は3タイプに大別される。ポリエーテル変性シリコーンおよびグリセリルエーテル変性シリコーンは無機粉体の表面への親和性を有する親水基をもったタイプであり，アルキル変性シリコーン（AS）は化粧品用オイル（トリグリセライドオイル）への親和性を有するアルキル鎖を有するタイプである。そしてグリセリルエーテル・アルキル共変性シリコーン（GEAS）およびC02MDUはその両方の特性を有するタイプである。

親水基タイプの分散剤を用いた場合（Sample 1, 2）は，若干の顔料分散性向上を示した。疎水性および立体障害を示す部位としてシリコーン骨格（ポリジメチルシロキサン）を有するが，

第4章 油脂・ポリマー

表2 分散剤を配合した顔料分散体の顕微鏡像と平均粒径

	配合なし	Sample A C02MDU	Sample 1 ポリエーテル 変性シリコーン	Sample 2 グリセリルエーテル 変性シリコーン	Sample 3 アルキル変性 シリコーン (AS1)	Sample 4 アルキル変性 シリコーン (AS2)	Sample 5 グリセリルエーテル・ アルキル共変性シリ コーン (GEAS)
酸化チタン	ND	8.1 μm	60 μm	44 μm	53 μm	ND	8.1 μm
シリコーン処理酸化チタン	30 μm	9.4 μm	28 μm	17 μm	29 μm	31 μm	12 μm
赤酸化鉄	59 μm	7.5 μm	45 μm	76 μm	60 μm	59 μm	52 μm
黄酸化鉄	ND	6.8 μm	86 μm	49 μm	47 μm	54 μm	6.8 μm

シリコーンはトリヘキサノイン（トリグリセライド）とは相溶性が低い。そのため，親水基タイプの分散剤は無機顔料への吸着性は有するが，オイルへの分散性効果は十分に発揮しなかった。さらに，オイルとしてより低極性のものを用いた場合などは顔料同士のフロキュレーションを未添加よりも亢進してしまう場合もみられた。

アルキル鎖タイプの分散剤を用いた場合（Sample 3, 4）も，親水基タイプと同様に若干の顔料分散性向上を示した。トリヘキサノインへの分散性は高いものの，無機粉体への付着性は，シリコーン主鎖のオイルへの相溶性の低さに基づく付着性程度であることから，比較的吸着性は弱いと考えられる。

親水基とアルキル鎖が共存するタイプの分散剤である GEAS を用いた場合（Sample 5）および C02MDU を分散剤として用いた場合（Sample A）は，ともに高い顔料分散性を示した。分散力の強いロールミルで処理した場合でも，顔料の軟凝集体の平均粒径は 5 μm 程度であり，つまりこれらの分散剤を用いるとスターラーの攪拌のみで容易に同程度まで分散できることを示している。赤酸化鉄では，GEAS と C02MDU で分散性の違いが認められ，分散剤として C02MDU を用いた方が高い分散効果を得ることができた。今回用いた酸化鉄は粒子間の凝集力が強く，ロールミルでオイルと混合した場合でも，粉体濃度 5% の状態で静置すると軟凝集が進みやすい。C02MDU の添加によって穏やかな攪拌でも顔料分散性が向上するということは，C02MDU が効率的に顔料表面に吸着し，軟凝集体が生成されるのを抑制する作用が高いことが示唆される。C02MDU による他の無機粉体への分散性は GEAS と同等であることから，C02MDU と GEAS の性能の差は，各分散剤の赤酸化鉄表面への吸着力（または吸着効率）の違いであると考えられる。

さらに，C02MDU と GEAS について，添加量を減らした場合の，赤酸化鉄の沈降度合いの変化を図4に示した。なお表2で評価した試料は分散剤／顔料＝20％に相当する。C02MDU の配合量を1/2に減らすと沈降抑制の効果はやや低下したが，経時でも顔料の沈降を抑制する効果が認められた。使用した濃度でも，十分に粉体表面を被覆しているものと推察される。GEAS は，調製直後には顔料の沈降抑制効果が認められたが，経時で顔料の沈降が進み，24時間後では分散剤なしと同程度まで顔料の沈降が認められた。

② **口紅モデル系での顔料分散効果**

口紅のモデル処方に C02MDU を添加させた際のスティックの外観変化を図5に示す。このスティックは，オイルとしてつや向上剤である重質流動イソブテンやシリコーンオイルなど，無機顔料の分散性を低下させるオイルを多めに配合している。そのため，ロールミルを使って十分に分散させた顔料を用いたとしても，色の不均一さが目視できるレベルまで分散性が悪い。この処

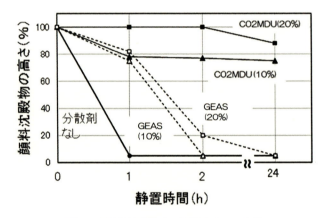

図4　赤酸化鉄分散体の沈降度合いの変化

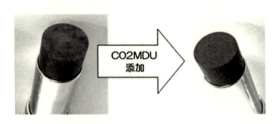

固形ワックス		10 %
オイル		バランス
顔料	赤色202	0.5 %
	酸化鉄	1 %
	酸化チタン	4 %

図5　CELAMPHI® C02MDU（開発品）の添加による口紅外観の変化

方に C02MDU を 5％配合すると，色の不均一さは解消され，鮮やかな色味へと改善した。

アルキル側鎖をもつ高分子は，口紅スティックの固化剤として用いられている炭化水素結晶（パラフィンや低分子ポリエチレン）と高い親和性を有し，その表面に吸着する場合が多い。この作用を利用して口唇に塗布した際のワックス結晶の分散性を向上させ，塗布時のつやを向上させる目的として用いる場合がある[5]。ただし，ワックス結晶析出時にその表面に吸着することによって結晶成長を阻害し，スティックの硬度を低下させる場合もある。このような現象が発現するかどうかは，主にアルキル側鎖の長さに起因している。例えば分散剤として AS2 を用いると，口紅スティックの硬度を 70％以下のレベルまで顕著に低下させてしまう。これに対して C02MDU にはこのような懸念はなく，配合による硬度の低下を起こさずに，顔料粉体の分散性のみを向上させることができる。

2.4 おわりに

今回開発している CELAMPHI® C02MDU（開発品）は，高い会合性能を有する特徴的な親水基を導入することで，製剤の肌への密着効果やオイル中および口紅処方中での顔料分散効果を向上させることができた。今後，CELAMPHI® C02MDU（開発品）をサンスクリーン製剤や口紅などのメイクアップ製剤へ応用することで，SPF や PA，発色効果，肌上での製剤持続効果を付与・向上させるものと期待している。

文　　献

1) Yu Baba, Hiroshi Kawamukai et al., *J. Soc. Cosmet. Chem. Jpn.*, **42** (3), 226-230 (2008)
2) Masashi Shibata, Kazuhiko Nojima et al., *J. Soc. Cosmet. Chem. Jpn.*, **37**, 100-230 (2003)
3) 中村綾野, *Fragrance Journal*, **2**, 27-32 (2009)
4) 太田聖子, *Fragrance Journal*, **2**, 38-43 (2009)
5) 柴田雅史ら, *J. Jpn. Soc. Color Mat.*, **80**, 376 (2007)

3 超高分子サクランの化粧品への展開

土井萌子*

3.1 はじめに

　化粧品には様々な高分子原料が用いられており，増粘剤および被膜剤として配合されることが多いが，乳化・分散安定化剤，あるいは保湿剤として用いられる場合も増えてきた。乳化分散剤としては，従来は低分子の界面活性剤が用いられてきたが，近年ではその分子構造を巧みに制御した高分子分散剤などユニークな特性を持つ高分子原料が注目を集めている。また高分子原料は合成系と天然系の2つに大別できる。近年の天然志向の高まりから天然系水溶性高分子原料が特に注目を集めている。ここでは九州の一部の地域に生息する淡水性のラン藻類"スイゼンジノリ（*Aphanothece sacrum*）"から抽出された「サクラン」を紹介する。

　スイゼンジノリは，1872年にオランダの植物学者スリンガーによってラン藻類としてはじめて熊本市の水前寺公園内で認識・命名され，世界中に紹介されたもので，学名のsacrum（サクルム）は，「神聖な」という意味を表す。スリンガーがこの藻類の生息環境の素晴らしさに敬意を表して命名したと言われている[1]。2006年にこのスイゼンジノリから「サクラン」という多糖類の一種が抽出されることを北陸先端科学技術大学院大学の金子教授らが発見した[2〜4]。スイゼンジノリは，数百年以上も前からこの地方で食されており，江戸時代より幕府への献上品として保護・育成され，高級郷土料理の素材として珍重されてきた。しかし生育環境を維持するのが非常に難しく，1997年にスイゼンジノリ野生株は当時の環境庁の定める植物版レッドリストにおいて，絶滅危惧IA類（ごく近い将来，絶滅の危険性が極めて高い種）に分類された[1]。現在では，福岡県や熊本県で美しい水，恵まれた環境，人々の多大なる尽力において養殖が進められ，安定供給が可能となった。このスイゼンジノリから抽出される「サクラン」を使用することが，養殖事業の拡大につながり，元々あった環境を保全・育成していく一助になればよいと考えている。

3.2 スイゼンジノリとサクラン

　図1に示すようにラン藻類であるスイゼンジノリは，キクラゲの様な緑褐色または茶褐色の寒天質の塊のように見える。スイゼンジノリ自体はばらばらの単細胞生物なので，これを取り囲むように寒天質が細胞同士を覆っている（＝細胞外マトリックス：ECM）。このECMが「サクラン」で，①細胞同士を集合状態にする，②細胞を外敵から守るバリケードの様な役割を持つ，などの特徴を持っている。スイゼンジノリからサクランを抽出し，光散乱法により分子量を測定したところ2.9 MDaという天然物質で最大級の超巨大分子であること，顕微鏡観察によりサクラン分子は13 μm の長さにまで及ぶことが判明した。また保水力も自重の6100倍とヒアルロン酸の5倍あり，生理食塩水になると2400倍も保水し，ヒアルロン酸の10倍の値を示すことが分かった。

＊　Moeko Doi　大東化成工業㈱　研究開発部

第4章 油脂・ポリマー

　さらに分析を進めた結果，表1に示すようにサクランを構成する単糖は他の動物性，植物性および他の藍藻由来の多糖類より遥かにその種類が豊富であり，11種類にも及ぶことが確認された[3]。分子内にカルボン酸，硫酸基，アミド基を持つ新規のアニオン性硫酸化多糖であり，このことによりサクランの様々な特性が発現すると考えられる[4]。

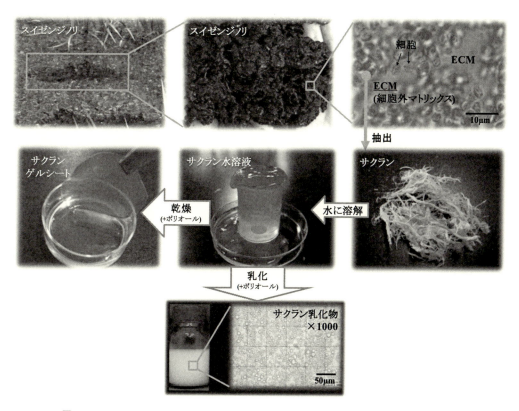

図1　スイゼンジノリからサクランへ，サクラン水溶液からゲルシートおよび乳化物

表1　各種多糖類の糖残基の種類と数

多糖類	糖残基の種類	種類の数
キサンタンガム	グルコース，マンノース，グルクロン酸	3
ヒアルロン酸	グルコース，N-アセチルグルコサミン	2
アルギン酸	マンヌロン酸，グルロン酸	2
カラギーナン	ガラクトース	1
スピルラン	ラムノース，キシロース，キシリトール，グルクロン酸，ガラクツロン酸	5
サクラン	グルコース，マンノース，ガラクトース，フコース，グルクロン酸，ガラクツロン酸，ラムノース，キシロース，ガラクトサミン，N-アセチルムラミン酸，アラビノース	11

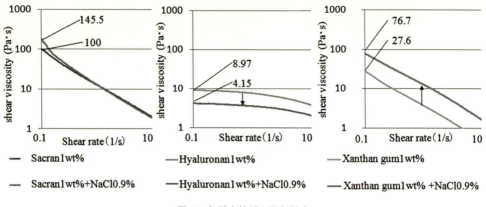

図2　各種多糖類の回転粘度

3.3　サクラン水溶液の効果

　サクラン水溶液は，サクランが超高分子量であることから非常に高粘度になるが，皮膚の上に塗布した後の感触がさっぱりとしており，チキソトロピー性を示すことが特徴的である。図2に示すように特にサクラン水溶液に塩を加えたときには，このチキソトロピー性がさらに顕著になりキサンタンガムを超えるレベルになることが分かっている。つまり皮膚の上で擦るとサクランは非常によく濡れ広がり，分子の膜を形成する（＝被膜形成）ことで，長時間にわたって保湿効果が保持されるのである。またサクランは希薄水溶液で粘性の高い液晶性を表すことが分かっており[1,4,6]，このサクラン液晶マトリックスにより，皮膜形成能や，高分子乳化の様に油を保持することができる乳化能を示すなどの物理的な特性を示すことが推測される。

3.4　サクランとポリオールの相互作用

3.4.1　ゲルシートの形成と効果

　サクラン皮膜は，乾燥後には水に対する親和性を保ちながらも，水に対して溶解しにくいシートになるという特徴がある。またサクラン水溶液と1,3-ブチレングリコール（1,3-BG）を混合した溶液を使って水を蒸発させて調製すると，水に溶解しにくい強固なゲル状のシート（ゲルシート）を形成することが見出された。そこでサクランのみで調製したシートと1,3-BG共存下で調製したゲルシートに対する化学物質の透過性について，皮膚に仮定したケラチンフィルムとカルセインを用いた透過実験で確認した。さらに同様のゲルシートを用いて水分蒸散に対する効果も確認した。この結果，図3，4に示すように1,3-BGと共存下で調製したゲルシートは，サクランのみで調製したシートよりも化学物質の透過と，外部への水分蒸散を抑える働きをしていることが明らかになった[5]。この事実より，サクランが肌上で外部からの化学物質の侵入と内部からの水分蒸散を抑制する人工的なバリアーとして働くことが予想され，化粧品に配合する保湿剤として必要十分な効果が見出された。

　またこのようにサクランと相互作用するのは1,3-BGだけではなく，他のポリオール類とも相

第4章 油脂・ポリマー

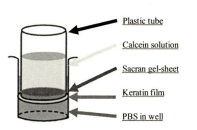

外部からの化学物質の侵入に対するゲルシートの効果実験モデル
下から順番にケラチンフィルム、サクランゲルシートを張り付けたプラスチックチューブにカルセイン水溶液を添加後、PBSで満たしたウェルにセットし、ケラチンフィルムを透過したカルセインをPBSの蛍光強度を測定して求めた。

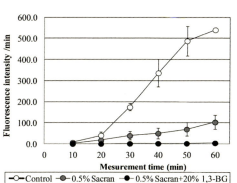

カルセインのサクランゲル状シート透過プロフィール
(PBSの蛍光強度 (Ex/Em: 495/520nm)を10分間隔で60分まで測定した。)

図3 化学物質の透過に対するサクランの効果

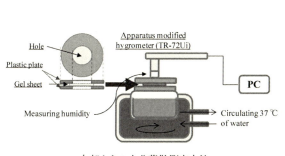

内部からの水分蒸散測定方法
湿度センサーを改良した湿度計を用いてセンサー環境内の湿度変化を指標として測定した。センサーは閉鎖型とした。

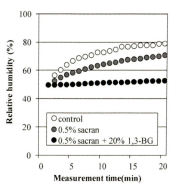

サクランゲルシートを透過した水分蒸散の割合

図4 水分蒸散に対するサクランの効果

互作用し強固なゲルシートを形成することが明らかになっている。図5に示すように、1,2-ペンタンジオールと組み合わせたときに最も安定したゲルシート形成能を示すことが確認されている[6,7]。

3.4.2 乳化能

サクランマトリックス内に油を保持する乳化能に関してもポリオールが重要な役割を果たしている。サクランのみでもいわゆる高分子乳化の様に分子内に油を保持する形で乳化能を示すが、図5に示すように1,2-ペンタンジオールと組み合わせたときに最も安定した乳化能を示した[6]。0.2%のサクランと、10%の1,2-ペンタンジオールの組み合わせで乳化した場合、50℃で1ヶ月安定であった。さらにこの乳化能は油の極性に左右されず、シリコーンオイルやフッ素油も乳化することができる[7]。この結果より安定化のメカニズムは、ポリオールの水酸基とサクランの硫酸基やカルボキシル基などと水素結合をして形成するゲルマトリックス内に油を閉じ込めると考え

(a) ゲルシート形成領域（GS：ゲルシート）

sacran (%)	1,2-Pentanediol (%)						
	0	1	3	5	7	9	10
0.20	GS	GS	GS	GS	GS	GS	GS
0.15	GS	GS	GS	GS	GS	GS	GS
0.10	GS	GS	GS	GS	GS	GS	GS
0.05	GS	GS	GS				

(b) 乳化領域（油をスクワラン3%に固定）

sacran (%)	1,2-Pentanediol (%)						
	0	1	3	5	7	9	10
0.20	O/W+O	O/W+O	O/W	O/W	O/W	O/W	O/W
0.15	O/W+O	O/W+O	O/W	O/W	O/W	O/W	O/W
0.10	O/W+O	O/W+O	O/W	O/W	O/W	O/W	O/W
0.05		O/W+O	O/W+O	O/W+O	O/W+O	O/W+O	O/W+O

(a) サクランと1,2-ペンタンジオールを所定の濃度に調製し、50℃で乾燥させた。乾燥したシートの水への溶解性を確認して、ゲル状シートの形成を判断した。
(b) サクラン水溶液と1,2-ペンタンジオールを所定の濃度に調製しホモミキサーで混合した。ホモミキサーで撹拌しながら油を所定量添加乳化し、10分間乳化保持した。乳化状態は、経時の外観、乳化粒子径、安定性から判断した。

図5　サクランと1,2-ペンタンジオール併用系でのゲルシート形成領域と乳化領域

られた。以上より実質的に活性剤を用いずにサクランとポリオールのみで乳化できるので環境と肌にやさしい処方設計が可能である。

3.5　おわりに

サクランの持つ特性を以下にまとめる。

- "スイゼンジノリ"から抽出される天然物質で，最大級の硫酸化多糖である
  （分子量 2.9 MDa，分子鎖長 13 μm）
- 構成単糖が11種類に及ぶ
- 通常の水だと自重の6100倍，生理食塩水だと2400倍の保水力がある
- 水溶液にチキソトロピー性があり，希薄水溶液でも液晶性を示す
- 皮膜形成能があり，ポリオールと組み合わせると水に溶解しにくいゲルシートを形成する
- ゲルシートは化学物質の透過と水分蒸散を抑える効果がある
- 乳化能があり，ポリオールと組み合わせることでより安定化する
- 乳化は油の極性に左右されず，活性剤を必要としない

以上より，サクランを基礎化粧品へ配合すると皮膚に水分を保ち，外部からの化学物質の侵入を防ぐ効果が期待できる。さらに活性剤を用いずに天然のラン藻類から抽出したサクランで乳化を行うことで，より安全な化粧品処方を作ることが可能である。

第 4 章　油脂・ポリマー

文　　　献

1) 椛田聖孝，金子達雄共著，「新発見「サクラン」と伝統のスイゼンジノリ」(2009)
2) Okajima, M. K.; Ono, M.; Kaneko, T. *Pure Appl. Chem.* 2007, **79**, 2039-2046
3) Okajima, M. *et al., Macromolecules* 2008, **41**, 4061-4064
4) 特許第 4066443 号公報
5) 第 74 回 SCCJ 研究討論会　講演要旨集，p.24-25（2014）
6) 第 75 回 SCCJ 研究討論会　講演要旨集，p.2-3（2014）
7) 第 77 回 SCCJ 研究討論会　講演要旨集，p.65（2015）

4 セルロースナノファイバーからなる増粘剤「レオクリスタ」

後居洋介[*]

4.1 はじめに

　セルロースは樹木などの植物の主要構成成分の一つであり，地球上でもっとも多量に生産・蓄積されているバイオマス資源である。その年間生産量は1,000億トン以上といわれている[1]。人類は古くからこのセルロースを利用している。例えば，先史の時代からは木材として，1万年前からは繊維として，2,000年前からは紙として利用している。そして現代では，セルロース誘導体が食品，医薬品，化粧品などに利用されており，さらにその用途は拡大している。つまり，セルロースはわれわれ人類にとって非常に身近な存在であるといえる。
　第一工業製薬㈱は1960年に日本ではじめて溶媒法によるカルボキシメチルセルロースナトリウム（CMC）の製造販売を開始するなど，古くからセルロース，およびその誘導体と関わっている。

4.2 セルロースの新たな利用方法，セルロースナノファイバー

　近年，セルロースの新たな利用方法として，セルロースナノファイバー（CNF）という材料が注目されている。CNFは植物の細胞壁から取り出したセルロース繊維をナノレベルにまで微細化したもので，環境負荷が少ないうえに鉄よりも強くて軽いというような特長を持つことから，「夢の新素材」とも言われている。
　このCNFの研究の第一人者の一人が東京大学磯貝教授である。磯貝教授のグループは，セルロースをTEMPO（2,2,6,6-テトラメチルピペリジン-1-オキシル）触媒酸化することにより，高効率でCNFを調製する技術を開発した。ちなみに，磯貝教授らは本発明により，2015年9月に「森林・木材科学分野のノーベル賞」とも言われるマルクス・ヴァーレンベリ賞（森林・木材科学分野，関連生物学分野における独創的かつ卓越した研究成果を対象とした賞）を受賞されている[2]。
　第一工業製薬㈱では，この磯貝教授らの研究成果と，CMCの製造販売を背景にしたセルロース応用技術を活用することにより，CNFからなる増粘剤「レオクリスタ」を創製し，販売している[3,4]。以下には，これまでの研究開発において見出された，レオクリスタの持つ化粧品用途に適した様々な特長を紹介する。

4.3 レオクリスタの特長

4.3.1 増粘機構と外観

　通常の粉末セルロースは水に懸濁しても，ほとんど粘度が上昇せずに白濁した外観となる（写真1）。これに対して，レオクリスタは粘稠で外観は透明となる（写真2）。透明に見えるのは，

---

[*] Yohsuke Goi　第一工業製薬㈱　機能化学品研究所　合成研究第一グループ　主任研究員

第4章　油脂・ポリマー

粉末セルロースの繊維幅が約30,000 nm（30μm）である（図1）のに対して，レオクリスタ中のCNFの繊維幅が約4 nmであり，可視光波長より短いためと考えられる（図2）。

　顕微鏡での観察が可能であることからも分かるように，レオクリスタ中のCNFは水中に溶解はせず，分散している。一般的なセルロース誘導体系の増粘剤であるCMCやヒドロキシエチルセルロース（HEC）は水中に分子レベルで溶解し，増粘効果を発現している。それに対して，レオクリスタは水中に分散したナノファイバーがネットワーク構造を形成することで増粘効果を発現しており，従来のセルロース系増粘剤とは増粘機構そのものが異なる。これにより，これまでの増粘剤とは異なる特長が得られると考えられる。

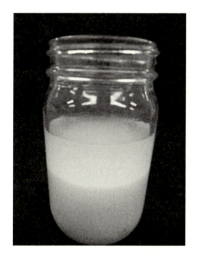

写真1　粉末セルロースの水懸濁液の外観

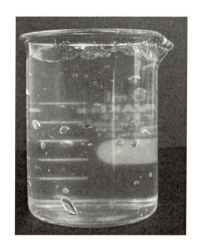

写真2　レオクリスタの外観

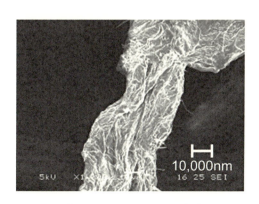

図1　粉末セルロースの電子顕微鏡写真

機能性化粧品素材

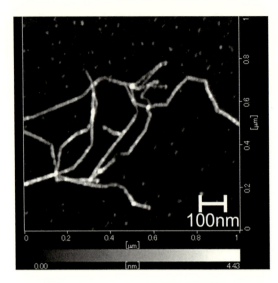

図2　レオクリスタの原子間力顕微鏡写真

4.3.2　レオクリスタの増粘性

図3に25℃におけるレオクリスタの濃度と粘度の関係を示す。レオクリスタは，低濃度領域では流動性を示すが，固形分濃度0.4％以上では流動性がなくなりゲル状の外観を呈する。レオクリスタはセルロース誘導体であるCMC，メチルセルロース（MC），HEC，および多糖類であるキサンタンガムと比較しても高い粘度を示す。

濃度vs粘度曲線のパターンが異なるので一概には比較できないが，合成系増粘剤であるカルボマーと同レベルの高い粘度を示す。つまり，レオクリスタは増粘効果が最も高い部類の増粘剤に属する。

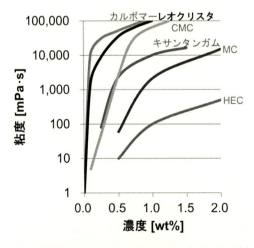

図3　各種増粘剤の粘度と濃度の関係（25℃の場合）

第4章　油脂・ポリマー

4.3.3　レオクリスタのレオロジー特性

　レオメーターを用いて，濃度が異なるレオクリスタのせん断速度と粘度の関係を調べたところ，レオクリスタはせん断速度の増加に伴い粘度が低下する典型的な擬塑性流動を示した（図4）。すなわち，レオクリスタは静置時には高い粘度を示すが，流動時には極端に粘度が低下する増粘剤である。

　ほとんどの水溶性高分子は，程度の差こそあれ，擬塑性流動を示すことが知られており，CMCに代表される水溶性セルロース誘導体も擬塑性流動を示す[5]。一方，レオクリスタの場合はその挙動変化が大きいことが特徴である。

　この高い擬塑性流動性により0.4％〜0.8％濃度のレオクリスタは透明なゲル状でありながらスプレーノズル中でのせん断により粘度が低下し，その結果，スプレー噴霧が可能である（写真3）。比較のため，擬塑性流動性が比較的高いCMCやキサンタンガムで同様の操作を試みたが，ゲル

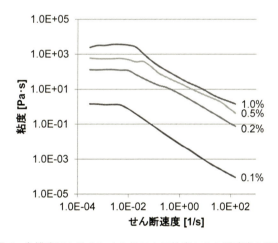

図4　各濃度におけるレオクリスタの粘度とせん断速度の関係

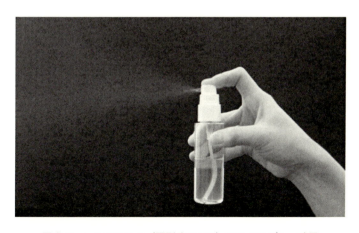

写真3　レオクリスタ（固形分0.5％）ゲルのスプレー噴霧

のスプレーは不可能であった。

　ゲルがスプレーできるという見かけ上の特長に加え，スプレーした液のタレ防止や付着性向上といった効果が期待される。また，スプレー容器を逆さまにしてもスプレーできるという効果もある。

4.3.4　曳糸性，塗布感

　通常，キサンタンガムのような天然多糖類由来の増粘剤は曳糸性を示し（写真4），べたつきがあるが，レオクリスタは曳糸性を示さない（写真5）。さらに，皮膚に塗布した際には粘度があるにも関わらず，べた付きがなくサッパリとした感触が得られる。また少ない添加量で増粘効果を発現するため，皮膚への塗布時にカス状物が出にくいことも特長である。

4.3.5　乳化安定性

　レオクリスタで増粘した水に20％となるように流動パラフィン，オリーブ油，またはシクロペンタシロキサンを加え，ホモミキサーで混合して1日間放置して乳化状態を観察した（写真6）。レオクリスタを固形分で0.2％添加することにより界面活性剤を使うことなく安定な乳化物が得られる。種々の検討の結果，レオクリスタの固形分濃度が0.1％以上であれば乳化安定効果が得られることが見出された。これは，固形分濃度0.1％以上でナノファイバーのネットワーク

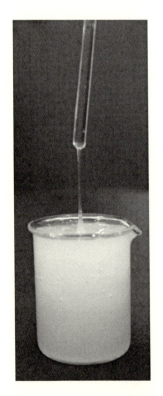

写真4　キサンタンガム水溶液
（固形分1％）の曳糸性試験

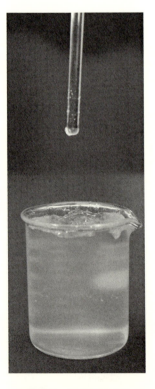

写真5　レオクリスタ
（固形分0.75％）の曳糸性試験

第4章 油脂・ポリマー

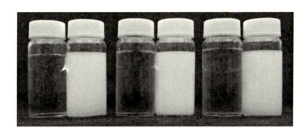

写真6 レオクリスタによる各種オイルの乳化安定効果
被乳化油：左から流動パラフィン，オリーブ油，シクロペンタシロキサン，
左側のボトル：ブランク，右側：レオクリスタ（固形分0.2％）配合

構造が形成されるためであると推察される。他にも，スクワラン，ホホバ油，ジメチコン，トリオクタン酸グリセリルなど，様々な種類のオイルに対して，高い乳化安定性を示す。

上述のとおり，特に界面活性剤を使わなくても安定なオイルの乳化物が得られるが，必要に応じて界面活性剤を少量併用することで，さらに安定した乳化物が得られる。

4.3.6 分散安定性

レオクリスタで増粘した水に，酸化チタンを10％になるように加え，ホモミキサーで分散後1週間放置して分散状態を観察した（写真7）。何も添加しない場合には酸化チタンは水中で沈降するが，レオクリスタを固形分で0.1％以上添加することで沈降を防止し，安定な分散物を調製することが可能であった。また酸化チタンは比重が高いため容器の底部に再分散しにくいハードケーキを作るが，0.1％以上のレオクリスタの添加でハードケーキの発生を防止できる。

さらに，はっ水加工顔料であるシリコン処理酸化チタンは水をはじくため，通常は水に均一分散できない。界面活性剤を使えば水に分散できるが，一方で酸化チタンのはっ水性が失われてしまう問題が発生する。しかしながら，レオクリスタを固形分で0.2％添加することで，界面活性剤を使うことなくシリコン処理酸化チタンを水に均一分散できることを見出した（写真8，図5）。界面活性剤を使用しないため，水性でありながら，はっ水性を有する分散物という一見矛盾したような，従来にはない分散物が得られる。

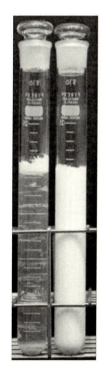

写真7 レオクリスタによる酸化チタンの分散安定効果
左側の試験管：ブランク，右側：レオクリスタ（固形分0.2％）配合

機能性化粧品素材

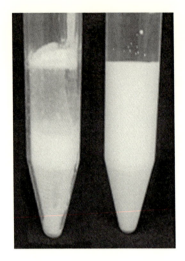

写真8　レオクリスタによるはっ水加工
　　　　酸化チタンの分散安定効果
左側：ブランク，右側：固形分0.2％配合

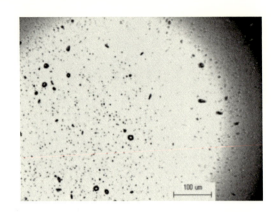

図5　レオクリスタによるはっ水加工酸化
　　　チタン分散物の光学顕微鏡写真

4.4　おわりに

　CNFからなる増粘剤レオクリスタは，環境負荷が低く，再生産可能なセルロースから得られる。その特長は，以下の通りである。

・高い増粘性
・ユニークなレオロジー特性（スプレー可能なゲル）
・さっぱりとした使用感
・高い乳化・分散安定性

　現在第一工業製薬㈱では，このようなレオクリスタの特長を生かして，化粧品用途への新規増粘・分散安定化剤としての開発を進めている。

文　　献

1) 磯貝明，セルロースの科学（2003）
2) 東京大学大学院農学生命科学研究科ホームページ
　　http://www.a.u-tokyo.ac.jp/news/2015/20150330-1.html
3) 神野和人，第一工業製薬株式会社　社報 拓人，No.565, p.10-13（2013）
4) 三ケ月哲也，第一工業製薬株式会社　社報 拓人，No.569, p.16（2014）
5) 第一工業製薬株式会社，セロゲン　パンフレット

5 植物性シリコーン代替素材の開発とその応用

勝間田祐貴*

5.1 はじめに

近年ヘアケア製剤の訴求の一つとして，ノンシリコーンという訴求方法が見受けられる。例えばシャンプー，コンディショナーやトリートメントといったヘアケア製品シリーズでは，少なくともシャンプーにはシリコーンを使用していない製品シリーズをノンシリコーンと訴求して発売していることがある。一方でノンシリコーンを訴求しているシリーズの製品でも，コンディショナー，トリートメントにはシリコーンを配合している場合も多い。これはコンディショナー，トリートメントまでシリコーンフリーにすると，つるつる感やしっとり感，ダメージケア効果のような機能を満足に得られない現状も一因であろう。そのため，ノンシリコーンの訴求可能なコンディショナー，トリートメント製品に有用な化粧品原料は，開発の余地が残されていると考えられた。

コンディショナー，トリートメントに用いられるシリコーンは，主に，塗布時やすすぎ時のすべりを改善し，つるつるした使用感を付与する低分子シリコーンと，毛髪に持続的な感触改良やダメージケア効果付与のために用いられる，高分子化されたシリコーンやアミノ変性されたシリコーンが挙げられ，これらのコンディショニング効果は分子量が大きくなるほど高くなることが知られている[1]。このように挙げられた効果のうち，洗髪後毛髪に残る感触に着目し，高分子シリコーンに変わる機能をポリエステルで得るべく開発を試みた。本稿では，上記の機能を満たすべく開発を行った植物由来のポリエステル，商品名"LUSPLAN™ SR-D シリーズ"の有用性について記載する。また，開発の過程で，"LUSPLAN™ SR-D"は屈折率，密着性が高く，皮膚上においても独特の使用感となることが見出された。そこで，スタイリング剤やスキンケア乳化物，メイク用素材としての有用性も合わせて記載する。

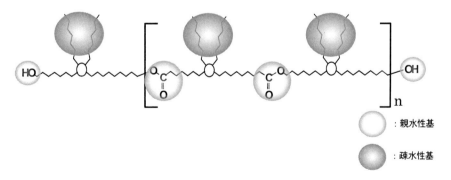

図1 LUSPLAN™ SR-DM4 ポリエステル成分
（ダイマー酸ダイマージオールエステル）の構造

---

* Yuki Katsumata 日本精化㈱ 香粧品事業本部 香粧品研究開発部 主事

5.2 植物性シリコーン代替素材について
5.2.1 植物性高分子シリコーン代替素材 LUSPLAN™ SR-D シリーズ

　高分子シリコーン代替素材を開発するにあたり，高分子シリコーンの特異な性質の1つである「高分子であるが液状」に着目した。このような性質を非シリコーン素材で達成するため，ダイマー酸系ポリエステル[2]を基本構造として選択し，分子設計を行った。ダイマー酸系ポリエステルは，(1)ダイマー酸の分子構造により，高分子化しても結晶化しにくい，(2)分子内にエステル基を多数持つため毛髪との親和性が期待できる，(3)再生産可能な植物由来素材のみで合成が可能といった特徴を得られることが考えられた。そこで，種々のモノマー成分，分子量でのダイマー酸系ポリエステルの合成，評価を行い，最終的に「植物性シリコーン代替素材」として，図1の構造を有する，商品名"LUSPLAN™ SR-D"（表示名称：ダイマージリノール酸ダイマージリノレイル，INCI：DIMER DILINOLEYL DIMER DILINOLEATE）を開発するに至った。なお，本製品は製剤時の操作性及び各種化粧料へ配合した際の感触への影響を考慮し，上記ポリエステルを用途に合わせて油剤で希釈し提供している。

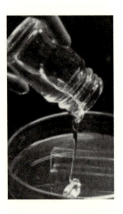

図2　LUSPLAN™ SR-DM4 ポリエステル成分
（ダイマー酸ダイマージオールエステル）の外観

表1　SR-Dシリーズ成分名称一覧

製品名	表示名称	INCI	中文名称
LUSPLAN™ SR-DM4	ダイマージリノール酸ダイマージリノレイル，トリ（カプリル酸/カプリン酸）グリセリル	DIMER DILINOLEYL DIMER DILINOLEATE (and) CAPRYLIC/CAPRIC TRIGLYCERIDE	二聚亚油醇二聚亚油酸酯，辛酸/癸酸甘油三酯
LUSPLAN™ SR-DP4	ダイマージリノール酸ダイマージリノレイル，テトライソステアリン酸ペンタエリスリチル	DIMER DILINOLEYL DIMER DILINOLEATE (and) PENTAERYTHRITYL TETRAISOSTEARATE	二聚亚油醇二聚亚油酸酯，季戊四醇四异硬脂酸酯

第4章 油脂・ポリマー

5.2.2 LUSPLAN™ SR-D の物理化学的性質

　LUSPLAN™ SR-D はダイマー酸とダイマージオールから構成される植物性のポリエステルである。ポリエステルの粘度は約80万mPa・s（60℃）であり，高分子シリコーン同様に透明で非常に粘度の高い液体である（図2）。屈折率は約1.479（40℃）であり，メイクアップ化粧料のつや・光沢付与にも有用である。また，ポリエステルであるため，毛髪表面との親和性が良い一方，炭化水素，油脂，エステル油等へ容易に溶解することから，シャンプー洗浄では容易に洗い流すことが可能である。そのため，毛髪への過剰なビルドアップは起こりにくいものと考えられる。

5.3 ヘアケア化粧品への応用

5.3.1 ヘアトリートメントへの応用，官能評価

　シリコーン代替品開発では"実感できるシリコーン様の感触，実現可能なコスト"を満たすことを目標とし開発を行った。官能評価では，洗い流すトリートメントに配合した際に，シリコーン様のコンディショニング効果が実感出来るかを特に重視した。

　評価には市販の毛髪（人毛黒髪 ビューラックス社製）を市販2剤式ブリーチ剤で1回処理（40℃/30分）した毛髪を用いた。本毛髪を3%ラウレス硫酸Na水溶液（以下3%SLES水溶液）で洗浄し流水ですすいだ後，表2に記載の，LUSPLAN™ SR-DM4を配合したトリートメントをそれぞれ塗布し，2分後流水ですすぎ，ドライヤーで乾燥した後評価を行った。その結果，高分子シリコーンまたはアミノ変性シリコーンを配合した際の特徴であるしっとり感やなめらかさについて同等の評価結果を得た（図3）。この結果から，LUSPLAN™ SR-DM4はコンディショナー，トリートメントでの高分子シリコーン及びアミノ変性シリコーンの代替素材として有用であると考えられた。なお，低分子シリコーンの特徴であるつるつるとした感触については，LUSPLAN™ SR-DM4のみでの完全再現はできなかったものの，植物性ワックス等と併用する事で改善可能なことを見出したため後述する。

表2　トリートメント処方

表示名称／原料名	未配合	a	b	c
LUSPLAN™ SR-DM4（※1）	−	0.5	−	−
Neosolue™ -MCT（※2）	2.0	1.5	−	−
アミノ変性シリコーン（40%エマルション）	−	−	2.0	−
ジメチコン（400万mPa・s 10%液）	−	−	−	2.0
ステアルトリモニウムクロリド（70%）	5.0	5.0	5.0	5.0
セテアリルアルコール	4.0	4.0	4.0	4.0
フェノキシエタノール	0.4	0.4	0.4	0.4
精製水	残余			

※1 ダイマージリノール酸ダイマージリノレイル，トリ(カプリル酸／カプリン酸)グリセリル
※2 トリ(カプリル酸／カプリン酸)グリセリル

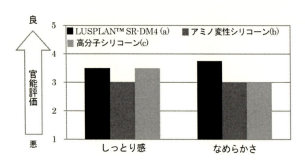

図3 トリートメントの評価結果（乾燥後）

5.3.2 毛髪ダメージ改善効果

　紫外線やヘアカラー，パーマなどによってダメージを受けた毛髪は親水化し，表面摩擦が増大する。毛髪表面の変化により，手触り，くし通りの悪化や枝毛，切れ毛の発生といった，好ましくない状態に陥ることがあるが，シリコーンはこのようにダメージを受けた毛髪に吸着し，表面疎水性を回復すると共に毛髪表面の摩擦を低下させ，枝毛や切れ毛を防ぎ，くし通りを改善する効果があることが知られている。そこで，LUSPLAN™ SR-DM4においても同様の効果が得られることを期待し，表面疎水性改善効果及び枝毛，切れ毛発生の抑制効果を評価した。以下に結果を記載する。

① 表面疎水性改善効果

　表面疎水性評価は，市販の毛髪（人毛黒髪 ビューラックス社製）をパーマ1液，パーマ2液で処理後，市販2剤式ブリーチ剤で2回処理を行い損傷させた毛髪を用い，この毛髪に表2の各トリートメントを塗布，洗浄，乾燥処理を行った毛髪の水に対する接触角を測定した[3]。結果，LUSPLAN™ SR-DM4配合トリートメントで処理することにより，対照とした高分子シリコーン及びアミノ変性シリコーン配合トリートメントと同程度まで接触角が増加し，健常毛に近いレベルまで毛髪表面の疎水性を回復することが可能であった（図4）。

② 枝毛の抑制効果

　枝毛抑制評価は，市販の毛髪（人毛黒髪 ビューラックス社製）をパーマ1液，パーマ2液で処理後，市販2剤式ブリーチ剤で1回処理した毛髪に表2の各トリートメントを塗布，洗浄，乾燥処理を行った毛髪を用い，新井らの方法[4]を参考に，モーターに連動した回転ブラシで24000回（1時間）ブラッシングした。その後目視でブラッシング処理毛の枝毛・切れ毛発生本数を数えた（図5）。その結果，LUSPLAN™ SR-DM4配合トリートメントで処理することによりくし通りを改善し，対照とした高分子シリコーン及びアミノ変性シリコーン配合トリートメントと同等以上の枝毛抑制効果を示すことを確認した。

5.3.3 非ビルドアップ性の確認

　LUSPLAN™ SR-DM4のビルドアップ性について，アミノ変性シリコーンを対照に評価を行った。評価には市販の毛髪（人毛黒髪 ビューラックス社製）を市販2剤式ブリーチ剤で1回処理

第4章　油脂・ポリマー

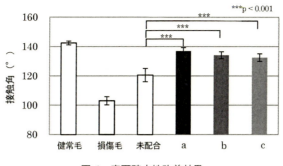

図4　表面疎水性改善効果

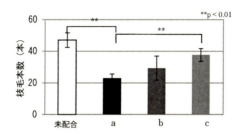

図5　枝毛，切れ毛抑制評価結果

	LUSPLAN™ SR-DM4 配合品処理毛	アミノ変性シリコーン配合品処理毛
毛髪表面画像	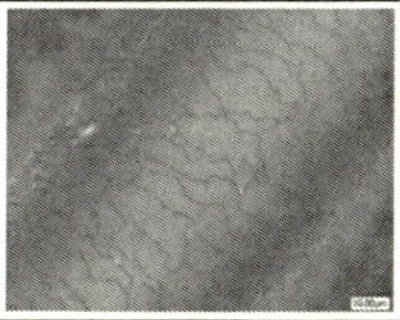	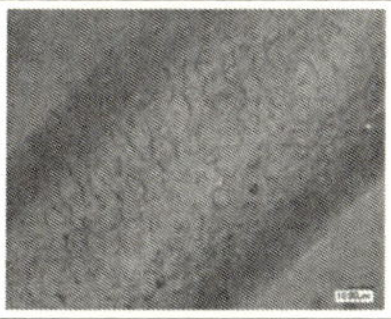
官能評価	重たさ、オイリー感無し	重たくオイリーな感触（付着感）

図6　毛髪への蓄積（ビルドアップ）

した毛髪を使用した。本毛髪を3%SLES水溶液で洗浄，流水ですすいだ後，表2に記載のトリートメントをそれぞれ均一に塗布し，2分後流水ですすいだ。この処理を10回繰り返し，最後に3%SLES水溶液で洗浄し，ドライヤー乾燥したものを評価用毛髪とした。官能評価，及び，デジタルマイクロスコープ（VHX-1000（キーエンス社製））による毛髪表面観察を行った結果，LUSPLAN™ SR-DM4配合品で処理した毛髪には不自然な付着感が無く，毛髪表面への残留物も観察されなかった（図6）。このことから，LUSPLAN™ SR-DM4は過剰なビルドアップを起こしにくいことを確認した。

5.3.4 つるつる感の改善方法

5.3.1で確認された，すすぎ時のつるつる感不足の改善方法を検討したところ，植物性ワックスを併用することで改善可能なことが確認された。さらに，低分子分岐エステル[5]やポリプロピレングリコール中鎖アルコールエーテルを併用することで，シリコーン様のコンディショニング効果（しっとり感）とつるつるした使用感の両立が可能であった[6]。また，エルカ酸から誘導した環状エステルであるγ-ドコサラクトン（弊社製品名：エルカラクトン）との組合せでも，つるつるしたすべり感の改善が可能であった。評価処方及び結果を表3，図7に示す。なお，評価は5.3.1に記載の方法と同様の方法で行った。

5.3.5 ヘアスタイリング剤への応用

LUSPLAN™ SR-DM4はべたつかずに高い粘度と密着性を持つため，ヘアスタイリング剤に応用すると毛束感の付与が可能ではないかと考え，LUSPLAN™ SR-DM4を3%配合／未配合したヘアスタイリング剤を作製し，官能評価を行った（図8）。LUSPLAN™ SR-DM4を配合することで，べたつかずに毛髪の毛束感，つや，軽さが向上し，再整髪可能であることを確認した。このことから，LUSPLAN™ SR-DM4はヘアスタイリング剤の感触，機能改良剤としても有用である。

表3 植物性ワックス，低分子分岐エステル併用トリートメント処方

(%)

No.	表示名称／原料名	a	b	c	d
1	LUSPLAN™ SR-DM4（※1）	0.5	0.5	0.5	0.5
2	Neosolue™-EHS（※2）	2.0	2.0	2.0	2.0
3	Neosolue™-Aqulio（※3）	0.5	0.5	0.5	0.5
5	ステアルトリモニウムクロリド（70%）	1.8	1.8	1.8	1.8
6	ジステアリルジモニウムクロリド（96%）	0.8	0.8	0.8	0.8
7	セタノール	4.5	4.5	4.5	4.5
8	ステアリン酸グリセリル	0.5	0.5	0.5	0.5
9	フェノキシエタノール	0.3	0.3	0.3	0.3
10	カルナウバロウ	−	0.5	0.5	0.5
11	DUB VCI-10（※4）	−	−	2.0	−
12	エルカラクトン DES（※5）	−	−	−	2.5
13	精製水	残余			

※1 ダイマージリノール酸ダイマージリノレイル，トリ（カプリル酸／カプリン酸）グリセリル
※2 セバシン酸ジエチルヘキシル
※3 シクロヘキサン-1,4-ジカルボン酸ビスエトキシジグリコール
※4 ネオペンタン酸イソデシル
※5 γ-ドコサラクトン，セバシン酸ジエチル

第4章　油脂・ポリマー

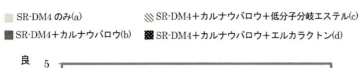

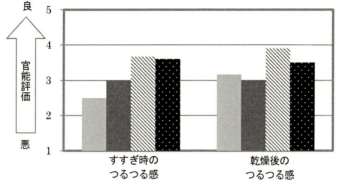

図7　トリートメント評価結果

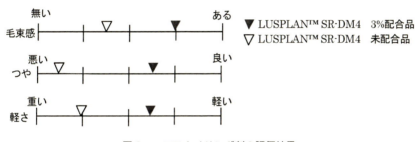

図8　ヘアスタイリング剤の評価結果

5.4　メイクアップ，スキンケア化粧料への応用

5.4.1　メイクアップ化粧料への応用

　メイクアップ原料としての最適な希釈油剤を検討し，LUSPLAN™ SR-DP4（希釈油剤として，テトライソステアリン酸ペンタエリスリチルを使用）を開発した。LUSPLAN™ SR-DP4 はツヤ，密着感といった機能はそのままに，顔料分散性やパルミチン酸デキストリンの被ゲル化性を改善した番手で，リップグロス，口紅への基剤として有用である。図9に LUSPLAN™ SR-DP4 を 40%配合／未配合のリップグロスの評価結果を示した。LUSPLAN™ SR-DP4 をリップグロスに配合することで，つやが向上することを確認した。

5.4.2　スキンケア化粧料への応用

　LUSPLAN™ SR-DM4 をスキンケアクリームに配合したところ，使用時に皮膚が柔らかくなることが観察されたため，皮膚柔軟性に関する機器評価（Cutometer®（Courage＋Khazaka 社製））を行った。その結果，LUSPLAN™ SR-DM4 の配合により，皮膚の柔軟性が向上することが確認された（図10）。また，LUSPLAN™ SR-DM4 を配合したクリームでは，ヒト皮膚での角層水分量の向上，経表皮水分蒸散抑制効果も確認された（データ未記載）。LUSPLAN™ SR-

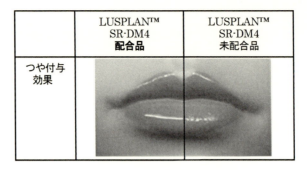

図9 リップグロスの評価結果

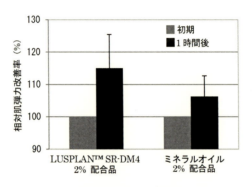

図10 肌弾力改善効果

DM4はスキンケア化粧品においても有用な素材と考えられる。

5.5 おわりに

　全植物性シリコーン代替素材LUSPLAN™ SR-DM4は，コンディショナー，トリートメントにおいて高分子シリコーン，アミノ変性シリコーンと同等の感触・機能の付与が可能であることを見出した。また，低分子シリコーンの特徴である洗い流し時のつるつるとした感触を併せて付与するために，植物性ワックスや，低分子分岐構造エステル，ポリプロピレングリコール中鎖アルコールエーテルを併用することでシリコーン様の感触の付与が可能である[5,6]。そのほかにも，スタイリング剤ではべたつかず軽さがありながら毛束感を出せ，再整髪可能であるという有用性も確認した。併せてメイクアップ，スキンケア用途においてはつや付与効果，皮膚柔軟化効果，保湿効果等を有するため，様々な剤形で特徴を出せる有用な化粧品素材であると考えている。

第4章　油脂・ポリマー

文　　　献

1) Robbins C. R. 著，山口真主訳，毛髪の科学，フレグランスジャーナル社（2006）
2) 片山剛, *Fragrance Journal*, **28**（12），75-80（2000）
3) 清水透ら，月刊ファインケミカル, **37**（8），28-36（2008）
4) 新井道子，森田康治，矢作和行，内藤幸雄，粧技誌, **29**（2），125-132（1995）
5) 公開特許公報 2005-306786
6) 特許出願中（2014）

第5章　粉体

1　近赤外線カット材料

宮村孝夫*

1.1　はじめに

　地表に届く太陽光は図1にあるように，紫外線，可視光線，赤外線の3領域に分類され，幅広い連続した波長成分の光が含まれている。太陽光の中でも人体に対する悪影響が強い紫外線は，数多くのメディアを通じてその悪影響が一般消費者へ浸透し，日焼け止め製品のみならず日常的に使用する基礎化粧品にもSPF（紫外線防御指数）付与製品が販売されている。一方，人体に対して安全性が高いとされている近赤外線は波長700～2,500 nmの範囲の赤外線であり，身近なところではリモコンや静脈認識，さらには癌治療にも応用が進められている[1]。しかしながら近年，安全性が高いと認識されてきた近赤外線の皮膚への悪影響についても明らかになりつつある[2]。近赤外線は物質透過性が高いために皮下組織，筋組織まで到達し，紫外線と相まって，しわ，たるみなどの光老化現象を引き起こすことが明らかになりつつある。また，近赤外線がもつ光エネルギーは紫外線よりも低いが，地表に届く太陽光の約半分が近赤外線であるために照射量が多くなり，皮膚への悪影響が強くなると懸念される。

　このように，太陽光から皮膚を守るためには紫外線と近赤外線の両方を防ぐ必要があるが，ここでは近赤外線防御に対してどのような材料設計が必要となるか，さらにその防御効果について

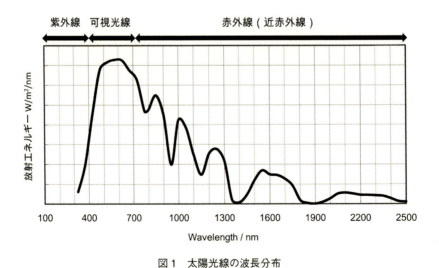

図1　太陽光線の波長分布

＊　Takao Miyamura　テイカ㈱　岡山研究所　第四課　主任

第5章 粉体

述べる。

1.2 酸化チタンの性質

酸化チタン[3]には，アナタース，ルチル，ブルカイトの3種の結晶形態がある。このうち，ルチルとアナタースが主に工業生産されている。両結晶形はともに正方晶形に属し，図2に示した結晶ユニットセルを持つ。

ルチルはアナタースと比較して原子配列が緻密で屈折率も高く，さらに物理的性質も安定しているため顔料としての需要はルチルが圧倒的に多い。表1に示すとおり，アナタース，ルチルは共に無味，無臭の白色粉体で，ふっ酸，熱濃硫酸，及び溶融アルカリ塩以外には溶解せず，加熱しても本質的には変化しない等，化学的，熱的に極めて安定な物質である。

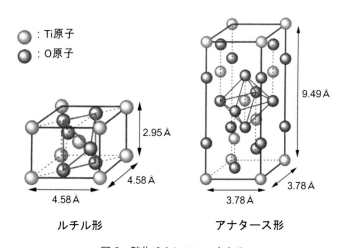

図2 酸化チタンユニットセル

表1 酸化チタンの性質

特性	ルチル	アナタース
結晶形	正方晶系	正方晶系
ユニットセル体積（Å^3）	61.9	135.6
密度（g/cm^3）	4.27	3.90
屈折率	2.72	2.52
モース硬度	7.0-7.5	5.5-6.0
融点（℃）	1825	ルチルへ転移
溶解性		
水，有機溶剤	不溶	不溶
塩酸，苛性ソーダ	不溶	不溶
ふっ酸，熱濃硫酸	溶解	溶解

1.3 近赤外線カット材料の設計

酸化チタンは化粧品で使用される白色顔料の中で，最も優れた隠ぺい力を発現するため，メイクアップ化粧品で古くから使用されている。また，酸化チタンの粒子径をコントロールすることで紫外線を効率よく散乱させることができるため，日焼け止め製品をはじめとする多数のSPF付与製品にも配合されている。ここで，なぜ酸化チタンを用いることで紫外線や可視光線を散乱させることができるのかを解説する。

はじめに，メイクアップ化粧品における白色顔料について考える。酸化チタンを含め，白色顔料はほとんど可視光線を吸収せず，散乱することで「白さ」や「隠ぺい力」を発現している。したがって，優れた白さ，高い隠ぺい力を発現するためには化粧塗膜中で最大の光散乱力を発揮する必要があり，

① 散乱体と媒体界面の光反射率が高いこと
② 散乱光の波長と散乱体の粒子径および粒子数のバランスが可視光線波長で最大になること

が重要である。

①の界面における光反射率強度については，Fresnelの界面反射の法則が定義されている（式1）。

$$F = (n_p - n_v / n_p + n_v)^2 \qquad （式1：Fresnelの界面反射の法則）$$

F：境界面の反射率（Fresnel反射率），
n_p：顔料の屈折率，　n_v：バインダーの屈折率

これは，屈折率 n_p の散乱体に対し，屈折率 n_v の媒体から光が入射したときの界面反射率を示した式であり，界面反射率は媒体と散乱体の屈折率差が大きいほど高くなることがわかる。化粧塗膜を考えた場合，表2に示すとおり，媒体の化粧油や水の屈折率は概ね1.3～1.5の範囲，散乱体である顔料の屈折率は1.5～2.7の範囲にあるため，媒体と顔料の屈折率差を大きくすることのできる酸化チタンは，化粧品原料で界面における光線反射率が最も優れていることが理解できる。

②の散乱体の粒子径と散乱光の波長の関係はStratton[4]やHulst[5]，Mie[6,7]らによって研究されている。散乱光の波長を基準にすると，図3に示すとおり散乱体の粒子径は大きく3つの領域

表2　顔料と化粧油の屈折率

酸化チタン（ルチル）	2.72	シクロペンタシロキサン	1.396
亜鉛華	2.02	エステル油	1.41～1.50
アルミナ水和物	1.72	炭化水素系油	1.42～1.50
シリカ	1.55	水	1.333
タルク，マイカ	1.58		

第 5 章　粉体

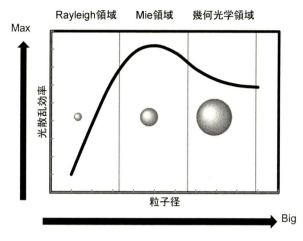

図3　粒子径と光散乱効率

に分類される。

　散乱体の粒子径が散乱光の波長と比較して極端に大きい場合は「幾何光学領域」に該当し，散乱体粒子の光遮蔽効率は式2のように，粒子の断面積に比例し，散乱体の粒子径が小さいほど光の遮蔽効率が向上する。また，散乱体の粒子径が散乱光の波長より極端に小さい場合は「Rayleigh 領域」に該当し，式3から散乱効率は粒子径の6乗に比例して低下するため，散乱体の粒子径が小さくなるにつれて隠ぺい力が減少して透明度が増す。最も光散乱効率が高い領域は幾何光学領域と Rayleigh 領域の間，つまり散乱体の粒子径が散乱光の波長とほぼ同じ範囲に存在する「Mie 領域」であり，その中にあって可視光線の散乱力が最高になる粒子径 D_{opt} について Mitton[8] や Stieg[9]，Weber[10] らにより提唱されている。一例を式4に示す。例示式のみならず，散乱体の粒子径はいずれの式においても散乱光波長 λ の 1/2 前後で光散乱力が最大になるとされている。したがって，白色顔料用酸化チタンは Mie 領域において最大散乱粒子径になるよう設計されている。具体的には，可視光線波長 400～700 nm の約半分である 200～350 nm に粒子径が調整されている。また，紫外線散乱剤として多数の化粧品に配合されている微粒子酸化チタンは，粒子径が 10～100 nm であるため可視光線に対して Rayleigh 領域に該当し，光散乱率が低下するために隠ぺい力が減少して透明度が増加する。

$$A = \frac{3M}{2\rho D} \qquad \text{（式 2：光遮断面積 } A\text{）}$$

　　M：顔料の質量，　ρ：顔料の密度

$$S = \left(\frac{m^2-1}{m^2+1}\right)^2 \cdot \frac{4\lambda^2 \alpha^6}{3\pi} \qquad \text{（式 3：光散乱係数 } S\text{）}$$

$$\alpha : \pi D/\lambda, \quad m : n_p/n_B$$

$$D_{opt} = \frac{2}{\pi} \cdot \frac{\lambda}{(n_p - n_B)}$$

（式 4：Mie 領域での光散乱式の例）

D_{opt}：最大光散乱粒子径, λ：散乱光波長
n_p：散乱体の屈折率, n_B：バインダーの屈折率

式 4 の Mie 領域の計算式で近赤外線の波長領域 700～2,500 nm を計算すると，最大の散乱効率が得られる酸化チタンの粒子径はおよそ 400～1,300 nm と求まる。さらに，図 4 は化粧塗膜を想定し，250 nm と 1,000 nm の酸化チタンをそれぞれ平面上に一層だけ並べ，上から連続した波長の光を照射したときの反射率をシミュレーション計算した結果であり，近赤外線領域において白色顔料として使用される 250 nm の酸化チタンよりも 1,000 nm の酸化チタンが高い反射率を示している。

これまでの散乱理論とシミュレーション結果から，近赤外線を効率よく散乱するには中心粒子径が 1,000 nm で 400～1,300 nm の幅広い粒度分布をもった酸化チタンが最適であると導かれる。このような近赤外線反射酸化チタンは，製法上，酸化チタンの大粒子径化技術が必要であり，あわせて，粒子成長過程において，化粧品製剤中で分散性に悪影響を及ぼす可能性の高い焼結粒子を生成せずに最小限の熱エネルギー付加による最適な粒子径制御技術が必要である。この課題を解決するにあたり，我々は酸化チタン素材及び焼成技術の改良を行い，さらに種々の表面処理を行うことで，各種媒体に対して易分散な赤外線反射酸化チタンを開発した。

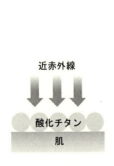
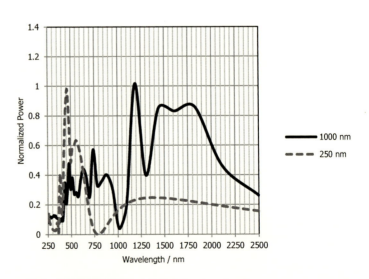

図 4　化粧塗膜を想定した散乱シミュレーション

第 5 章　粉体

1.4　赤外線反射酸化チタンの近赤外線反射特性

図5は粒子径の異なる酸化チタンをニトロセルロースで塗膜化し，レフランプ照射下における一般的なデジタルカメラ（可視カメラ）と，900～1,700 nm の波長のみを感知する IR カメラで撮影した画像である。なお，IR カメラが感知した近赤外線は白色として撮影される。

カバー力を合わせた赤外線反射酸化チタンと白色顔料用酸化チタンを比較すると，赤外線反射酸化チタンの方が白色顔料用酸化チタンよりも近赤外線反射効率が高いことがわかる。微粒子酸化チタンは近赤外線に対して Rayleigh 領域に該当するため，近赤外線の反射は見られない。

図6は各塗膜を分光光度計にて測定した反射率の結果である。IR カメラでの観察結果でも明らかなように，近赤外線領域における赤外線反射酸化チタンの反射率は顔料級酸化チタンよりも高く，近赤外線反射に特化した酸化チタンである。

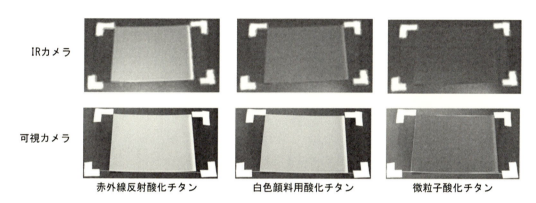

図5　各種酸化チタン塗膜の IR（上段）および可視（下段）カメラ画像

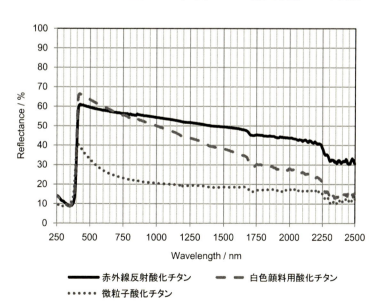

図6　各種酸化チタン塗膜の分光反射率曲線

1.5 化粧品への応用
1.5.1 ファンデーション

ファンデーション製剤へ近赤外線防御を付与する目的で，赤外線反射酸化チタンを配合したリキッドファンデーション製剤を評価した。図7は赤外線反射酸化チタンを15％配合した製剤をPMMA板上に塗り広げたときの可視，IRカメラの観察結果である。ファンデーション製品は酸化鉄で調色しているため，近赤外線の吸収も考えられるが，赤外線反射酸化チタンの近赤外線反射特性は着色による影響を受けないことが確認される。

さらに図8の透過率曲線データから，赤外線反射酸化チタンの添加量を増加させることで近赤外線の遮蔽効果が高まり，20％配合することで700～2,500 nmの近赤外線領域における平均透過率はおよそ半分まで低下している。

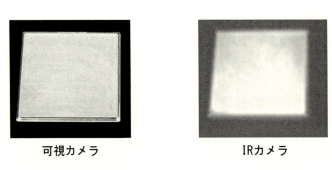

図7 赤外線反射酸化チタン配合ファンデーション評価

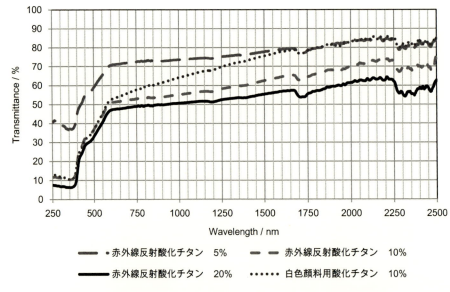

図8 赤外線反射酸化チタン配合ファンデーションの分光透過率曲線

第 5 章　粉体

1.5.2　日焼け止め

日焼け止め製剤への応用として，微粒子酸化チタンとの併用系で評価を行った。図 9 は従来の紫外線防御のみの日焼け止めとして微粒子酸化チタン単独配合と，赤外線反射酸化チタン併用配合をそれぞれ PMMA 板上に塗り広げたときの可視，IR カメラの観察結果である。

微粒子酸化チタン単独では近赤外線の反射が見られないが，赤外線反射酸化チタンを配合することで近赤外線反射が確認できる。また，赤外線反射酸化チタンは白色顔料用酸化チタンよりも粒子径が大きいため可視光線の散乱は弱まり，化粧塗膜はさほど白くなっていない。

さらに各日焼け止め製剤の SPF 測定値（表 3）を確認すると，赤外線反射酸化チタンを配合することで紫外線防御性能は向上しており，赤外線反射酸化チタンと微粒子酸化チタンを併用することで高い紫外線防御と近赤外線防御を可能にする日焼け止め製品が開発可能となる。

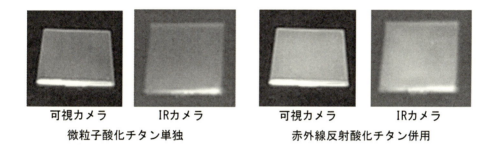

可視カメラ　　IRカメラ		可視カメラ　　IRカメラ
微粒子酸化チタン単独		赤外線反射酸化チタン併用

図 9　赤外線反射酸化チタン配合日焼け止め評価

表 3　SPF 測定結果（*in vitro*）

		SPF
微粒子酸化チタン	5%	5.5
微粒子酸化チタン 赤外線反射酸化チタン	5% 5%	7.2
微粒子酸化チタン 赤外線反射酸化チタン	5% 10%	8.3

1.6　おわりに

本編では顔料用酸化チタンの光散乱の基本理論を応用した，赤外線反射酸化チタンの開発設計と特性について紹介し，さらに，メイクアップ化粧品や，日焼け止め製剤などのスキンケア化粧品において近赤外線カットを可能にすることを解説した。昨今の研究によって明らかとなってきた近赤外線の肌への影響について，紫外線とともに周知されることを願いつつ，光老化対策の一翼を担う材料として少しでも貢献できれば幸いである。

謝辞

　化粧塗膜における散乱シミュレーションは東京工業大学大学院　理工学研究科・教授　和田雄二先生ならびに特任准教授　米谷真人先生に行っていただきました。ここに衷心より御礼申し上げます。

文　　　献

1) Makoto Mitsunaga *et al.*, *Nat. Med.*, **17**, 1685 (2011)
2) Y. Tanaka *et al.*, *J. Drugs Dermatol.*, **8**, 708 (2009)
3) 清野 学:「酸化チタン　物性と応用技術」, 技報堂出版 (1991)
4) Stratton, Electromagnetic Theory (1941)
5) Hulst, Light Scattering by Small Particles (1975)
6) Partington, An Advanced Treatise on Physical Chemistry, 4 (1953)
7) Mie, *Ann. Physik.*, **25**, 377 (1908)
8) Mitton, *Off. Digest*, **34**, 73 (1962)
9) Stieg, *Off. Digest*, **29**, 439 (1957)
10) Weber, *Farbe und Lack*, **67**, 434 (1961)

2 カニ殻由来の機能性素材「キチンナノファイバー」の製造と美容効果

伊福伸介*

2.1 はじめに

　生物が生産する生体高分子には代表的なものとして多糖類，タンパク質，核酸が挙げられる。それらを構成する単位は大きく異なり，役割も全く異なるが，繊維状の物質が多くある。それらの繊維の多くは分子が自発的に集合したナノファイバーであり，ナノファイバーは高次な階層構造を持った自己組織体として存在する。例えば樹木の骨格を支える細胞壁はパルプの原料として利用されているが，セルロース（図1）という多糖類のナノファイバーを主成分とした組織的な階層構造を持っている。すなわち，細胞壁はセルロースナノファイバーとリグニンとヘミセルロースの複合体であり，この複合体が何重にも積層された中空の構造体である。近年，粉砕によって，細胞壁からセルロースナノファイバーを製造する方法が見いだされ[1]，その新素材の利用開発が進められている。細胞壁に限らず，様々な階層構造を持つ繊維状の組織体は適切に粉砕することによって，ナノファイバーに変換できることを示唆している。

　筆者は鳥取県に所属するが，その西部に位置する境港は国内有数のカニの水揚げ基地として知られ，ベニズワイガニの漁獲量は国内の半分以上を占めている。ベニズワイガニは漁期が10ヶ月と長期であり，主に缶詰などの加工食品として利用されるため，境港の周辺では水産加工会社が存在する。よって，大量のカニ殻を安定に確保し易い環境にある。筆者は本来は食品残渣であったカニ殻の有効利用を目的に，カニ殻に含まれるキチンナノファイバーを効率的に製造する方法を開発した[2,3]。この新素材は極めて微細な形状と優れた物性を有する。一方，化粧品や食品，医薬品に利用可能な，多様な生態機能を備えている。キチンナノファイバーの特徴を活かして，廃殻を有効利用した実用化に取り組んでおり，その一連の成果を紹介する。

2.2 カニ殻より単離される「キチンナノファイバー」[4]

　キチンは N-アセチルグルコサミンという単糖が直鎖状に連結した天然の多糖類である（図1）。セルロースはグルコースが連結した多糖類であるから，互いに類縁体の関係にあり，物性に

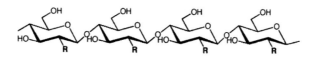

セルロース：R = OH
キチン：R = NHAc
キトサン：R = NH$_2$

図1　セルロース，キチン，キトサンの化学構造の違い

＊　Shinsuke Ifuku　鳥取大学　工学研究科　准教授

おいても共通点が多い。キチンはカニやエビ，昆虫の外皮，あるいはキノコやカビなど真菌類の細胞壁の主成分である。すなわち，これらの生物は強固な骨格を獲得する構造材としてキチンを製造し活用している。カニ殻に含まれるキチンの含有量は生息する環境や部位により異なる。例えば，深海に棲息するカニの殻は水圧に耐えるため，比較的カルシウム分が多いが，おおよそ30％のキチンが含まれる。カニ殻は植物の細胞壁と同様にナノファイバーから派生する階層的な構造をしている（図2）。すなわち，カニ殻はキチンナノファイバーとタンパク質が複合体を形成し，階層的に組織化され，その隙間に炭酸カルシウムが堆積している。カルシウムはキチンナノファイバーを支持する充填剤，タンパク質はカルシウムの析出と溶出を促す役割をしている。よって，これらの成分を除去すると支持体を失ったキチンナノファイバーは，比較的軽微な粉砕で容易に本来の微細構造に分解される。具体的には，まずカニ殻に含まれるキチンを単離する。炭酸カルシウムは酸による中和反応，タンパク質はアルカリによる可溶化によってそれぞれ除去できる。カニやエビ殻に含まれるトロポミオシンと呼ばれる筋原繊維タンパク質はアレルギー物質であるが，除タンパク処理を繰り返し行うことによって，検出限界以下まで精製できる。次いで，このカニ殻から単離したキチンを湿式の粉砕装置で処理することで完了する。粉砕装置としては例えば，電動の石臼式磨砕機や高圧衝突ホモジナイザーが挙げられる。すなわちキチンナノファイバーの製造工程は精製と粉砕のみであり，単純であるが，得られるキチンナノファイバーは幅がわずか10 nmと極めて細い（図3）。

　従来のキチンとは一線を画す，キチンナノファイバーの特徴として水に対する高い分散性が挙

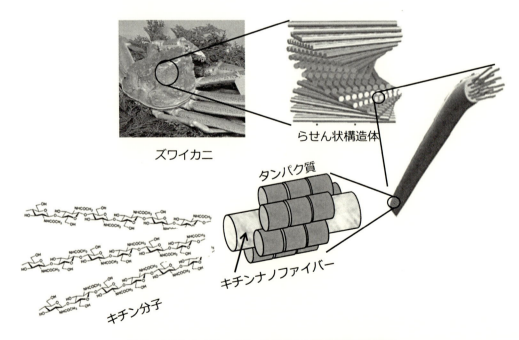

図2　キチンナノファイバーを含むカニ殻の階層的な構造

第5章　粉体

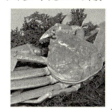
ズワイガニの殻

精製、粉砕

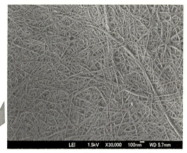
キチンナノファイバー

図3　ズワイガニの殻から単離されるキチンナノファイバー

げられる。高粘度で半透明な外観は高い分散性に伴う長繊維の絡まり合いと，微細な構造に伴う可視光線の散乱の抑制によるものである。よって，他の基材への配合や塗布，用途に応じた成形が可能である。キチンは工業的に製造されているが，その用途の多くはその脱アセチル誘導体であるキトサンや加水分解したグルコサミンの原料である。キチンがセルロースに次ぐ豊富なバイオマスでありながら，直接的な利用がほとんどない要因は不溶であり，加工性に乏しいためであるから，ナノファイバー化によってその課題が解決したことは，キチンの利用を促す上で重要な特徴である。

　キチンナノファイバーの製造方法は，他の生物においても適用可能であり，エビ殻やキノコからも同様のナノファイバーを得ることができる[5,6]。エビは東南アジアで大規模に養殖され，その廃殻はキチンナノファイバーの原料となり得る。また，キノコも一般に栽培され，食経験もあることから，機能性食品の用途において有望である。ただし，キノコは構成成分が異なり，その単離物はグルカンと複合体を形成していることが特徴である。キノコ由来のグルカンの一部は薬理機能が知られており，そのような多糖類と複合したキチンナノファイバーの生理機能を検証することは興味深い。キチンは地球上で多くの生物が製造するため，生物学的な分類によってそれぞれのナノファイバーについて，形状や機能，物理的，化学的な違いが明らかになれば面白い。例えば，昆虫の外皮や顎，針など強度の要求される部位はキチンが主要成分であるが，昆虫からも同様の処理によってキチンナノファイバーが得られるであろう。効率的なタンパク源として昆虫食が注目されており，アジアやアフリカなどの一部の地域では一般に食されている。今後，人口の増加や地球環境の変化に伴い昆虫食が世界的に広まっていく可能性がある。固い外皮は食用に適さないから，食品加工の工程で大量に外皮が発生するだろう。将来，昆虫が産業的に重要なキチン原料となるかも知れない。

2.3　キチンナノファイバーの特徴

　キチンナノファイバーの産業利用を進めるにあたって，関連物質であるセルロースナノファイ

バーとの特徴の違いを十分に把握しなければならない。セルロースナノファイバーの研究はキチンナノファイバーよりも相当に先行しており，国内外において大規模に利用開発が進められている。セルロースは樹木として地球上に大量に蓄積され，製紙や繊維，食品産業を中心に大量に利用されるため，原料の確保のしやすさ，価格の面でキチンは不利である。よって，キチンナノファイバーの実用化にはセルロースナノファイバーとの差別化が必要不可欠である。次に差別化において有効と思われるキチンナノファイバーの特徴や機能を紹介する。

　キチンを効率的に微細化するためには酸の添加が有効である[7,8]。これはキチンの表面にわずかにアミノ基が存在するためである。このアミノ基は除タンパクの工程で発生すると考えられる。キチンに含まれるアミノ基は酸性中でプロトン化され，表面に正の荷電が生じる。その結果，ナノファイバー間で静電的な反発力および浸透圧が生じるため，微細化が促進される。キチンは乾燥すると水素結合を伴って強力に凝集して微細化を困難にするため，乾燥は禁物であった。しかし，酸の添加によって，市販の乾燥キチンから比較的容易に粉砕できるようになった。もし紙の原料であるパルプを同様の処理でナノファイバーに変換できれば，大量のセルロースナノファイバーが製造できるが，セルロースは塩を生じるイオン性の官能基を持たないことと，細胞壁の階層構造がカニ殻よりも複雑であるため，パルプのナノファイバー化には相当の粉砕エネルギーを必要する。現状ではナノファイバーの製造コストは原料の固定費よりも粉砕にかかるコストが大半を占める。よって，キチンはセルロースと比べて高価であるが，ナノファイバー化の工程で低コスト化が可能かも知れない。

2.4　美容と健康を促進するキチンナノファイバー

　キチンの脱アセチル誘導体であるキトサン（図1）は抗菌性やダイエット効果が知られており，それらの機能を活かした製品が実用化されている。我々はキトサンナノファイバーも製造している[9]。一般に，キトサンはキチンを高濃度の水酸化ナトリウム中で加水分解することにより調製される。そして，キトサンナノファイバーは市販のキトサン粉末を粉砕することにより，容易に製造できる。すなわち，キチンはキトサンに変換しても，ナノファイバーの形体が保持されていることを示唆している。キトサンのナノファイバーとしての新しい利用についても期待している。

　キチンナノファイバーは生体に対する親和性が高く，また，ヒトも含めた多くの動物がキチナーゼを産生してキチンを分解できる。これは，カビが細胞壁にキチンを有しているためそれを分解すること，あるいは多くの動物が甲殻類や昆虫を捕食していることと関連している。このように，セルロースナノファイバーと差別化の可能なキチンナノファイバーの大きな特徴は生理機能であろう。キチンおよびキトサンは創傷や火傷の治癒が知られ，その効果を活かした医療用材料が製品化されている。我々はキチンの生体機能に着目し，キチンナノファイバーの生理機能を明らかにしている[10]。

第5章　粉体

2.4.1　皮膚への塗布による効果[11]

　キチンナノファイバーを塗布することにより皮膚の健康と美容を増進することを明らかにしている。例えば，キチンナノファイバーは創傷の治癒を促進する。背面に8 mmの円形の創傷を負ったマウスに対して，キチンナノファイバー分散液を患部に注入する。従来のキチン粉末と比較して，操作性が優れることがキチンナノファイバーの特徴である。8日後の組織学的な所見によると未処置群については，炎症性細胞の浸潤，血管の新生，痂皮による患部の被服が確認できた。これらは炎症期に特徴的な症状である。一方，ナノファイバー処置群については，炎症性細胞は減少して，新生血管は退縮しており，上皮組織および膠原繊維の再生が確認された。すなわち，ナノファイバーが治癒を促進して，炎症期から増殖期に移行したことを示唆している。この促進効果は従来のキチン粉末よりも顕著であり，ナノファイバーの表面を部分的に脱アセチル化した試験群が最も効果が高かった。また，キチンナノファイバーは健常な皮膚に対しても効果がある。健常なヘアレスマウスの背面にキチンナノファイバーを薄く塗布する。わずか8時間で表皮厚および膠原繊維が増加することが組織学的な評価によって確認できた（図4）。この効果は塗布に伴う繊維芽細胞増生因子（aFGFおよびbFGF）の産生が関連している。また，キチンナノファイバーの塗布により，外界からの刺激に対して保護するバリア膜を角質層に形成して，健康な皮膚の状態を長時間に亘って保持することがヒト皮膚細胞を積層した3次元モデルを用いて明らかになった。現在，このような皮膚に対する機能を踏まえて，キチンナノファイバーを配合した化粧品を民間企業と共同開発している。

2.4.2　服用に伴う腸管の炎症抑制[12,13]

　キチンナノファイバーが腸管の炎症を緩和する。デキストラン硫酸ナトリウムという薬物の刺激によって腸管に急性炎症を発症させたマウスに対して，希釈したキチンナノファイバーを飲料用タンクに充填して自由に摂取させる。3日～6日間の服用により腸管の炎症および線維症が大幅に改善されたことを組織学的な評価によって確認できた（図5）。キチンナノファイバーの服用に伴い，大腸組織内の核因子κB（NF-κB）が減少したこと，血清中の単球走化性タンパク質-1（MCP-1）の濃度が減少したことが関連している。NF-κBは急性および慢性炎症反応に関与するタンパク質複合体であり，MCP-1は炎症性サイトカインである。一方，従来のキチン粉末を服用しても炎症は改善しなかった。キチン粉末は水中で沈殿するため，腸管に留まること無く速

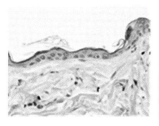 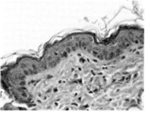

図4　キチンナノファイバーの塗布に伴う肌への効果
（左）塗布前，（右）キチンナノファイバーを塗布後8時間経過[11]

機能性化粧品素材

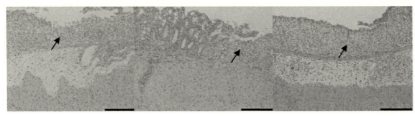

図5　キチンナノファイバーを服用した腸管の炎症の緩和
（左）服用前。（中央）キチンナノファイバーを服用，（右）キチン粉末を服用[12, 13]

やかに排出されるためであろう。

2.4.3　パンの成形性の向上

　キチンナノファイバーは伸びきり鎖結晶であるため，構造的な欠陥が生じにくく，素材の物性を向上することができる。ゆえに食品に配合した場合，その食感を改良することができるであろう。キチンナノファイバーは水分散液として製造されるため，食品への配合は容易である。キチンナノファイバーがパンの成形性を向上することを明らかにしている。パンの製造において小麦粉の使用量を20％減らすと当然のことながら，十分に膨らまない。しかし，予め小麦粉に対して微量のキチンナノファイバーを添加しておくと，小麦粉の減量前と同程度の体積のパンが得られる。また，薄力粉や中力粉は強力粉と比較してグルテンの含有量が少ないため，製パンには向かない。しかし，キチンナノファイバーを配合することにより通常の強力粉を使用した場合と同様に膨張した。これらの結果はキチンナノファイバーがグルテンと良好に相互作用してベーキングの際に内部に空気を内包する壁を形成するためと考えている。国産小麦は製麺用の中力粉が大半を占めるそうである。本知見はパン用途の国産小麦の利用促進に繋がるかも知れない。

2.4.4　表面キトサン化キチンナノファイバーのダイエット効果[14]

　キチンを中程度のアルカリで脱アセチル化した後，粉砕することによって，表面が部分的にキトサンに変換され，内部はキチン結晶が保持されたナノファイバーを製造することができる（表面キトサン化キチンナノファイバー）。キトサンはダイエット効果が知られており，特定保健用食品として認定されている。表面キトサン化キチンナノファイバーについてもダイエット効果があることを明らかにしている。マウスに脂肪分の高い食事を与えると皮下や肝臓に脂肪が蓄積して体重が増加する。しかし，表面キトサン化したナノファイバーを一緒に服用すると体重の増加が緩和され，従来のキトサンと同等のダイエット効果があった。これは分泌される胆汁酸がイオン的相互作用によりナノファイバーの表面に吸着されるためである。胆汁酸の吸着により脂肪の安定化が妨げられて吸収が抑制される。キトサンは溶解すると独特の収斂味があるが，一方でナノファイバーは良く分散するものの，溶解しないため無味無臭であり，ダイエット用の添加剤として有望である。

第5章 粉体

2.5 おわりに

　我々はカニ殻の利用促進のためにキチンナノファイバーの製造と供給を行う大学発ベンチャーの設立に取り組んでいる。そして，キチンナノファイバーが広く一般に利用されることを願い，「マリンナノファイバー」という商標を登録している。カニ殻はキチンナノファイバーを内包した組織体であるから，粉砕によって容易にキチンナノファイバーに変換することが可能であり，量産化は比較的容易である。一方で，社会的な要請を踏まえて，キチンナノファイバーの機能を明らかにして，有効な用途を見極めていくことは難しい。キチンナノファイバーの実用化においては先行するセルロースナノファイバーとの差別化は必須の課題である。例えば，キチンの化学構造的な特徴は極性の高いアセトアミド基を有し，強固な分子間あるいは繊維間の相互作用を引き起こす。また，脱アセチル化により正の電荷を持ち，反応性の高いアミノ基に変換されるため，表面の改質において有効である。この特徴は差別化において有効であろう。一方，上述のようにキチンナノファイバーに特徴的な多様な生体機能を明らかにしつつある。そのような新しい機能が明らかになったのも，キチンナノファイバーが均一に分散して塗布や服用による動物実験が可能になったためである。今後も医療分野を中心にキチンナノファイバーの潜在的な用途が明らかになると期待しており，キチンナノファイバーの大規模な利用を願っている。そのためには産学あるいは医工の連携が重要である。

文　　献

1) K. Abe, S. Iwamoto and H. Yano, *Biomacromol.*, **8**, 3276 (2007)
2) 伊福伸介, 高分子論文集, **69**, 460 (2012)
3) S. Ifuku, H. Saimoto, *Nanoscale*, **4**, 3308 (2012)
4) S. Ifuku, *et al.*, *Biomacromol.*, **10**, 1584 (2009)
5) S. Ifuku, *et al.*, *Carbohydr. Polym.*, **84**, 762 (2011)
6) S. Ifuku, *et al.*, *Materials*, **4**, 1417 (2011)
7) S. Ifuku, *et al.*, *Carbohydr. Polym.*, **84**, 762 (2011)
8) Y. Fan, T. Saito, A. Isogai, *Biomacromol.*, **9**, 1919 (2008)
9) A. K. Dutta, S. Ifuku, *et al.*, *Carbohyd. Polym.*, **97**, 363 (2013)
10) K. Azuma, S. Ifuku, *et al.*, *J. Biomed. Nanotechnol.*, **10**, 2891 (2014)
11) I. Ito, S. Ifuku, T. Osaki, *et al.*, *Carbohyd. Polym.*, **101**, 464 (2014)
12) K. Azuma, S. Ifuku, *et al.*, *Carbohyd. Polym.*, **87**, 1399 (2012)
13) K. Azuma, S. Ifuku, *et al.*, *Carbohyd. Polym.*, **90**, 197 (2012)
14) K. Azuma *et al.*, *Biomaterials*, **42**, 20 (2015)

【第Ⅲ編 皮膚への機能性原料】

第6章 肌荒れ改善剤・抗炎症剤

1 スリミングとスキンケア機能を併せもつ化粧品原料
～新規カルニチン誘導体 Hi-カルニチンの開発～

佐伯夕子*

1.1 はじめに

カルニチンは，生体内に広く分布し，脂質代謝系において重要な役割を果たしている物質である。日本においては2002年に食品としての使用が認可[1,2]されて以来，スリミングに効果的な成分として注目され，サプリメントや食品に広く用いられてきた。

皮膚においては，表皮細胞に存在するカルニチンが老化とともに減少すること，また誘導体の塩化レボカルニチンが経皮投与によって肌荒れ改善効果を発揮すること[3]や，カルニチン酒石酸塩が毛髪の成長期を延長させ，退行期を抑制し育毛効果を発揮することなどが報告されている[4,5]。

我々は，カルニチンの優れた機能をより効果的に皮膚において発揮させ，幅広い製品に配合可能な原料を得ることを目的とし，高い皮膚浸透性を持つカルニチン誘導体 Hi-カルニチン（略称：HLC，図1）を開発した。その結果，HLC は，浸透性向上により細胞内カルニチン濃度を効率よく高めることで，これまで知られていなかったスキンケア作用が明らかとなった。本稿ではHLCの開発と皮膚生理機能について紹介する。

1.2 Hi-カルニチンとは

1.2.1 カルニチンの働き

カルニチンは脂肪酸と結合し，これをミトコンドリア内へと運搬する。運ばれた脂肪酸はβ酸化によりアセチルCoAへと分解され，TCA回路，電子伝達系を経て，最終的に二酸化炭素と水へと分解される。この一連の脂肪酸分解過程で，エネルギー物質であるアデノシン三リン酸（ATP）が合成される。

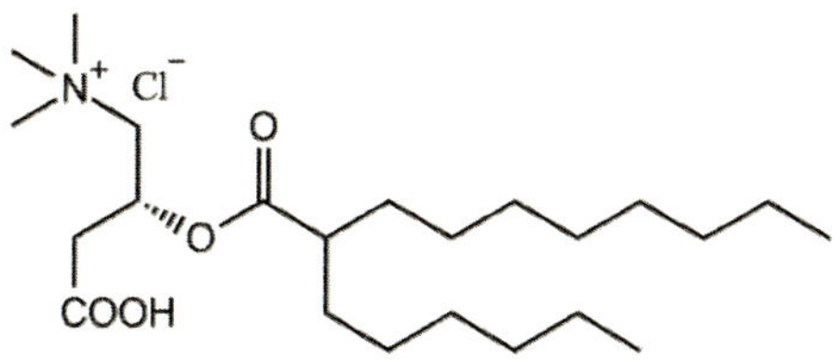

図1 Hi-カルニチン（HLC）の構造

---

* Yuko Saeki 昭和電工㈱ 事業開発センター 応用化学品研究所

よって細胞内のカルニチン濃度が上昇すれば，ミトコンドリア内へ脂肪酸が効率よく運搬・代謝されるため，β酸化経由のATP合成が促進される。このように生成されたATPは細胞の様々な活動に利用されるので，細胞の活性化が期待される。

このことから，皮膚細胞内のカルニチン濃度を高めて皮膚細胞を活性化することができれば，スキンケア効果が期待できる。しかしながら，カルニチンは親水性の物質であり，脂溶性物質を主成分とする皮膚のバリア構造への浸透力は不十分である。そこで，皮膚への浸透性が高いカルニチン誘導体の開発を行うに至った。

1.2.2 皮膚浸透性を高める化合物設計

高皮膚浸透性のカルニチン誘導体を開発するに当たり，皮膚浸透性は疎水度に依存するため，カルニチンの疎水度を増大させる修飾基の導入による誘導体設計を行った。また，皮膚浸透後に生体内で酵素分解を受けてカルニチンが生じるためには，修飾基とカルニチン間の結合が，皮膚内の酵素により分解されなければならない。さらに，化合物自体の安定性，市販または生体由来の非特異的エステラーゼでのカルニチンへの変換率，皮膚への刺激性，原料の安定性も考慮して修飾基をスクリーニングした。その結果，最もふさわしい修飾基として分岐脂肪酸であるヘキシルデカン酸を選択し，HLCを合成した。疎水性を上げるためには更に長鎖の脂肪酸が効果的ではあるが，水への溶解性が低下し化粧品処方上の難点があり，一方で，より短鎖の修飾剤は皮膚刺激性の懸念から排除された。

1.3 Hi-カルニチンの生理機能

皮膚への浸透性の向上を期待して設計されたHLCの皮膚浸透性を検証するとともに，皮膚や皮下の脂肪組織にどのような生理作用を引き起こすかを順次検証した。

1.3.1 皮膚浸透作用

三次元培養ヒト皮膚モデル（東洋紡社製）を用いて，HLCの皮膚浸透性をカルニチンと比較して評価した。ヒト皮膚モデルを二重拡散セルにセットし，表皮（ドナー）側に10 mMのHLCまたはカルニチン溶液を添加して，24時間培養し，真皮（リザーバー）側に到達したHLCおよびカルニチン濃度を測定した。図2に示す通り，HLCはカルニチンよりも皮膚浸透性が高く，皮膚内で生理活性本体であるカルニチンへ変換することが認められた。この結果から，HLCは，当初の目的であった高い皮膚浸透性を有し，皮膚内に効率的にカルニチンを供給可能な化合物であることが確認された。

1.3.2 脂肪分解促進作用

HLCの脂肪細胞に対する作用を評価した。分化誘導後の脂肪滴を蓄積したヒト白色脂肪細胞（東洋紡社製）に対し，HLCを添加して7日間培養し，脂肪の蓄積量をOil Red比色法により測定した。HLC 50 μM添加で細胞毒性はみられず，脂肪量だけがコントロールの約40％程度に減少しており，HLCが脂肪の分解を促進した結果，その蓄積を抑制することが示された（図3a）。実際の細胞内の脂肪蓄積の様子を明視野画像でみてみると，コントロールでは分化20日後には

第6章　肌荒れ改善剤・抗炎症剤

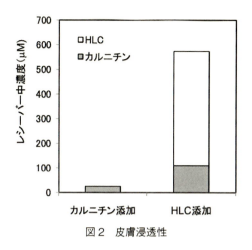

図2　皮膚浸透性

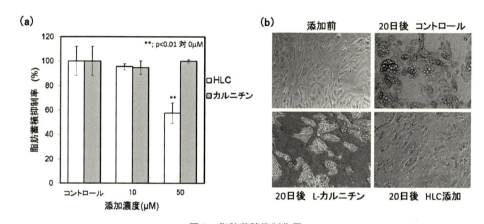

図3　脂肪蓄積抑制作用
(a) Oil Red 法による脂肪定量，(b) 脂肪細胞内の脂肪蓄積

多くの脂肪滴を細胞内に蓄積しているのに対し，HLCを投与した細胞では脂肪滴が少なく，粒径が小さくなっていることが分かった（図3b）。また，HLCの脂肪分解促進作用は，カルニチンを添加した時よりも高く，誘導体化により細胞内へのカルニチンの供給量も増加したためと考えられた。つまり，カルニチンよりもHLCは高いスリミング効果が期待できるといえる。

1.3.3　表皮バリア関連因子に対する作用と保湿効果

ヒト正常表皮角化細胞と三次元培養ヒト皮膚モデル（クラボウ社製）を用いて，表皮バリアに対するHLCの作用を評価した。ヒト正常表皮角化細胞に対し，HLCを添加して24時間培養した後，コーニファイドエンベロープ（CE）の形成に関連する因子（インボルクリン，ロリクリン，トランスグルタミナーゼ1，フィラグリン）のmRNAの発現量をqRT-PCRで定量した結果，HLCを添加することで，いずれの因子においても発現量の増加が認められた（データ非掲載）。また，同細胞に対して，Ca^{2+}による分化誘導と同時にHLCを添加し，4日間培養後のCE形成

数を測定したところ，HLC 10μM添加でCE形成数の増加が認められた（図4）。また，同条件におけるセラミド産生を定量したところ，HLCは濃度依存的にセラミド産生促進をしていることが分かり，その作用はカルニチン添加時よりも高いことも確認された（図5a）。これらのことから，HLCは表皮細胞に対しCE形成やセラミド産生を促すことでバリア機能を改善させる効果が期待された。

実際にバリア機能に対する効果を見るために，三次元培養ヒト皮膚モデルに対して，HLCまたはカルニチンを添加して24時間培養後，これらを除去してさらに培養を継続し，経時的に経表皮水分蒸散量（TEWL）を測定した。その結果，培養開始後72時間でHLC添加によりTEWL

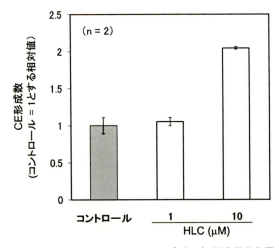

図4 コーニファイドエンベロープ（CE）形成促進作用

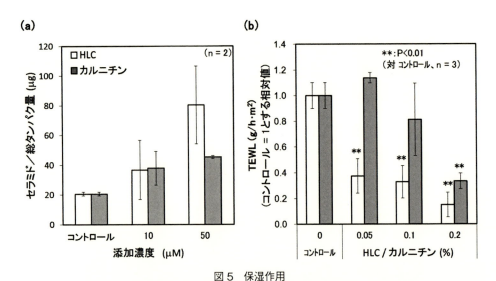

図5 保湿作用
（a）セラミド合成促進作用，（b）経表皮水分蒸散量（TEWL）抑制作用

第6章 肌荒れ改善剤・抗炎症剤

値が有意に減少し，カルニチンよりも低濃度において高いバリア機能の改善が認められた（図5b）。

これらのことから，HLCは，表皮バリア関連因子の遺伝子発現を高めて，CEの形成を促進することで表皮細胞のバリア機能を高め，保湿効果を発揮することが示唆された。

1.4 おわりに

新規カルニチン誘導体HLCは，カルニチンよりも高い皮膚浸透性を有し，かつ皮膚内でカルニチンに変換されることから，カルニチンを効率的に皮膚内に供給することを可能にした。この誘導体化によって，従来の脂肪細胞での脂質代謝促進の効率化だけでなく，エネルギー産生向上による皮膚細胞の賦活効果も見いだされた。その結果，表皮細胞でCE形成促進と皮膚バリア改善作用など，カルニチンの皮膚における新たなスキンケア作用を見出すに至ったものと考えられる。

さらに我々は，HLCがその高い皮膚浸透性と細胞賦活効果により，真皮線維芽細胞においてもコラーゲンおよびエラスチンの産生を促進する抗老化作用[6]や，毛乳頭細胞の増殖促進とTGFβの発現抑制による育毛作用[7]，皮脂腺から分泌される皮脂抑制作用の可能性も明らかにしてきた。

以上のことから，HLCは，カルニチンとして従来知られていたスリミング作用や肌荒れ改善作用だけでなく，保湿や抗老化といったスキンケア品やさらにスカルプケアを目的とした化粧品などへの幅広い製品展開が期待される。

文　　献

1) 厚生労働省医薬局長通知, 医薬発第1115003号, 平成14年11月15日
2) 厚生労働省医薬局食品保健部基準課長通知, 食基発第1225001号, 平成14年12月25日
3) 丹野修, 原武昭憲, *Fragrance J.*, **33** (8), 82 (2005)
4) K. Foitzik *et al.*, *Exp Dermatol.*, **16** (11), 936 (2007)
5) K. Foitzik *et al.*, *J Dermatol Sci.*, **48** (2), 141 (2007)
6) 新林良太ほか, *Fragrance J.*, **43** (4), 54 (2015)
7) 新林良太, *J Hair Sci.*, **112**, 134 (2013)

2 新コンセプトの製剤開発を可能にするビタミンC誘導体

平　德久*

2.1 はじめに

　ビタミンC（別名：アスコルビン酸，以下VCと略）は，食品，医薬品，飼料といった様々な用途で利用されており[1]，皆にとって非常に親しみのあるビタミンである。このVCは，メラニン産生抑制作用，コラーゲン産生促進作用，抗酸化作用等の様々な作用を持っており，化粧品分野でも非常に有用な成分である。しかし一方で，VCは非常に不安定な物質で，水溶液中で容易に分解し着色が起こるという欠点も知られており，処方開発の弊害となっていた。

　現在までに，その安定性を克服すべく，VCにリン酸基を導入したアスコルビルリン酸エステル塩，グルコースを導入したアスコルビルグルコシド等に代表される，様々なVC誘導体が開発され市場に流通している[2]。それらVC誘導体の登場により，VCに関する化粧品への応用研究が盛んに行われてきた。それを示す一つのデータとして，文献検索に用いられるSciFinderにて，化粧品関連のVCについて検索を行うと，1980年以降に出版された文献数は約13,500件あり，1995年辺りから急激に増加している（図1）。このことからも，VCは古くから使用されている原料ではあるが，過去の成分ではなく今も盛んに研究開発が行われていることがわかる。その反面，様々な研究開発が行われている為，従来のVC誘導体と差別化し新コンセプトを打ち出すことが困難な状況となってきている。

　そこで我々は，VCにグリセリンを結合させた数種の新規VC誘導体'グリセリルアスコルビ

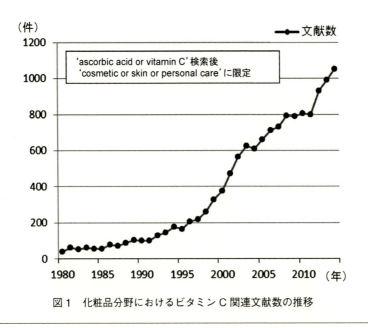

図1　化粧品分野におけるビタミンC関連文献数の推移

＊　Norihisa Taira　㈱成和化成　研究部

第6章 肌荒れ改善剤・抗炎症剤

ン酸（Amitose® VC）シリーズ'を開発した。本稿では，それら新規VC誘導体を配合することにより，新コンセプトの製剤開発を可能にする，各種グリセリルアスコルビン酸の特徴について紹介する。

2.2 Amitose VCシリーズについて
2.2.1 グリセリルアスコルビン酸とは

VCと同様に古くから皆に親しまれており，優れた保湿性能を有した成分としてグリセリンがある。グリセリンは，皮膚保湿作用，ターンオーバーの正常化作用，皮膚の刺激緩和作用といった，化粧品には欠かすことのできない優れた機能を有している[3]。グリセリルアスコルビン酸は，これら有用性を持つグリセリンがVCに結合した成分である。それゆえ，グリセリルアスコルビ

表1 各種グリセリルアスコルビン酸の構造および性能

有効成分名	製品名	構造	性能・性質
グリセリルアスコルビン酸（VC-2G）	Amitose 2GA		広pH領域で安定なVC
3-グリセリルアスコルビン酸（VC-3G）	Amitose 3GA		細胞内抗酸化作用を発揮 トータルエイジングケアが可能
ビスグリセリルアスコルビン酸（VC-DG）	Amitose DGA		ノニオン性の水溶性VC誘導体 粘性製剤への配合が容易
ヘキシル3-グリセリルアスコルビン酸（VC-HG）	Amitose HGA		高いメラニン産生抑制作用
ミリスチル3-グリセリルアスコルビン酸（VC-MG）	Amitose MGA		O/W型乳化機能でVC乳化が可能 抗菌効果
3-ラウリルグリセリルアスコルビン酸（VC-3LG）	Amitose 3LGA		セラミド産生促進 細胞内抗酸化システム活性化

ン酸は，メラニン産生抑制作用やコラーゲン産生促進作用等のVC由来の機能と，グリセリン由来の優れた保湿作用を併せ持つ，従来のVC誘導体には無かった'保湿型VC誘導体'だといえる。このグリセリルアスコルビン酸はグリセリンの結合位置や結合数の違い，結合するアルキル基の違いにより，性能や性質が異なる成分となる。これら種々のグリセリルアスコルビン酸を表1に示す。

表1に示すグリセリルアスコルビン酸は，従来にはなかった保湿型VC誘導体であり，それぞれに特徴的な性能を持っているため，この成分を配合することで新コンセプトの製剤開発を可能にする。次項以降に，各種グリセリルアスコルビン酸について概説する。

2.2.2 グリセリルアスコルビン酸の保湿作用について

グリセリルアスコルビン酸の特徴的な作用として保湿作用がある。それを検証するため，グリセリルアスコルビン酸の吸保湿試験を行った。経時的な質量変化より，被験物質1分子当たりが保持する水分子数を算出した。図2に示すように，高湿度状態においても，VCはほぼ水分子を保持しないのに対し，グリセリルアスコルビン酸は水分子の保持能が高く，優れた保湿剤であるグリセリンよりも高かった。また，低湿度状態においてはグリセリンよりも水分子を徐放することが確認された。このグリセリルアスコルビン酸はその作用により，ヒトに連用することで角層水分量を増加させ，それに伴い肌荒れ改善，経表皮水分蒸散量の低下，キメ改善等の効果を発揮することも確認されている[4,5]。

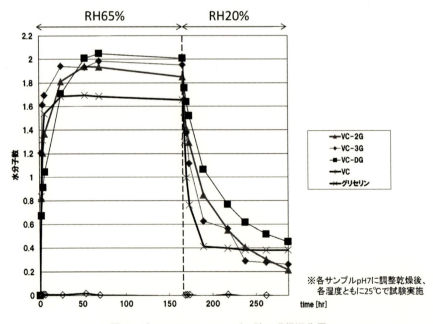

図2 グリセリルアスコルビン酸の吸保湿作用

第6章 肌荒れ改善剤・抗炎症剤

2.3 各種グリセリルアスコルビン酸の有用性について
2.3.1 広pH領域で安定な'グリセリルアスコルビン酸(VC-2G)'

VCは水溶液中で非常に不安定な物質であることが知られている。それはアスコルビン酸が持つ特徴的な構造の,2,3-エンジオールおよびラクトン環構造が原因である。VC-2Gは,このエンジオール基の2位水酸基にグリセリンを結合させた誘導体で,広いpH領域で安定であることを見出した。

VC-2Gおよび比較品の2wt%水溶液をpH 5,7,9にそれぞれ調整し,50℃で3ヵ月間保存し,HPLCによって各成分の残存量を測定し安定性評価を行った。図3に示すように,pH 5〜pH 9の幅広い領域でVC-2Gの高い残存が確認された。従来のVC誘導体では,弱酸性や弱アルカリ性のいずれかでのみ高い安定性を示すものが多かったが,VC-2Gは広いpH領域で安定なVC誘導体であることが確認された。

2.3.2 多角的エイジングケアを可能にする'3-グリセリルアスコルビン酸(VC-3G)'

前述のようにVCは様々な作用を持った成分であるが,その中でも注目すべき作用に抗酸化作用がある。この作用は,日常の紫外線曝露等によって生じる活性酸素種(ROS)を消去することができ,光老化を抑えることができる。VC-3Gはこの抗酸化作用を持ったVC誘導体である。

正常ヒト表皮角化細胞を播種し,VC-3Gを含む培地にて1日培養し,培地を取り除いた後,ROS反応性プローブ(DCFHDA)を細胞内に取り込ませ,酸化ストレス処理(UVB照射:50 mJ/cm^2,過酸化水素:0.25 mmol/L)後に蛍光強度を測定した。その結果,VC-3Gを添加することで,UVBおよび過酸化水素いずれの酸化ストレスに対しても,有意に細胞内ROS量を減少させることが確認された(図4)。

VC-3Gはその他にも,この抗酸化作用や保湿作用に関連し,細胞障害緩和,コラーゲン分解抑制,タンパク質のカルボニル化の抑制,IL-1RA/IL-1α比の低下等の作用も確認されている[6,7]。さらに,メラニン産生抑制作用やコラーゲン産生促進作用等のVC由来の作用も持ち,VC-3G一つの成分で,多角的なエイジングケアを可能にすることができる。

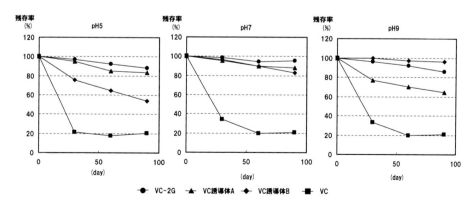

図3 VC-2G 各pHにおける水溶液中での安定性(50℃保存)

2. 3. 3　粘性製剤への応用を容易にする‘ビスグリセリルアスコルビン酸（VC-DG）’

VC の主な問題点は，前述したように分解や褐変に代表される安定性の悪さである。加えて，それと同じく問題視されているのが，乳化物やジェルなどの粘性製剤に，VC を配合した際に生じる乳化系の破壊や粘度低下である。この原因は，VC 分子中のエンジオールが強いイオン性を示すためである。VC-DG の最大の特徴は，解離基であるエンジオールに 2 分子のグリセリンをそれぞれ結合させることによって，ノニオン性の誘導体に分子設計した点である。そのため，VC やその誘導体では難しかった乳化物やジェルなどの粘性製剤への配合が，VC-DG では容易に行うことができる。

図 5 は VC-DG を配合した乳化物の安定性を示したものである。VC や VC 誘導体を配合した

図 4　VC-3G の細胞内抗酸化作用

● 試験処方

	比較クリーム	VC-DG配合クリーム
Amitose DGA*1	－	10
VC、VC誘導体	1	－
MONTANOV 68*2	5	5
スクワラン	10	10
SEPIGEL 305*3	0.5	0.5
セイセプト-H*4	0.3	0.3
KOH*5	適量	適量
水	残量	残量

＊1：Amitose DGA（株式会社成和化成製）は、主として、VC-DGを50%含む。
＊2：セテアリルグルコシド、セテアリルアルコール
＊3：ポリアクリルアミド、水添ポリイソブテン（または（C13,14）イソパラフィン）、ラウレス-7、水
＊4：エトキシジグリコール、メチルパラベン、フェノキシエタノール、プロピルパラベン、ブチルパラベン、エチルパラベン
＊5：比較クリームはpH7に、Amitose DGA配合クリームはpH4.5に調整した。（各化合物の安定なpHに調整）

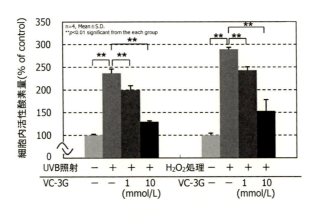

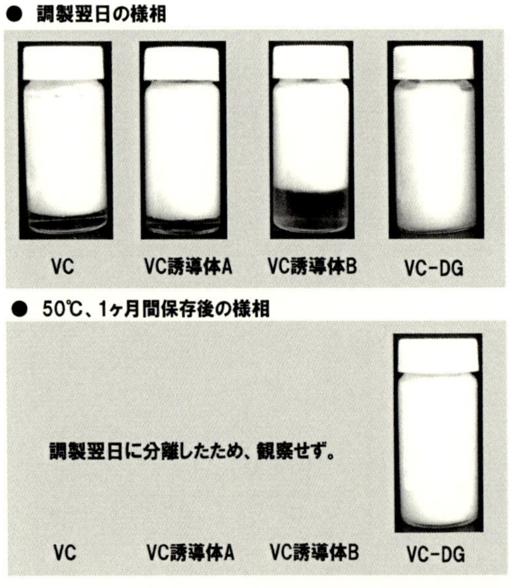

図 5　VC-DG の乳化安定性

第6章　肌荒れ改善剤・抗炎症剤

場合では調製翌日に分離した乳化物の処方においても，VC-DG配合乳化物は50℃で1ヵ月間保存後も分離せず乳化状態を保っていた。また，VC-DGはジェル状化粧水に配合した際もほとんど粘度低下しないことも確認されている[5]。

つまり，VC-DGはグリセリンによるエンジオールの封鎖によって乳化物やジェル製剤への配合が容易になったノニオン性VC誘導体であると言える。それゆえ，VC-DGはVCやその誘導体ではこれまで困難であった様々な粘性製剤への応用が可能なVC誘導体である。

2.3.4　高いメラニン産生抑制作用を発揮する'ヘキシル3-グリセリルアスコルビン酸（VC-HG）'

VCはメラニン産生抑制作用を持っているが，水溶性化合物であるため表皮浸透性が低く，実使用において十分な効果を発揮させようとした場合，浸透を促進させるための工夫が必要であった。VC-HGは，分子内に低炭素鎖長のアルキル基を導入することで，水溶性のVC誘導体でありながら浸透性を高めた画期的なVC誘導体である。以下の試験でその検証を行った。

ヒト3D表皮モデル「LabCyte EPI-MODEL12（J-TEC製）」を撹拌子とレセプター液の入ったスクリュー管にセットし，VC-HG 1 wt%水溶液を表皮モデルに添加し，レセプター液を37℃で撹拌しながら，経時でHPLCにてレセプター液のVC-HG量の定量を行った。その結果，VCは浸透率が5%に満たなかったのに対し，VC-HGは20%以上の高い浸透率を示した（図6）。

また，マウスメラノーマB16 4A5を用い，テオフィリン誘導系におけるメラニン産生抑制試験を行ったところ，高い作用を発揮することが確認された。その作用は，VCや従来のVC誘導体では効果が確認されなかった濃度においても，高いメラニン産生抑制作用を発揮し，美白有効成分でありメラニン産生抑制剤として汎用的に使用されているβ-アルブチンよりも高い作用を示した[8]（図7）。

上記の浸透性およびメラニン産生抑制作用の結果より，VC-HGは皮膚に塗布した際にも高いブライトニング効果を発揮すると考えられる。

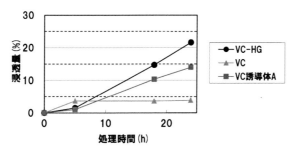

図6　VC-HG表皮浸透性について

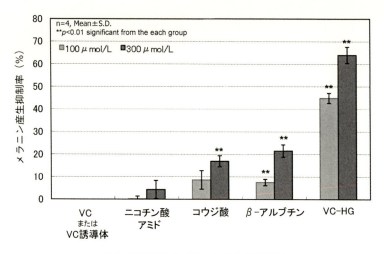

図7　VC-HG のメラニン産生抑制作用

2.3.5　VC で乳化することを可能とする'ミリスチル 3-グリセリルアスコルビン酸（VC-MG）'

現在までに多くの VC 誘導体が開発されているがその多くは水溶性成分であった。しかし，VC-MG は VC およびグリセリンの親水性部位と，ミリスチル基の親油性部位を同一分子内に併せ持った分子設計にすることで，これまでの VC 誘導体には無かった乳化性能を持った画期的な VC 誘導体である。

VC-MG と各種成分との相溶性を確認するため，VC-MG と図 8 記載の各種成分を 1：10 の配合割合で混合し，様相の観察を行った。その結果，図 8 に示すように，BG やペンチレングリコールといった分子中に親油性部を持つ水溶性成分に溶解し，親水性部を持つ極性油のトリ（カプリル酸 / カプリン酸）グリセリルに溶解することが確認された。このことから，VC-MG は適度な親水性質と親油性質を併せ持っていると考えられる。これは，VC にグリセリンおよびミリスチル基を導入することで特徴的な構造とし，VC のエンジオールを封鎖しノニオン性にしているためだと考えられる。

VC-MG は上記特徴的な性質を利用することで，これまで実現できなかった'VC で乳化を行う'という全く新しいコンセプトでの製剤開発を可能にする（図 9）。VC-MG はその他にも，アクネ菌の増殖抑制作用，コラーゲン産生促進作用等もあり[9]，これら有効性を期待した製剤開発も可能とする成分である。

第6章　肌荒れ改善剤・抗炎症剤

成分	水溶性成分			
	水	グリセリン	BG	PD
様相	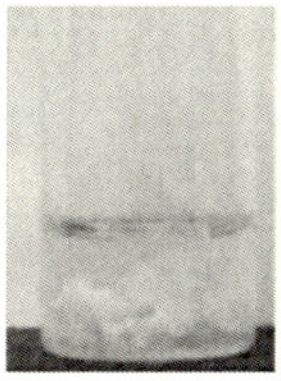	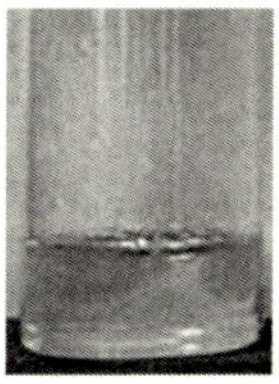	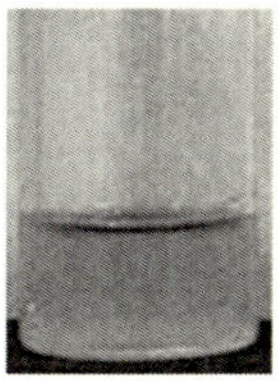	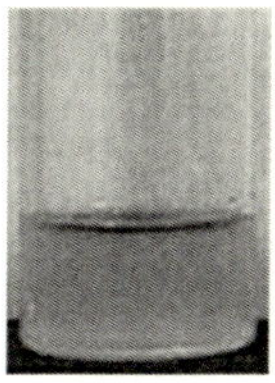
溶解性	溶解せず	溶解せず	溶解	溶解
成分	油性成分			
	トリ(カプリル酸/カプリン酸)グリセリル	オリーブ油	シクロペンタシロキサン	スクワラン
様相	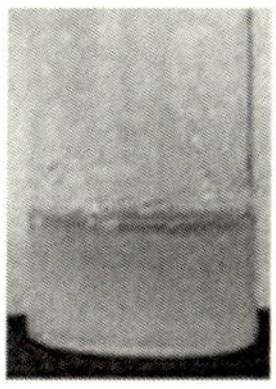	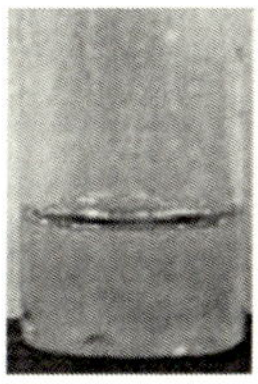	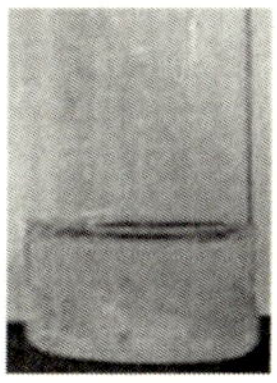	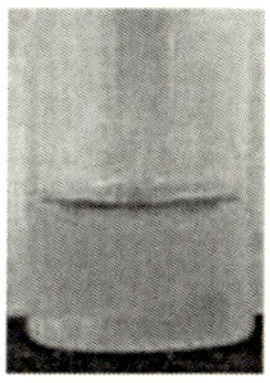
溶解性	溶解	溶解せず	溶解せず	溶解せず

図8　VC-MG各種成分との溶解性

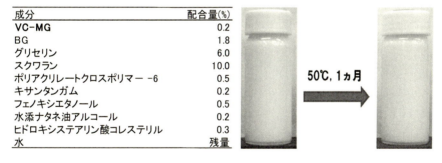

成分	配合量(%)
VC-MG	0.2
BG	1.8
グリセリン	6.0
スクワラン	10.0
ポリアクリレートクロスポリマー-6	0.5
キサンタンガム	0.2
フェノキシエタノール	0.5
水添ナタネ油アルコール	0.2
ヒドロキシステアリン酸コレステリル	0.3
水	残量

図9　VC-MG乳化物の安定性

2.4　おわりに

　本稿で紹介したように，各種グリセリルアスコルビン酸は保湿機能を持ち，さらにそれぞれ特徴的な性能を持ったVC誘導体である。現在までには無かった，これら特徴的な性能を活かすことで，VC誘導体を配合した新コンセプトの製剤開発の一助となれば幸いである。また，本稿で紹介できなかったVC-3LGについては，本書第8章の老化防止の項に記載しているのでそちらをご参照頂きたい。

文　　献

1) 伊藤忍, *Fragrance Journal*, **38 (10)**, 81〜85 (2010)
2) 伊藤忍他著, "プロビタミンC", フレグランスジャーナル社, 57〜65 (2014)
3) J. W. Fluhr, R. Darlenski, C. Surber, *British Journal of Dermatology*, **159**, 23〜34 (2008)
4) 中村清香他, *Fragrance Journal*, **42 (2)**, 37〜41 (2014)
5) 松岡桓準他, *J. Soc. Cosmet. Chem. Jpn.*, **48 (3)**, 200〜207 (2014)
6) 勝山雄志他, 日本香粧品学会誌, **39 (2)**, 89〜94 (2015)
7) 佐々裕介他, *Fragrance Journal*, **43 (9)**, 45〜49 (2015)
8) 松岡桓準他, *J. Soc. Cosmet. Chem. Jpn.*, **49 (1)**, 32〜35 (2015)
9) 平徳久他, *Fragrance Journal*, **43 (3)**, 30〜33 (2015)

3 植物抽出物によるリシルオキシダーゼの再活性化並びに，表皮角化細胞の接着及び分化プロセスにおける有用性の研究と報告

Reymermier C., Cenizo V., Degrave V., Saget J., Gaillard C.,
Boher A., Grenier S., Bonnet S., Bechetoille N., André-Frei V.*

3.1 はじめに

加齢により，表皮組織は収縮し，キメの流れや乱れを伴いながら表面の粘弾性が低下するが，一方真皮組織においては，コラーゲン産生が低下することが知られている。熟年肌に特徴的な表面形態の乱れやシワの出現は，表皮の接着構造や立体的な組織構造により保たれている張力に起こる変化が原因していると考えられる。表皮組織の老化現象として，表皮組織の薄層化が挙げられるが，これは表皮基底細胞の増殖の低下や表皮細胞の分化プロセス上で起こる加齢変化が，表皮組織の接着構造の低下を引き起こしていると特徴づけられている[1~4]。この様に表皮のターンオーバーは，表皮組織細胞の接着並びに組織構造に影響を及ぼしている。

表皮の分化細胞は14日周期で角化しているが，70歳における表皮のターンオーバー（角層を除く）は遅く，30歳の周期と比べ，約2倍の時間を要する。熟年層において，創傷治癒が遅いのはこのためである。

しかしながら，乾癬などの皮膚疾患では，基底細胞が過増殖の状態にあることから，表皮組織のターンオーバーが異常に早く[5]，その周期はおよそ8～10日間で短いと考えられている。更に，この短いターンオーバー周期は，表皮肥厚並びに表皮角化細胞の未成熟な分化状態と関連性が示唆されている。つまり，表皮の組織構造は表皮のターンオーバー周期に依存することから，スキンケアにおいて，この点を注意深く論ずる必要がある[6]。

近年の研究によると，毛穴の広がりが観られる毛穴周辺部の表皮組織は，表皮の肥厚を伴い，更に鍾乳石の様に真皮組織に深く伸張しているとの報告もある。リシルオキシダーゼ（LOX）は銅含有アミンオキシダーゼでファミリーに5つのアイソザイムの存在が知られている。

LOX の発現は真皮並びに表皮で確認されており，酵素活性領域がコラーゲンの架橋に関与し，プロペプチド領域は表皮細胞の分化に関与するとの報告や[8]，更に，細胞外マトリックスの構造の喪失につながる代謝機構から，構造タンパク質を保護することが知られているが，LOX の酵素活性並びに発現量自体も加齢に伴い減退することが示唆されており[8]，更に，真皮組織に発現する LOX の酵素活性阻害は，基底膜や真皮の構造に乱れを誘導する[9]。また，LOX の発現は，基底層直上細胞が分化へと移行する初期の段階で，その発現が一過性に上昇し，更に shRNA の導入により LOX の遺伝子発現を強制的に抑制した研究では，初期分化マーカーの発現の遅延により，表皮顆粒層並びに，角層の形成を乱すことが報告されている[11]。これらの知見を踏まえ，加齢に伴い減退する LOX の発現を促進させた上で，表皮の分化マーカーの回復を指標に，表皮

---

* BASF Beauty Creations, Beauty Care Solutions France SAS

の接着構造や立体的な組織構造が改善するのではないかとの仮説を立て検証を行った。

3.2 創薬手法と結果

　創薬評価に先んじて，表皮角化細胞の分化移行とLOX遺伝子の発現の上昇（mRNA及びタンパク発現レベル）の相関性を調べることを目的に特別な表皮細胞の特別な単層培養モデルの開発を行った結果，同モデル上で表皮角化細胞の分化移行とLOXのmRNA発現が上昇することが観察され，創薬において同モデルが適切なモデルであることを確認した。次に，熟年ドナー由来の表皮角化細胞を用い，LOXの遺伝子発現を促進する薬剤の開発を目的に，プロテオーム解析によるスクリーニングを行った結果，有用なポテンシャル薬剤としてCIE（Cichorium intybus extract）を選別した。

　更に表皮の分化プロセスや接着構造の再活性化に果たすCIEの有用性を検証する目的で，独自三次元皮膚モデルであるMIMESKIN™上で，分化マーカーを指標に検討し，追補的に，熟年ドナー由来の線維芽細胞の単層培養モデル上で，Ⅰ型コラーゲンの線維産生に関する2種類のアッセイを行った。最後に，CIEのスキンケア有用性の検証に，深いシワ，表面形態，弾力性，毛穴の開きなどの評価項目で臨床評価を行った。

3.2.1 表皮角化細胞の分化とLOXの遺伝子発現の上昇の相関性

　42歳ドナー由来の表皮角化細胞の単層培地モデルで，定量的逆転写ポリメラーゼ法（Q-RT-PCR）により，全mRNA量の定量を行い，別途48歳ドナー由来の表皮角化細胞単層培地モデルで，ウエスタン・ブロッティング法により，43kDaのLOXタンパク質の定量を行った結果，表皮角化細胞はコンフルエンス後2日目から，インボルクリンの遺伝子発現の上昇に伴い，LOXのmRNAの発現が8倍に上昇した。またLOXのタンパク質量も上昇した（データ非開示）。

3.2.2 LOXの遺伝子発現におけるCichorium intybus extract（CIE）の有用性検証の結果

　CIEは量依存的にLOXの発現を上昇させた（mRNA並びにタンパク質レベル）。

3.2.3 表皮の分化プロセス並びに接着におけるCichorium intybus extractの有用性

　表皮角化細胞は自身が角化することで角層バリアの形成を行う細胞であるが，表皮のこの恒常性や健全性においてCIEによるLOXの発現が果たす役割を，表皮の分化マーカーや表皮組織の接着性を指標に検討を行った。

3.2.4 LOXの産生促進が表皮の増殖，分化，接着マーカーに及ぼす影響を評価

　CIEによるLOXの発現誘導が，Ki67，トランスグルタミナーゼ1（TG1），デスモコリン1（DSC1）の発現に及ぼす影響を，当社独自三次元皮膚モデルであるMIMESKIN™上で免疫組織染色法によりタンパク質発現を測定した結果，トランスグルタミナーゼ1（TG1）並びに，デスモコリン1（DSC1）のタンパク発現は上昇したのに対し，基底細胞の増殖マーカーであるKi67の発現に変化は観察されなかった（図2　走査型電子顕微鏡）。

　本検討結果から，LOXは表皮角化細胞の分化の初期時に必要であり，LOXの発現促進と表皮

第6章　肌荒れ改善剤・抗炎症剤

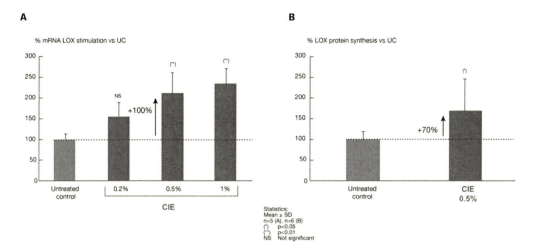

図1　CIEの有用性検証
A：熟年ドナー由来の正常表皮角化細胞の単層培地モデル上で，定量的逆転写ポリメラーゼ活性法（qRT-PCR）を用いて，LOXの全mRNAを定量した。平均+/−標準偏差，CIE0.5%を添加していない培地を非処置コントロールとした，$n=5：p<0.05$。
B：ウエスタン・ブロッティング法により，LOXのタンパク質量を定量した。
平均+/−標準偏差 非処置コントロール，$n=6^{*}：p<0.05$。

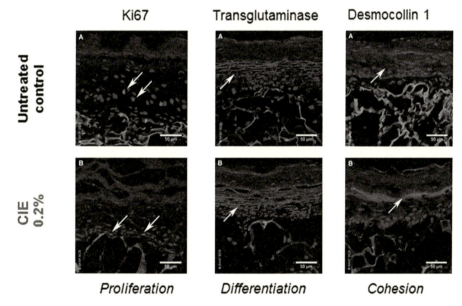

図2　表皮角化細胞の各マーカーの発現と局在（白矢印）を免疫組織染色で確認した
50歳以上の熟年ドナー細胞由来のMIMESKIN™を作成し，走査型電子顕微鏡により画像採取し，解析を行った。スケール：50μm。
CIE0.2%を添加したMIMESKIN™培地を処置とし，添加しない培地を非処置とした。基底細胞増殖マーカーであるKi67を赤で表示，分化マーカーであるトランスグルタミナーゼ：TG1並びにデスモコリン-1：DSC-1を赤色で表示し，カウンター染色としてDAPIによる核染色を行った。

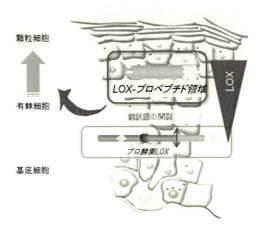

図3　表皮組織形成におけるLOXの局在
(http://atlasgeneticsoncology.org/ から改変)

顆粒層におけるトランスグルタミナーゼ1（TG1），デスモコリン（DSC1）発現促進結果との関連性が示唆された。

　今回の検討ではLOXの遺伝子発現の誘導と表皮の各分化マーカーの発現が回復するという関連性が示された。表皮の接着構造や立体的な組織構造の観点から，代表的な抗老化薬剤であるレチノールとCIEの作用機構上の大きな相違点も示された。すなわち表皮へのレチノールの作用機構は，表皮基底細胞の過増殖誘導することから，正常な表皮の組織構造を乱し，更に皮膚組織へダメージとなる異物の皮内への侵入の可能性を高めてしまう懸念があるが，一方CIEの作用機構は，分化移行時の初期段階，つまり表皮有棘細胞においてLOX遺伝子の発現を誘導することであり，別共著文献[10]において作用機構の提案を示した通り，特にLOX酵素のプロペプチド領域が，表皮の接着構造や立体的な組織構造上の回復や維持に必須である表皮顆粒層並びに角層形成に影響を与えることである（図3）。

3.3　I型コラーゲンの産生に関する追補 in vitro 評価

　LOXは真皮に発現しコラーゲン線維の架橋酵素であることから，CIEによるI型コラーゲン産生促進作用を，線維芽細胞単層培地上で，DELPHIA並びに免疫細胞染色により検討を行った結果，CIEは用量依存的にI型コラーゲンの産生を高めた（図4-A）。更に0.5％の濃度でI型コラーゲンの線維の集積化が増大したことを確認した（図4-B）。

3.3.1　臨床評価

　健常白人ボランティア62名に対し，CIE 2％又は0.07％のレチノールを配合した同乳化物試料を一日2回，二カ月間にわたり，連用処置を行った。シワ並びに皮膚の表面形状については計器測定を行い，毛穴の開き，弾力性，キメの乱れに関して臨床スコアによる評点化の上，処置前後で比較検討を行った。

第 6 章　肌荒れ改善剤・抗炎症剤

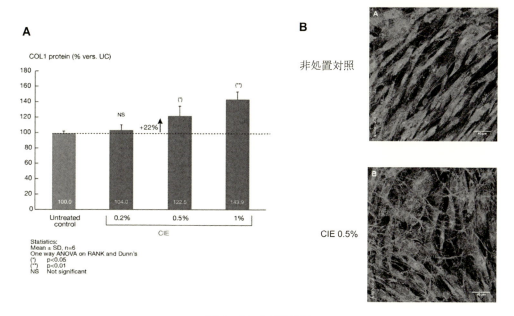

図 4　CIE の効果検証
A：老齢ドナー由来の真皮線維芽細胞単層培地モデルに，3 濃度の CIE をそれぞれ処置し，DELPHIA 法により I 型コラーゲンのタンパク質量の定量を行った。CIE 含まない培地を非処置とした。
B：CIE 0.5％の一濃度による処置し，I 型コラーゲン線維の免疫細胞染色により，定量を行った。スケール：40 μm。

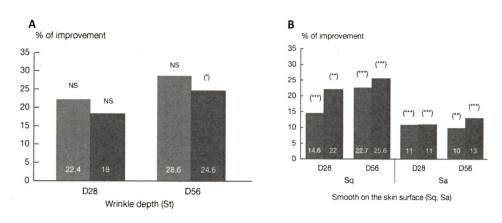

図 5　CIE 2％又はポジティブ対照としてレチノール 0.07％含む乳化物試料を連用処置し，処置前並びに開始後 28 日と 56 日目に肌の表面形態を計器測定した
A：シワの深さの測定，B：表面形状，平滑性の測定

3.3.2　CIE は肌の表面形態を整えた

処置前後の測定値を比較検討した結果，CIE 2％を含む乳化物試料の処置群に表面形態に関す

る Sq 並びに Sa パラメーターは，それぞれ 25％と 13％の改善を示し，更に深いシワに関する St パラメーターは 25％の改善を示した（図 5）。

3.3.3 CIE は毛穴の目立ちや肌荒れ，弾力性を改善した

56 日間の連用処置後のグレード評価並びに，グレードの比較検討を行った結果，毛穴の開きは 25％減少し，そして肌荒れは 62％減少し，更に弾力性は 19％増加を示した（図 6）。CIE の臨床効果はレチノールによる効果に匹敵する改善結果であった。

CIE は表皮の接着構造，組織形構造を改善する機構で，肌の弾力性，毛穴の開き具合，肌の全体的状態を改善した。

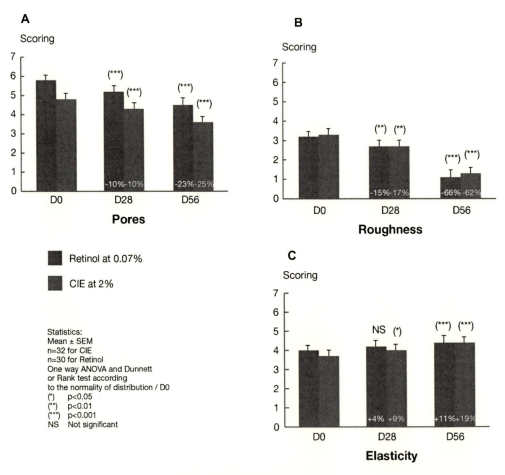

図 6　臨床スコアによる検討
処置前後，28 日目，56 日目に，10 のグレードによる評価を行い，棒グラフにプロットした。
A：頬部毛穴の開き（0＝毛穴が見えない，9＝毛穴が目立つ），横顔 3/4 の画像を採取後，判定。
B：肌のキメ（0＝キメが整っている，9＝キメが非常に乱れている），処置左頬部の触診。
C：肌の弾力性（0＝弾力性が失われている，9＝弾力性が非常に高い），処置左頬部の触診。

第6章 肌荒れ改善剤・抗炎症剤

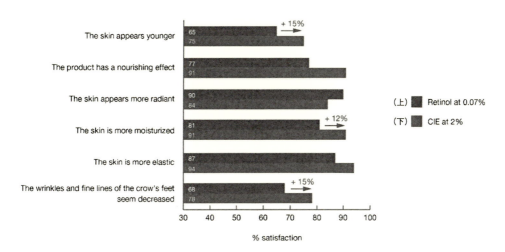

図7 CIE並びにレチノールの効果についての自己診断（56日目の結果）
自己診断アンケートは，処置前並びに処置後56日目にそれぞれ，記入をお願いした。アンケート様式は，各質問項目につき，同意する，やや同意する，やや同意しない，同意しないかのいずれかを記入してもらい，更に正の回答つまり"同意する並びにやや同意する"との回答を満足回答として，その比率を求めた。

3.3.4 ボランティアによる写真評価と自己診断アンケート

CIEを2％配合した乳化物試料を，56日間にわたり連用処置を行った結果，肌の見た目，ケア効果，艶やかさ，弾力性，シワにそれぞれ改善を示した（図7）。更にアンケートの結果，レチノールの処置群の満足度に匹敵した。

3.4 結論

本検討の結果CIE（Cichorium intybus extract）は，表皮角化細胞の分化移行時の初期段階におけるLOXの遺伝子のmRNA並びにタンパク質発現を用量依存的に誘導した。更に，熟年ドナー由来の細胞で作成された独自三次元皮膚モデルであるMIMESKIN™で検討した結果，基底細胞の増殖マーカーであるKi67の発現に影響を与えない一方，表皮細胞の分化マーカーであるTG1並びにDSC1の発現誘導した機構からCIEは，表皮角化細胞の接着や分化プロセスを活性化していることが示唆された。LOXのタンパク質発現の回復とその表皮への作用機構，LOX酵素のプロペプチド領域が表皮顆粒層並びに角層形成に何らかの関与があると考えられた。

そして真皮への効果検証の為に行った追補試験の結果，CIEは0.5％濃度から，用量依存的にⅠ型コラーゲンの産生促進効果が認められ，更にその効果は統計上有意であった。また，単層線維芽細胞培地上にコラーゲン線維の集積が確認された。

56日間に及ぶ臨床評価では，CIEはシワ，毛穴の開き，肌の平滑性，弾力性に関して処置前と比較し統計上有意な改善結果を示した。特記すべきこととして，CIEの有用性は，前述のin vitro評価結果が示す通り，レチノールとは異なる作用機構でありながら，レチノールの改善効

果に匹敵し，レチノール代替の機能性薬剤として興味深い結果が得られたことである。

尚，本検討により有用性が示された CIE（Cichorium intybus extract）は，LOX-AGE™ の製品名で BASF 社が供給を開始している。

文　　献

1) Dimri G P, Lee X, Basile G, Acosta M, Scott G, Roskelley C, Medrano E E, Linskens M, Rubelj I, Pereira-Smith O, Peacocket M, Campisi J, A biomarker that identifies senescent human cells in culture and in aging skin in vivo. *Proc Natl Acad Sci.* **92** (1995), 9363-7.
2) Campisi J, The role of cellular senescence in skin aging, *J Investig Dermatol Symp Proc.* (1998), 1-5.
3) Mestre-Deharo C, Sayag J., Histologic signs of cutaneous aging, *Rev Fr Gynecol Obstet.* **86** (1991), 425-32.
4) Le Varlet B, Chaudagne C, Saunois A, Barré P, Sauvage C, Berthouloux B, Meybeck A, Dumas M, Bonté F. Age-related functional and structural changes in human dermo-epidermal junction components. *J Investig Dermatol Symp Proc.* **3** (1998), 172-9.
5) Halprin KM., Epidermal "turnover time"--a re-examination. *Br J Dermatol.* **86** (1972), 14-9
6) Iizuka T, Thorén H, Annino DJ Jr, Hallikainen D, Lindqvist C. Midfacial fractures in pediatric patients. Frequency, characteristics and causes. *Arch Otolaryngol Head Neck Surg.* **121** (1995), 1366-71.
7) Noblesse, E., Cenizo, V., Bouez, C., Borel, A., Gleyzal, C., Peyrol, S., Jacob, MP., Sommer, P., Damour, O. Lysyl oxidase-like and lysyl oxidase are present in the dermis and epidermis of a skin equivalent and in human skin and are associated to elastic fibers, *J Invest Dermatol.* **122** (2004), 621-630.
8) Szauter, KM., Cao, T., Boyd, CD., Csiszar, K. Lysyl oxidase in development, aging and pathologies of the skin, *Pathol Biol.* **53** (2005), 448-456.
9) Bouez, C., Reynaud, C., Noblesse, E., Thépot, A., Gleyzal, C., Kanitakis, J., Perrier, E., Damour, O., Sommer, P. The Lysyl Oxidase LOX Is Absent in Basal and Squamous Cell Carcinomas and Its Knockdown Induces an Invading Phenotype in a Skin Equivalent Model, *Clin Cancer Res.* **12** (2006), 1463-1469
10) Le Provost, GS., Debret, R., Cenizo, V., Aimond, G., Pez, F., Kaniewski, B., André, V., Sommer, P. Lysyl oxidase silencing impairs keratinocyte differentiation in a reconstructed-epidermis model, *Exp Dermatol.* **19** (2010), 1080-1087

4 表皮・角層ケアのための馬鈴薯澱粉由来機能性素材「リン酸化オリゴ糖カルシウム（POs-Ca®）」

三瓶春代*

4.1 はじめに

　体の最も外側に位置する表皮はおよそ 0.2 mm と薄いながらも，体外からの異物の侵入や体内水分の過剰な蒸散を防ぐなどのバリア機能を有する大変重要な組織である。表皮における第一のバリアとして表皮最外層の角層が，第二のバリアとして顆粒層でのタイトジャンクションが存在する。これらの正常な形成が潤いのある健全な肌を生み，反対に異常が生じるとバリア機能が低下して乾燥しがちで外部刺激に弱い荒れ肌へと陥る。

　表皮のバリア形成と維持にはカルシウムイオンの働きが必要不可欠である。カルシウムイオンは表皮の大部分を占めるケラチノサイトの分化に深く関与しており，角層構造を形成する上で必要なコーニファイドエンベロープの形成や細胞間脂質の分泌，タイトジャンクション形成にかかわる細胞接着などにも関与することが報告されている[1~3]。また，表皮内におけるカルシウムイオンの分布状態も重要な因子となる。正常な表皮ではカルシウムイオンは顆粒層に局在しており，その上下層の角層側または基底層側へと濃度が低くなる独特な分布を示すことが知られており，この濃度勾配は加齢とともに消失する傾向にある[1,4]。角層バリアが破壊されると表皮カルシウムイオンの濃度勾配が消失するが，バリアの回復とともに濃度勾配が再び戻ることが報告されており[4]，バリア機能の維持とカルシウムイオン分布には密接な関係がある。さらに，バリア破壊後の皮膚にマイナス電位や陰イオンポリマーを与えて皮膚表面の電気状態をコントロールすることで，バリア機能の回復が促進することが報告されている[4]。正常な皮膚においても，マイナス電位を与えるとカルシウムイオンの濃度勾配がより際立つことが報告されている[5]。

　本稿で紹介する「リン酸化オリゴ糖カルシウム（Phosphoryl Oligosaccharides of Calcium, POs-Ca®, ポスカ）」は，馬鈴薯澱粉から得られるリン酸化オリゴ糖をカルシウム塩として調製したものである[6~8]。POs-Ca は，グルコースが数個つらなったマルトオリゴ糖にリン酸基が1個または2個結合した数種類のリン酸化オリゴ糖から主に構成され，そのリン酸基にカルシウムがイオン結合している。図1にリン酸化オリゴ糖の代表的な構造を示す。通常，リン酸イオンとカルシウムイオンが水中で共存すると難溶性のリン酸カルシウムとなって直ちに沈殿するが，POs-Ca には水溶性の高いオリゴ糖部分が存在するため，リン酸化オリゴ糖のリン酸基にカルシウムイオンが結合しても水溶性を維持する。このように POs-Ca は高水溶性カルシウム素材であり，カルシウムイオンの保持とリリースを行なうカルシウムキャリアとしての機能が期待できる。POs-Ca はオーラルケアやカルシウム補助を目的とした食品用素材としても利用されており，唾液中で歯にカルシウムイオンを供給して歯の再石灰化や再結晶化を促すことが報告されている[9~11]。

---

*　Haruyo Sambe　江崎グリコ㈱　健康科学研究所

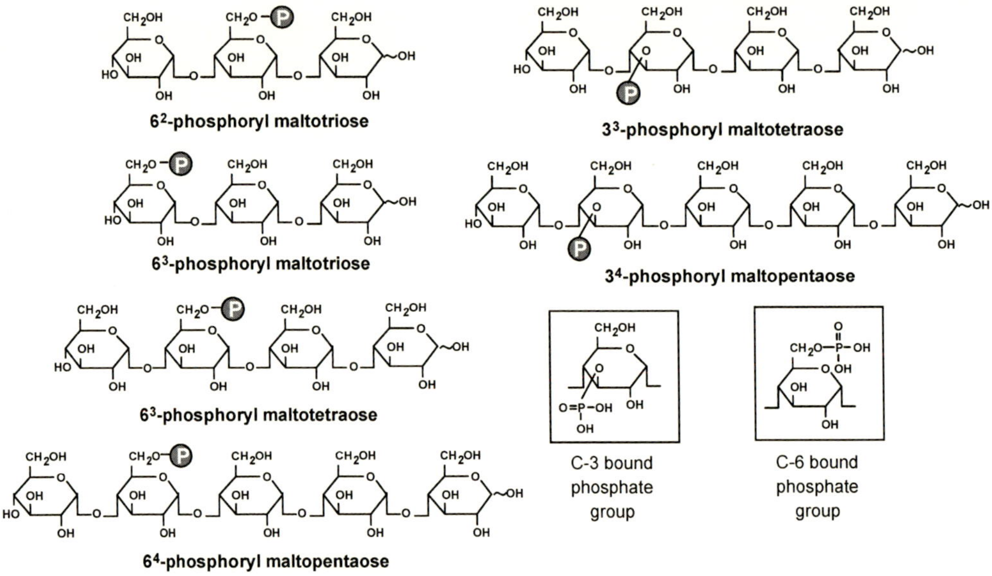

図1 POs-Ca を構成する主なリン酸化オリゴ糖の構造

　POs-Ca は水媒体中では弱電解質の性質を示し，表皮に重要なカルシウムイオンだけでなく皮膚表面にマイナス電位を付与できるアニオン性オリゴ糖の供給源にもなりうることから，スキンケア用途において表皮バリア機能の強化や肌荒れの改善が期待できる大変興味深い素材である。本稿では，POs-Ca の培養表皮細胞およびヒト皮膚への作用に関する研究結果を紹介する。

4.2 培養ヒト表皮ケラチノサイトを用いた有用性評価試験[12]

　表皮細胞が正常に分化すると，コーニファイドエンベロープ関連因子（インボルクリン，トランスグルタミナーゼなど），ケラチンパターン構成タンパク質（ケラチン，フィラグリンなど），細胞間脂質構成成分（コレステロール，セラミドなど），タイトジャンクション形成関連タンパク質（オクルディン，クローディンなど）などが合成される。正常ヒト表皮ケラチノサイト（NHEK）を用いて，角層およびタイトジャンクション形成に対する POs-Ca の作用を調べた結果を以下に示す。

4.2.1 角層形成に対する作用

　0.1% POs-Ca 添加培地中で NHEK を 24 時間培養し，インボルクリン，トランスグルタミナーゼ1，ケラチン1，プロフィラグリンの mRNA 発現量を調べた。その結果，図2-A に示すように，POs-Ca 添加群ではいずれの遺伝子においてもコントロール群（POs-Ca 無添加培地）よりも発現量の増加が認められた。次に，0.1% POs-Ca 添加培地中で NHEK を 6 日間培養し，インボルクリンタンパク産生量を調べた結果，図2-B に示すように，POs-Ca の添加により，その産生量が増加した。さらに，0.1% POs-Ca 添加培地中で NHEK を 6 日間培養し，コレステロールとセラミド類の産生量を調べた結果，図2-C に示すように，これら細胞間脂質構成成分の産生量も

第6章　肌荒れ改善剤・抗炎症剤

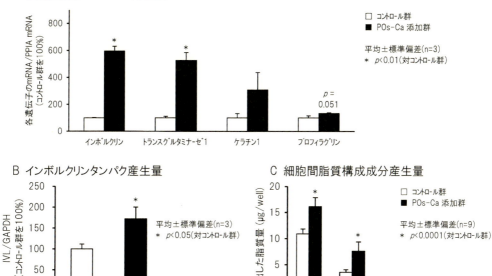

図2　NHEKの角層形成に対するPOs-Ca®の作用[12]

増加した。

4.2.2　タイトジャンクション形成に対する作用

0.1% POs-Ca添加培地中でNHEKを培養し，経上皮電気抵抗値を経時的に測定することで，タイトジャンクション形成能を評価した。タイトジャンクション形成が促進されると，隣接した細胞同士がより密着して物質が透過しにくくなるため，経上皮電気抵抗値が上昇する。図3-Aに示すように，コントロール群（POs-Ca無添加培地）では経上皮電気抵抗値の上昇が認められなかったが，POs-Ca添加群では濃度依存的な上昇が認められた。また，オクルディンおよびクローディン4のmRNA発現量を調べたところ，図3-Bに示すように，POs-Caの添加によって発現量の増加が認められた。さらに，図3-Cに示すように，これらタイトジャンクション形成関連タンパク質の細胞周囲への局在化がPOs-Ca添加群でのみ観察され，タイトジャンクションの形成を視覚的に確認した。

これらの in vitro 実験より，POs-CaはNHEKにカルシウムイオンを供給してその機能を発揮することを確認した。得られた結果は，POs-Caがバリア機能の強化，水分保持能や角層状態の向上に貢献する可能性を示唆する。

4.3　培養ヒト皮膚3次元モデルを用いた皮膚浸透性試験[12]

ヒト皮膚3次元モデル（EpiDerm EPI-200X，角層バリアが亢進した表皮モデル）とその専用

装着器具を用いて，POs-Ca の皮膚浸透性を調べた。角層側に 2% POs-Ca 溶液（溶媒：10 mM Tris buffer（pH 7.0)-0.9% NaCl 使用）を添加し，24 時間後に透過液および表面をよく洗浄した皮膚モデルを回収し，カルシウム量を測定した。POs-Ca 添加群の透過液側におけるカルシウムイオンはコントロール群（溶媒のみ）と大差なくバックグラウンド程度しか検出されなかったものの，皮膚モデル中では表 1 に示すように POs-Ca 添加群がコントロール群より有意に増加し，しかも POs-Ca 添加群の皮膚モデル中のカルシウムイオン濃度は NHEK の分化を促進できる濃度に近い値であった。この結果より，POs-Ca は皮膚モデルの表皮中にカルシウムイオンを供給できることを確認した。POs-Ca を連用することで角層の奥深いところにカルシウムイオンを供給できるものと考えている。

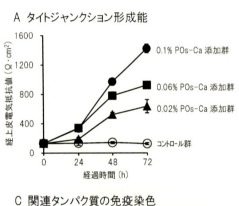
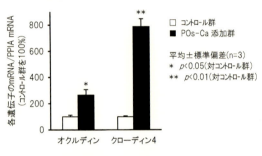
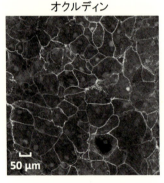
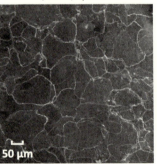

図3　NHEK のタイトジャンクション形成に対する POs-Ca の作用[12]

表1　POs-Ca 添加 24 時間後の皮膚モデル中のカルシウムイオン濃度（n=3）[12]

	カルシウムイオン濃度（mM, 平均±標準偏差）
POs-Ca 添加群	0.69±0.12*
コントロール群	0.19±0.02

表皮モデル中の水分量を 70% として濃度を算出
*$p<0.05$（対コントロール群）

第6章 肌荒れ改善剤・抗炎症剤

4.4 ヒト皮膚への連用塗布試験

2%POs-Ca水溶液（防腐剤としてパラベン0.2%含有）を顔面部に1日2回塗布する2週間および8週間の連用試験を実施し，POs-Caの皮膚への効果を検証した。

4.4.1 2週間連用塗布による保湿効果検証試験

男性ボランティア19名（50-65歳）を被験者とし，他のスキンケアは行わずに，朝と晩に試験品のみ半顔塗布を実施した（反対側は無塗布）。連用前，1週間連用後，2週間連用後に角層水分量を測定し，連用前後および塗布部と無塗布部の結果を比較した。

表2に結果を示す。POs-Ca連用1週間で角層水分量は連用前と比べて有意に増加し，また無塗布部に対しても有意に増加した。2週間後もその効果が持続していた。この結果より，POs-Caの連用塗布は皮膚の水分保持能を向上させることが明らかになった。

4.4.2 8週間連用塗布による肌荒れ改善効果検証試験[12]

肌荒れ気味の女性ボランティア21名（20-29歳10名，40-55歳11名）に，朝と晩の通常のスキンケアの直前に試験品を全顔塗布した。連用前，4週間後，8週間後に角層水分量および経表皮水分蒸散量の測定，キメレプリカの採取，テープストリッピングによる角層細胞の採取を行ない，連用前後の結果を比較した（オープン試験）。

図4にPOs-Caの8週間連用塗布試験の各パラメータの結果を示す。角層水分量（図4-a）は，連用前と比べて4週間後に増加傾向を示し，8週間後には有意に増加していた。経表皮水分蒸散量（図4-b）は，4週間後に有意に減少し，8週間後も持続していた。キメ評価では，キメ平均深度（図4-g）は試験期間中に変化なく，キメ個数（図4-e）およびキメ体積率（図4-f）が4週間後に増加傾向を示し，8週間後には有意に増加していた。角層細胞評価では，重層剥離率（図4-c）が4週間および8週間後に有意に低下し，大幅な改善が認められた。これらの結果より，POs-Caを連用塗布することでバリア機能が強化されて水分保持能が高まり，キメや角層状態の向上につながったものと考えている。また，角層細胞面積では，被験者全体の平均値では試験期間中に大きな変化は見られなかったが，年齢層別解析（図4-d）において20代で有意な増加，40-55歳で有意な減少が認められ，年齢層で傾向が異なる結果が得られた。なお，角層細胞面積以外のパラメータの年齢層別解析結果は全体での結果と同じ傾向であった。角層細胞面積は年齢と相関することが知られている[13]。40，50代の肌荒れの原因のひとつとして加齢によるターン

表2 POs-Caの2週間連用塗布試験における角層水分量（n=19）

	角層水分量（μS，平均±標準偏差）		
	連用前	1週間後	2週間後
POs-Ca塗布群	59±35	81±49*,#	80±35*,#
無塗布群	62±40	55±34+	59±34

* $p<0.001$（対塗布群連用前）
\# $p<0.001$（対同時期における無塗布群）
\+ $p<0.05$（対無塗布群連用前）

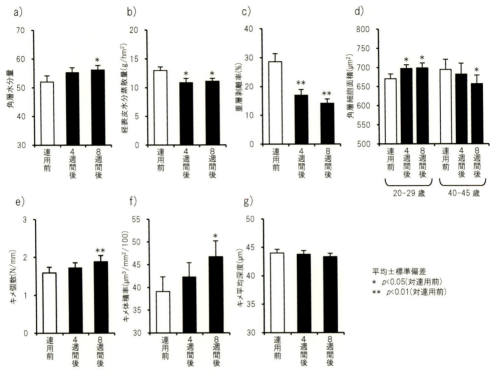

図4 POs-Caの8週間連用塗布試験における角層水分量 (a), 経表皮水分蒸散量 (b), 角層細胞評価 (c, d), キメ評価 (e, f, g)[12]

オーバーの停滞が考えられる。一方，20代ではターンオーバーの亢進気味で未成熟な角層形成によるバリア機能の低下が考えられる。POs-Caは世代によってメカニズムの異なる肌荒れに適応したアプローチで貢献できる可能性が示唆された。

ヒト試験の結果より，POs-Caの連用は，表皮のバリア機能，保湿機能，角層状態を含む皮膚コンディションの向上に期待できることがわかった。POs-Caによるカルシウムイオンの供給と皮膚表面へのアニオン性オリゴ糖の付与が，肌荒れや加齢で乱れた表皮カルシウムイオン分布に影響を与え，健全な表皮へと導いたのではないかと考えている。

4.5 おわりに

馬鈴薯澱粉からつくった「リン酸化オリゴ糖カルシウム（POs-Ca）」は，機能面で優れているだけでなく，水に溶けやすく，熱やpHにも安定であるので，取り扱いやすい素材である。さらに，オリゴ糖による肌なじみがよい点も化粧品素材としてプラスになると考えられる。POs-Caは特定保健用食品の関与成分をはじめ食品用途での利用が多いが，医薬部外品を含む化粧品用途での利用も進みつつある。表皮のバリア機能を高めて肌荒れ改善に期待できるスキンケア素材としてPOs-Caが化粧品開発の一助となれば幸いである。

第 6 章　肌荒れ改善剤・抗炎症剤

文　　献

1) P. M. Elias, *J. Invest. Dermatol.*, **125**, 183 (2005)
2) 北島康雄, *Drug Delivery System*, **22** (4), 424 (2007)
3) T. Yuki *et al.*, *Exp. Dermatol.*, **16**, 324 (2007)
4) 傳田光洋, 皮膚は考える, p.15-31, 岩波書店 (2005)
5) J. Kumamoto *et al.*, *Exp. Dermatol.*, **22**, 421 (2013)
6) H. Kamasaka *et al.*, *Biosci. Biotechnol. Biochem.*, **59**, 1412 (1995)
7) H. Kamasaka *et al.*, *Biosci. Biotechnol. Biochem.*, **61**, 238 (1997)
8) H. Kamasaka *et al.*, *Trends Glycosci. Glycotechnol.*, **15**, 75 (2003)
9) Y. Kitasako *et al.*, *J. Dent.*, **39**, 771 (2011)
10) Y. Kitasako *et al.*, *J. Dent. Res.*, **91**, 370 (2012)
11) T. Tanaka *et al.*, *Arch. Oral Biol.*, **58**, 174 (2013)
12) H. Sambe *et al.*, *J. Appl. Glycosci.*, **62**, 107 (2015)
13) 宮地良樹 他編, 皮膚科診療プラクティス 5 スキンケアの実際, p.31-33, 文光堂 (1999)

5 環境ストレス（表皮-免疫クロストーク）にアプローチする新規ビタミンB5誘導体 NIKKOL パントベール

横田真理子*

5.1 はじめに

近年，都市化に伴い大気汚染（排気ガス，タバコの煙，Particulate Matter (PM) 2.5，光化学スモッグ，フロンガスなど）を始めとする環境ストレス問題が非常に深刻化しつつある。これまで，PM2.5 などの微粒子は鼻腔や肺胞への沈着が懸念されることから，呼吸器系に対する影響が広く議論されてきた。しかしながら，最近では外界とのバリア機能を果たす皮膚に対しても様々な影響が明らかにされつつあり，環境ストレスに対する日常ケアの重要性が注目され始めている。

5.2 環境ストレスの原因

大気汚染は，種々化学物質，生体異物及び粒子から成り，主要な物質としては，自動車，火力発電所，焼却炉，暖炉などの排煙，火山噴火による噴出物，土壌粒子などが由来の粒子状物質（PM），粉塵，燃焼などが由来の一酸化炭素，硫黄酸化物（二酸化硫黄など），窒素酸化物（二酸化窒素など）などの排出ガス，炭化水素と窒素酸化物などが光化学反応を起こして生じるオゾン（O_3）や多環芳香族炭化水素（Polycyclic Aromatic Hydrocarbon, PAHs）などの光化学オキシダント，燃焼や石油製品からの揮発などが由来の揮発性有機化合物（Volatile Organic Compounds, VOC）などの排出ガス・微粒子，鉱物や工業製品などが由来の石綿などの微粒子が広く知られている。

実際，日本では大気汚染防止法により，それらの多くが規制の対象となっており，排出基準等が定められるなど，対策が講じられている。しかしながら，粒子状物質に関しては，近隣諸国から越境輸送されてくることが，日本周辺で昨今非常に深刻な問題となりつつある。なお，大気汚染防止法では法規制の対象である粒子状物質として「自動車排ガスの中の粒子状物質」を指定しており，同法関連法規では粒子状物質が「自動車排ガスの中の粒子状物質」に限定して用いられている。

これら大気汚染の原因とされる種々の化学物質及び生体異物及び粒子の人体に対する影響としては，直接吸入する恐れがあることから，呼吸器系に対する影響は広く論じられてきた。一方，皮膚は生体における最外層の臓器であり常に外界に曝されていることから，呼吸器系同様に，大気汚染物質に直接接触する可能性を潜在的に有している。

---

* Mariko Yokota　ニッコールグループ　㈱コスモステクニカルセンター
有用性・安全性評価部　副主任研究員

第6章　肌荒れ改善剤・抗炎症剤

5.3　環境ストレスによる皮膚への影響

　大気汚染物質，例えばタバコの煙は窒素酸化物あるいは活性酸素種（Reactive Oxygen Species, ROS）の生成を介して，皮膚におけるしわの形成や透明度の低下，あるいは乾癬との関連が報告されている。また，オゾンは過酸化脂質の生成を介した角層の機能障害，あるいは炎症性マーカーであるシクロオキシゲナーゼ-2（COX-2）を誘導することが知られている[1]。

　さらに，重金属は，必須の栄養素として生体維持に必要な一方で，それらが生理学的な濃度にない場合，すなわち，環境中の過量の金属に曝露されると有毒な作用が生じる可能性がある。大気中に存在する金属の量は増加しつつあり，この結果汚染された食品の摂取及び大気中の金属への曝露を通じて体内の重金属濃度は増加し，タンパク質の3次及び4次構造が損傷を与える可能性がある。その結果，触媒活性が低下，傷ついたタンパク質が抗原となり免疫反応を生じる可能性がある。さらに，いくつかの重金属は皮膚を透過しかつ蓄積されることが示されてきた[2]。

　また，粒子状物質は粒子表面に多数の有機化合物，特にPAHsが吸着する。粒子の表面に吸着されたこれらのPAHs及び都市の空気が運搬するほこりは皮膚組織を透過することができ，そこで生物学的に形質転換される可能性がある。これらの肝臓における代謝は十分に検討されており，これによりモノヒドロキシル化代謝物（解毒経路），エポキシド及びジオールエポキシド（毒性化経路）が形成される。同様の現象が皮膚でも確認されており，PAHsによるCYP過剰誘導は皮膚トラブルのトリガーとなることが報告されており，これらの化合物は皮膚に対して発がん性及び免疫原性の作用を有することが知られている[3]。特に，表皮細胞におけるPAHsのCYP1による代謝は，ヒト単球由来株化細胞（THP-1）におけるCD86（cluster of differentiation 86）発現を過剰に誘導することが知られている[4]。このTHP-1におけるCD86発現は，皮膚感作性試験代替法 h-CLAT（human Cell Line Activation Test）法のマーカーとして一般的であり，CD86発現の過剰誘導は皮膚において望ましくない状況であると言える。

5.4　環境ストレスに対するNIKKOLパントベール（新規ビタミンB5誘導体）の有用性

　環境ストレスのうち，昨今最も注目されているPM2.5は，前述の通り大気汚染防止法では「自動車排ガスの中の粒子状物質」と規定されている。そこで，大気汚染物質のモデル化合物として，アメリカ国立標準技術研究所（National Institute of Standards and Technology, NIST）からDiesel Particulate Extract（DPE, Standard Reference Materials（SRM）1975）を入手し，*in vitro*でDPE刺激による皮膚細胞の応答性に基づいて評価法を構築した。20種類以上の化合物をスクリーニングした結果，環境ストレスによる皮膚ダメージの緩和作用を有する新規ビタミンB5誘導体，NIKKOLパントベール（化粧品，医薬部外品表示名称：ジカルボエトキシパントテン酸エチル）を見出した。

　はじめに，DPE刺激による正常ヒト表皮細胞（NHEKs）への細胞傷害性に対する緩和作用について，NHEKsに対してDPEと共にNIKKOLパントベールを含有する培地を処理し，一定時間培養した後の細胞生存率を 3-(4,5-Dimethyl-2-thiazolyl)-2,5-diphenyl-2H-tetrazolium bromide

(MTT) 法で検出した。その結果，DPE 処理により細胞生存率の有意な減少が認められた。これに対し，NIKKOL パントベールは DPE による細胞生存率の減少を有意に回復させたことから，DPE による皮膚ダメージの緩和作用が示唆された（図1）。

　この DPE の主成分である PAHs は皮膚内部に浸透することで，表皮細胞で異物代謝酵素 CYP1A1 を過剰誘導することが知られている。通常，異物代謝酵素による反応は生体内に侵入した異物を解毒，排泄するためのプロセスであるが，CYP1A1 による PAHs の代謝においては，求核性の高いエポキシ体に変換されることで，発がん性物質に変換されるなど，代謝を受けることでより皮膚ストレスの強い物質へと変換されることが知られている。つまり，環境ストレスに曝された皮膚において CYP1A1 の過剰誘導を抑制することは，過剰なストレス物質生成を抑制する上でも非常に重要である。そこで次に，NHEKs に対する DPE による CYP1A1 過剰誘導に対する NIKKOL パントベールの作用を確認するため，NHEKs に対し，DPE と共に NIKKOL パントベールを含有する培地を処理して一定時間培養後，CYP1A1 遺伝子発現を Realtime RT-PCR 法で評価した。その結果，NIKKOL パントベールは，DPE による CYP1A1 の過剰誘導を有意に抑制した（図2）。

　さらに，DPE はヒト単球由来免疫細胞（THP-1）に直接的な影響を及ぼさないが，表皮組織での代謝を介して免疫過剰応答を誘導することが知られていることから，表皮モデル－免疫細胞クロストークを介した免疫過剰応答に対する NIKKOL パントベールの作用を評価した。表皮モデルに対し，角層側から NIKKOL パントベールを DPE と共に一定時間処理後，表皮モデルの細胞生存率をアラマーブルー法により評価した。さらに，この表皮モデルの培養上清を THP-1

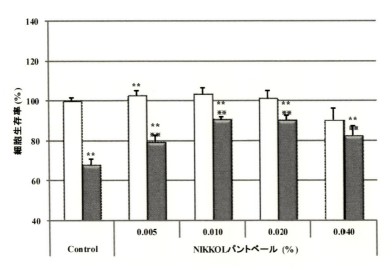

図1　NIKKOL パントベールの細胞傷害緩和作用
Control・DPE（－）に対する有意差；$p^{**} < 0.01$
Control・DPE（＋）に対する有意差；$p^{***} < 0.01$
□；DPE（－），■；DPE（＋）

第6章　肌荒れ改善剤・抗炎症剤

に処理し，感作性応答のマーカーである CD86 の過剰応答に対する NIKKOL パントベールの作用を評価した。その結果，NIKKOL パントベールは，表皮モデルにおいても DPE による細胞傷害を緩和し（図3），さらに THP-1 において DPE の表皮代謝物によって誘導される CD86 の過剰応答を抑制した（図4）。

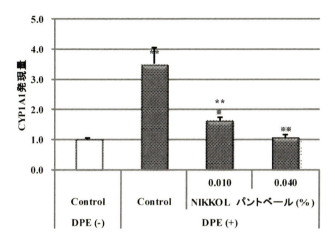

図2　NIKKOL パントベールの薬物代謝酵素（CYP1A1）誘導抑制作用
　　Control・DPE（−）に対する有意差；$p^{**} < 0.01$
　　Control・DPE（+）に対する有意差；$p^{**} < 0.01, p^{*} < 0.05$
　　□：DPE（−），■：DPE（+）

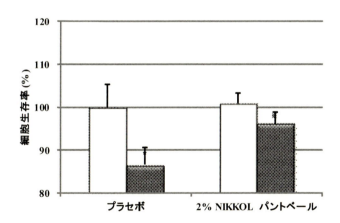

図3　NIKKOL パントベールの表皮モデルにおける細胞傷害緩和作用
　　プラセボ・DPE（−）に対する有意差；$p^{*} < 0.05$
　　プラセボ・DPE（+）に対する有意差；$p^{*} < 0.05$
　　□：DPE（−），■：DPE（+）

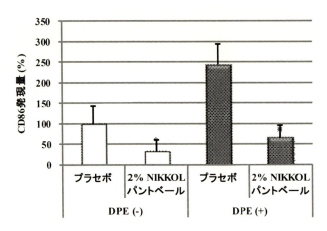

図4 NIKKOLパントベールの免疫細胞（THP-1）におけるCD86過剰応答抑制作用
プラセボ・DPE（-）に対する有意差；$p^* < 0.05$
プラセボ・DPE（+）に対する有意差；$p^※ < 0.05$
☐：DPE（-），■：DPE（+）

5.5 おわりに

ビタミンB5（パントテン酸）は，CoA（補酵素A）の構成成分として糖代謝や脂肪酸代謝において重要な反応に関与するなど，種々の生理活性を持つことから，化粧品を含む様々な分野で有用な成分として使用されてきた。今回，新規ビタミンB5誘導体NIKKOLパントベールが表皮-免疫クロストークにアプローチして，環境ストレスによる皮膚ダメージの緩和作用を示す新しいコンセプトの化粧品素材として提案をした。都市化に伴う環境ストレスが原因となる肌トラブルに対しても，化粧品での日常的なケアの重要性を再認識頂けたら幸いである。

文　献

1) Valacchi G, Ann N Y, *Acad Sci.*, **1271**, 75-81（2012）
2) Lansdown AB, *Crit Rev Toxicol.*, **25** (5), 397-462. Review（1995）
3) Wu Z, *Exp Dermatol*, **23** (4), 260-5（2014）
4) Hennen J, *Toxicol Sci*, **123** (2), 501-10（2011）

6 無刺激化粧品への挑戦～ロイヤルビオサイトの作用～

丹羽　誠[*1], 下島響子[*2], 柴崎　吏[*3]

6.1　はじめに

近年，ライフスタイルの変化や生活環境の悪化により，いわゆる「敏感肌」と感じる人が急増している。敏感肌という言葉自体には明確な学術的定義はなされていないが，一般的には肌のバリア機能が低下し，わずかな刺激にも反応してしまう肌状態と考えられ，かさつき，痒み，肌荒れ，かぶれ，紅斑などの症状となって表れる[1]。これまでに多くの皮膚科学的研究がなされており，角質水分量や脂質の減少などが敏感肌を促進する要因として知られている[2,3]。

敏感肌消費者の増加，安全性志向の向上に伴い，低刺激，低アレルギー性の化粧品が望まれており，近年市場には安全性を訴求した製品が多く見られる[4,5]。しかし，化粧品に含まれる成分は多岐にわたっており，また，日常的に使用することから使用量も非常に多くなることを考慮すると，刺激性の強い成分を，より刺激の少ない成分に置き換えるだけでは不十分と考えられる。さらに化粧品の中にはピーリング剤やパーマ剤など刺激と切り離せないものも少なくない[6,7]。そのため，化粧品刺激そのものを緩和する機能を有した素材開発が望まれている。

そこで我々は，刺激がどの様なメカニズムで発生しているかを検証し，化粧品由来の刺激を緩和させる原料探索を行った。その結果，ローヤルゼリーに含まれる希少なタンパク質の加水分解物に，様々な成分に対して非常に高い刺激緩和作用が認められた。さらにその作用機序の一端は，既に起きている炎症を鎮めようとする働きではなく，生体の防御機能そのものを高める新規な作用によることがわかった[8]。以下に我々が開発した，斬新な刺激緩和機能を有する化粧品原料『ロイヤルビオサイト』について紹介する。

6.2　ロイヤルビオサイトについて

ローヤルゼリーはミツバチが分泌する粘性物質で，水分66％，糖質15％，タンパク質11％，脂質7％，ミネラル1％で構成されている[9]。これまでにローヤルゼリーには線維芽細胞増殖効果や抗菌作用が報告されている[10,11]。ローヤルゼリーには皮膚の働きを保つ効果を有する類パロチン，細胞賦活作用を有するアピシン，抗菌性を有するロイヤリシンなどの希少で有用なタンパク質が含まれている[12,13]。我々はこれらのタンパク質を酵素により加水分解することで溶解性や感触が改良され，さらに多くの有効性機能を発現することを見いだし，化粧品原料「ロイヤルビオサイト」（RB）を開発した。RBには多くの有用な機能が確認されているが，その中でも特筆すべき機能として，非常に高い刺激緩和作用を有していることが挙げられる。

[*1]　Makoto Niwa　片倉コープアグリ㈱　ライフスタイル本部　有機素材部
　　　　美健素材販売課　課長補佐
[*2]　Kyoko Shimojima　片倉コープアグリ㈱　筑波総合研究所　機能性素材開発課　研究員
[*3]　Osamu Shibasaki　片倉コープアグリ㈱　筑波総合研究所　機能性素材開発課　課長

6.3 刺激緩和作用
6.3.1 荒れ肌改善作用

敏感肌は，角層バリア機能の低下が要因の1つであることが知られており[14]，乾燥環境下では，スケーリングの出現に伴い，皮膚表面水分量の低下，表皮バリア機能の低下が観察され，いわゆる荒れ肌などの肌トラブルが生じやすい。このような状態にある角層では，インターロイキン-1αレセプターアンタゴニスト（IL-1RA）／インターロイキン-1α（IL-1α）の増加とカルボニルタンパク質の上昇が報告されている[15,16]。また，IL-1αは，細胞内活性酸素種（ROS）の産生を亢進することが報告されており[17]，カルボニルタンパク質の上昇とIL-1αの分泌には因果関係が存在する可能性が考えられる。

荒れ肌モデルの作成には，一般的にアニオン性界面活性剤であるラウリル硫酸ナトリウム（SLS）による閉塞パッチが使われており[18]，SLS処理した皮膚から採取した角層からも高いIL-1RA／IL-1αが報告されている[19]。そこで我々は，RBの荒れ肌改善作用の可能性をSLSによって惹起される培養細胞の応答性を指標として評価した。

(1) **RBのSLS刺激による細胞傷害緩和作用**

RBを凍結乾燥し，粉末状として試験に用いた。ヒト不死化表皮細胞（HaCaT細胞）を播種して培養した後，RB含有DMEM培地（Dulbecco's Modified Eagle's Medium，5%牛胎児血清含有）で2時間前培養した。所定濃度のSLSとRBを含有したDMEM培地を用いて，さらに24時間培養した後，細胞生存率をニュートラルレッドの取り込みにより測定した。その結果，RBにはSLSにより低下した細胞生存率を改善し，細胞が受けるダメージを緩和する作用が確認された（図1）。

(2) **RBのSLS刺激による炎症性サイトカイン産生抑制作用**

HaCaT細胞を播種して培養した後，RB含有DMEM培地で2時間前培養した。所定濃度のSLSとRBを含有したDMEM培地を用いて，さらに24時間培養した。培養上清中のIL-1αおよびIL-8量をELISA法で定量した。その結果，RBにはSLSにより亢進されたIL-1αおよびIL-8分泌を有意に抑制する抗炎症作用が確認された（図2）。

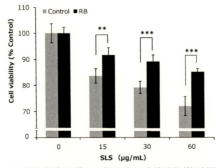

mean ±SD, Significant difference (Student's t-test): **$p<0.01$, ***$p<0.001$

図1　SLS刺激による細胞傷害緩和作用

第6章　肌荒れ改善剤・抗炎症剤

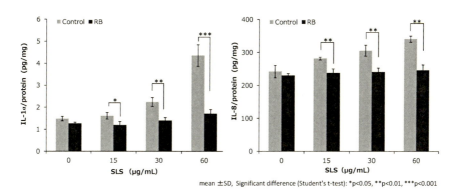

図2　SLS刺激による炎症性サイトカイン産生抑制作用

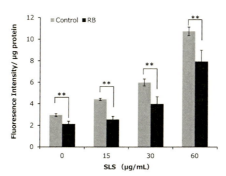

図3　細胞内酸化ストレスに及ぼす作用

(3) RBのSLS刺激による細胞内ROS産生抑制作用

　HaCaT細胞を播種して培養した後，RB含有DMEM培地で2時間前培養した。その後，2',7'-Dichlorodihydoro Fluoresein Diacetate（H_2DCFDA）と細胞を30分間培養し，H_2DCFDAを細胞内へ取り込ませた。所定濃度のSLSとRBを含有するDMEM培地を用いて，さらに24時間培養した。培地をHanks緩衝液へ交換し，蛍光強度（Ex = 480 nm，Em = 530 nm）を測定した（発蛍光物質が多いほどROS量が多いことを示す）。その結果，RBは細胞内ROSレベルの上昇を有意に低下させることが確認されたことから（図3），RBは抗酸化作用を有していると考えられた。そこで，H_2O_2曝露による細胞傷害を指標としてRBの抗酸化作用を評価したところ，RBはH_2O_2の細胞傷害を緩和することが確認された。しかし，直接的なH_2O_2消去作用は確認されなかった。これらの結果を総合的に考えると，RBには細胞内抗酸化系物質の産生を増加させる可能性が示唆された。

(4) 細胞内カタラーゼおよび総グルタチオン（GSH）合成促進作用

　細胞内抗酸化酵素であるカタラーゼとGSHに注目し，RBの作用を評価した。
　カタラーゼに関しては，HaCaT細胞を播種して培養した後，RB含有DMEM培地で2時間前培養した。リン酸緩衝生理食塩水（PBS）で洗浄したのち，氷上で超音波により細胞を破砕し，

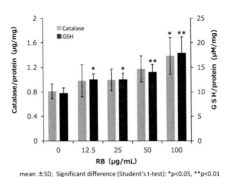

図4　細胞内抗酸化酵素の合成促進作用

遠心分離した。上清を採取し、カタラーゼ量をELISA法により測定した。

細胞内GSHはグルタチオンリサイクリング法を用いて測定した。すなわち、HaCaT細胞を播種して培養した後、RB含有DMEM培地で24時間培養した。0.5%TritonX-100を含むPBSを添加し、氷冷下、超音波により細胞を破砕した。細胞破砕液、EDTA含有リン酸緩衝液、NADPH、グルタチオンレダクターゼを混合し、37℃で10分間インキュベートした。これに5,5'-Dithiobis (2-nitrobenzoic acid)を添加し、450 nm吸光度を測定した。総GSH量はGSSG（酸化型グルタチオン）を用いて同時に作成した検量線より求めた。その結果、RBは細胞内カタラーゼおよびGSH量を有意に増加させ、生体内抗酸化システムを増強することが確認された（図4）。

6.3.2　防腐剤に対する刺激緩和作用

化粧品に含まれる成分の中でもしばしば問題となる防腐剤刺激[20〜22]に対するRBの緩和作用を評価した。各種防腐剤水溶液（メチルパラベン、フェノキシエタノール、1,3-ブチレングリコール、ペンチレングリコール）、または各防腐剤水溶液にRBを1%濃度となるように加えた溶液を検体とし、被験者の左右こめかみの一方に防腐剤水溶液を、もう一方にRB含有防腐剤水溶液を、不織布に含浸させて30分間貼付した。その時間内に被験者が感じた刺激の度合いをスコア化し、RBの刺激緩和効果を評価した（図5）。その結果、RBには各種防腐剤の刺激を緩和する作用が確認された。

6.3.3　その他の成分に対する刺激緩和作用

RBのシャンプーに対する刺激緩和作用を評価した。ウサギ角膜上皮由来細胞（SIRC細胞）を播種して培養した後、RB含有DMEM培地を加えてインキュベートした。次にRBおよび市販シャンプーを任意濃度で溶解した培地を添加して24時間培養を行った。細胞の様子を確認した後（写真1）、細胞生存率を測定してRBのシャンプー刺激に対する緩和効果を検討した。その結果、シャンプーのみを加えた場合には細胞の委縮が認められたが、RBを加えることで細胞は進展を保ち高い細胞生存率を示し（RB（−）27.2%、RB（＋）73.1%）、RBには角膜細胞に対するシャンプー刺激を緩和する作用が認められた。この結果より、例えばRBを配合することで目にしみにくいベビー用シャンプーなどの実現が期待できると思われる。

第6章 肌荒れ改善剤・抗炎症剤

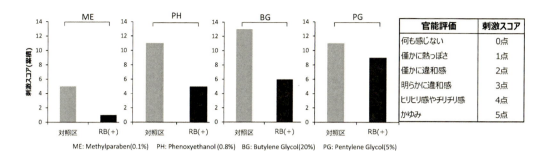

図5 各種防腐剤に対する刺激緩和作用

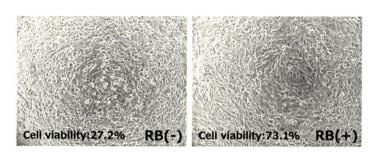

写真1 角膜細胞におけるシャンプー刺激緩和作用

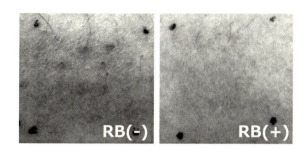

写真2 アンモニア水に対する刺激緩和作用

このほかにRBは過酸化水素,乳酸,アンモニア,カラーリング剤,パーマ剤などに由来する様々な刺激に対して緩和作用を確認している(写真2)。

6.4 おわりに

敏感肌の消費者の増加に伴い,刺激緩和作用を有する素材開発が求められている。そこで我々は,ローヤルゼリーに含まれる希少なタンパク質を酵素で加水分解して開発した化粧品原料「ロイヤルビオサイト」(RB)の刺激緩和作用を評価した。

刺激を受けやすい状態の,敏感肌症状の一つである荒れ肌に対するRBの改善作用の可能性を,SLSによって惹起される培養細胞の応答性を指標として評価した。SLSは,表皮生細胞層

に浸透して細胞傷害を引き起こし，IL-1αなどの炎症性サイトカインの分泌を亢進することが知られている。IL-1αは細胞内ROSを上昇させることが報告されており，ROSの上昇は表皮細胞のフィラグリン遺伝子の発現低下を誘導することが報告されている[23]。フィラグリンの発現低下は，表皮バリア機能の低下および遊離アミノ酸の減少を誘導し，皮膚の乾燥・荒れ肌を助長させる。本検討により，RBは，炎症性サイトカイン（IL-1α，IL-8）の産生を抑制し，かつ細胞内抗酸化酵素（カタラーゼ，GSH）の産生量を促進して生体抗酸化システムを増強することが明らかとなった。すなわち，RBは荒れ肌の要因となるIL-1α，ROSの産生を抑制することで敏感肌の状態を改善する効果が期待できると思われる。

さらに，RBにはしばしば問題となる防腐剤の刺激を抑制する作用や，過酸化水素，乳酸，アンモニア，シャンプー，パーマ剤，カラーリング剤などに由来する様々な刺激も緩和する作用が確認された。したがって，RBを化粧品に配合することで多くの化粧品の刺激を緩和できることが期待される。

RBは様々な成分に対して高い刺激緩和作用を有しており，その作用の一端はこれまでに見られない斬新なものだと思われる。我々はRBについての研究に今後も注力していく予定である。万人にとって無刺激な化粧品を開発することは非常に困難な課題であるが，RBの有する高い刺激緩和作用がその一助を担えるものと期待したい。

文　　献

1) 増永卓司, 日本香粧品学会誌, **29 (1)**, 56-59 (2005)
2) 竹田竜嗣ほか, *Cosmetic stage*, **8 (1)**, 1-4 (2013)
3) Farage MA, *Cutan Ocul Toxicol.*, **29 (3)**, 153-163 (2010)
4) Beauty business, ビューティービジネス社, **103**, 62-79 (2002)
5) 国際商業, 国際商業出版, **47 (11)**, 20-40 (2014)
6) 伊藤正俊ほか, 皮膚, **27 (3)**, 510-520 (1985)
7) 古川福実ほか, 皮膚の抗老化最前線, 440-450 (2006)
8) 川村美裕ほか, 日本化粧品技術者会誌, **48 (1)**, 28-34 (2014)
9) Takashi E. *et al.*, *Bull. Fac. Agr.*, Tamagawa Univ., **26**, 1-12 (1986)
10) 堤竜彦ほか, *Fragrance Journal*, **30 (3)**, 17-24 (2002)
11) Sauerwald N. *et al.*, *Adv. Food Sci.*, **20 (1/2)**, 46-52 (1998)
12) 米倉政実, *New Food Industry*, **41 (1)**, 1-8 (1999)
13) 米倉政実, 冷凍, **90 (1049)**, 157-163 (2015)
14) 柴田道男, *Fragrance Journal*, **40 (8)**, 16-20 (2012)
15) Kikuchi K. *et al.*, *Dermatology*, **207 (3)**, 269-275 (2003)
16) Kobayashi Y. *et al.*, *J. Cosmet. Sci.*, **30 (1)**, 35-40 (2008)

17) 藤代美有紀ほか, 第 26 回 IFSCC 大会国内報告会要旨集, 29 (2010)
18) Lee CH *et al., Contact Dermatitis*, **33** (1), 1-7 (1995)
19) De Jongh CM *et al., Contact Dermatitis*, **54** (6), 325-333 (2006)
20) Aizawa A *et al., J. Dermatol.* **41** (9), 815-816 (2014)
21) 早川律子, 皮膚, **26** (5), 1119-1127 (1984)
22) 江藤隆史, 日本香粧品学会誌, **29** (2), 125-129 (2005)
23) Choi H. *et al., Biochem Pharmacol.*, **80** (1), 95-103 (2010)

第7章 美白剤

1 柑橘類に含まれるポリメトキシフラボン(PMF)の美白作用・抗炎症作用

河原塚 悠[*1], 吉崎舟洋[*2]

1.1 はじめに

日本人女性は,色が白い女性に対して「肌がきれい」,「清楚」,「上品」といった印象を持つため,シミやくすみのない肌への憧れが強い。このシミやくすみは,メラニンの過剰な生成による色素沈着によって発生するため,これらの生成を抑制する薬剤の開発が望まれている。本章では,筆者らのメラニン生成抑制に着目した研究によって,植物エキス類を中心とした100種類以上の素材の中から見出された「ポリメトキシフラボン(Polymethoxyflavone:PMF)」の美白素材としての有効性と基礎化粧品への応用と併せて抗炎症作用について概説する。

1.2 PMFとは

PMFは,柑橘類に特有な成分であり,特にミカン科のタチバナ(*Citrus tachibana*)やヒラミレモン(*Citrus depressa*)に多く含まれている[1]。PMFの構造は,図1に示すようなメトキシ基が多く結合したフラボンであり,メトキシ基が5個結合したTangeretin,6個結合したNobiletin,7個結合した3, 3′, 4′, 5, 6, 7, 8-Heptamethoxyflavone(Heptamethoxyflavone)などがある。また,PMFの生理活性には,筆者らが以前報告した美白作用[2]のほかに,抗炎症作用[3],コラーゲンや基底膜などの分解に関与するマトリックスプロテアーゼ(MMP)阻害作用[3],抗アレルギー作用[4],皮脂分泌抑制作用[5]などが報告されている。

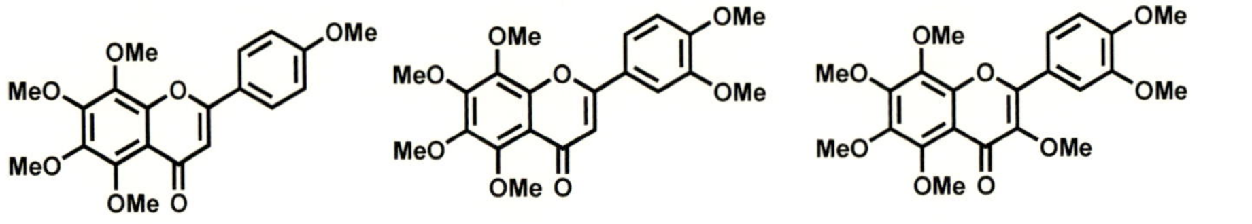

Tangeretin　　Nobiletin　　3,3′,4′,5,6,7,8-Heptamethoxyflavone
　　　　　　　　　　　　　　　　(Heptamethoxyflavone)

図1　PMF各成分の構造式

[*1]　Yu Kawaharazuka　日油㈱　油化学研究所　研究員
[*2]　Norihiro Yoshizaki　日油㈱　先端技術研究所　研究員

第7章　美白剤

1.3　PMFの美白作用
1.3.1　PMFのメラニン生成抑制能

今回，著者らは，オレンジ果皮から得た3種のPMF混合物（Tangeretin, Nobiletin, Heptamethoxyflavone）のメラニン生成抑制能について評価した。

ヒトメラノーマ細胞（HM3KO）$5×10^5$ cellsをディッシュに播種し，PMFまたは既知の美白剤を添加した。5日間培養後，回収した細胞中のメラニンを溶解し，吸光度を測定することでメラニン量を求めた。その結果，PMFは既知の美白剤に比べ，低濃度で非常に高いメラニン生成抑制作用を示した（図2）。

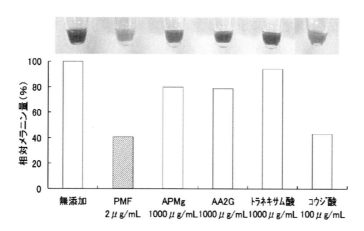

図2　PMFのメラニン生成抑制作用
ヒトメラノーマ細胞にPMFまたは既知の美白剤を添加し，5日間培養後の
メラニン生成量を測定した。なお，写真は各処理群の細胞ペレットを示し，
メラニン量は無添加群を100%としたときの相対値を示す。

1.3.2　PMFがTyrosinaseに与える影響

メラニンは，メラノサイトのメラノソームという細胞小器官で特異的に生成され，その生成には複数の酵素が関わっている。その中で，メラニン生成の律速酵素であるTyrosinaseに着目し，ヒトメラノーマ細胞内のTyrosinase活性に及ぼすPMFの影響について評価した。

ヒトメラノーマ細胞$4×10^5$ cellsをディッシュに播種し，PMFが設定した濃度になるように添加した。5日間培養後，回収した細胞を破砕し，その細胞上清を96 wellプレートに添加した。次に，0.5 mg/mL L-DOPAリン酸緩衝液を添加し，吸光度を測定することで細胞内Tyrosinase活性量を測定した。その結果，PMFは，先ほどのメラニン生成抑制作用と同様に低濃度で，細胞内のTyrosinase活性を抑制した（図3 (a)）。また，Tyrosinaseタンパク質に与えるPMFの影響についてWestern blotting法で測定したところ，細胞内のTyrosinase活性阻害作用と同様に低濃度でTyrosinaseタンパク質が減少した（図3 (b)）。

なお,最近,メラノソーム内のpH環境がメラニン生成に影響を与えることが報告されており[6〜8],PMFがpHに影響を与えることでメラニン生成を抑制することも評価している[9]。

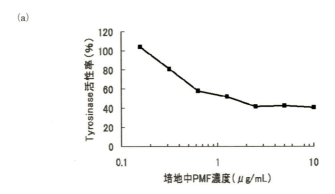

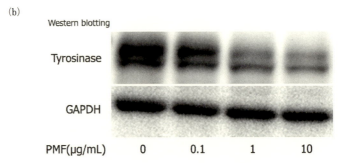

図3　PMFがTyrosinaseに与える影響
(a) ヒトメラノーマ細胞内のTyrosinase活性に与えるPMFの影響:Tyrosinase活性率は,無添加群を100%としたときの相対値を示す。
(b) TyrosinaseタンパクCPに与えるPMFの影響。

1.4　PMFの抗炎症作用

今回,炎症やメラニン生成を促進する生理活性物質であるプロスタグランジンE_2(PGE_2)に着目し,PMFの抗炎症作用を評価した。

ヒト表皮角化細胞(HaCaT)$1.5×10^5$ cellsを24ウェルプレートに播種し,PMFを添加した後,2時間培養した。培養後,培地をリン酸緩衝生理食塩水に置換し,UVB(紫外線B波)を30 mJ/cm^2照射した。照射後,照射前と同様に各ウェルにPMFを添加した培地に置換し,24時間培養後、培養上清を回収して上清中のPGE_2量をELISA法で測定した。その結果,ヒト表皮角化細胞にUVBを照射するとPGE_2産生量が未照射群に対して約3倍増加したが,PMFを添加するとその増加は約1.2倍まで抑制された(図4)。

第 7 章　美白剤

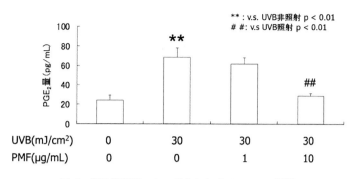

図 4　紫外線誘導 PGE$_2$ 産生に与える PMF の影響

1.5　PMF の基礎化粧品への応用

　PMF を含む基礎化粧品の有用性を評価するために，ヒトでの美白試験を実施した。本試験は，23 人（18〜60 才）の被験者の前腕部に最小紅斑量の紫外線を照射し，10 日後から PMF を 0.01% 含有したクリームと PMF を含有していない（プラセボ）クリームを 1 日 2 回 8 週間連用し，紫外線照射部位の色素沈着の程度を確認した。なお，本試験の評価は，皮膚科医による目視評価，分光色差計（chromameter 400）による明度（L*）評価で実施し，両評価の有意差は Paired t-test にて確認した。その結果，皮膚科医の目視による二重盲検では，プラセボクリーム群と比較して統計的有意に色素沈着を改善する結果（$p < 0.01$）が得られた。また，同時に行った分光色差計による明度評価においても，プラセボクリーム群と比較して統計的有意に明度が改善する結果（$p < 0.01$）が得られ，色素沈着を改善していることが示唆された（図 5）。

1.6　おわりに

　今回，PMF が Tyrosinase 活性阻害作用を有することで優れたメラニン生成抑制作用を示すとともに，炎症やメラニン生成を促進する PGE$_2$ の産生も抑制することを評価した。なお，PMF が含有された当社製品として「チンピエキス PM-F」，「チンピエキス K65B」，「シークワーサーエキス BG」があり，既に多くの化粧品への配合実績がある。今後，PMF を含む化粧品原料が，今まで以上に皆様の製品開発へお役に立てることを願っている。

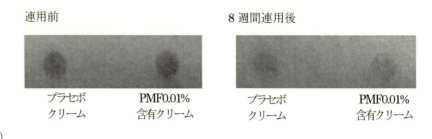

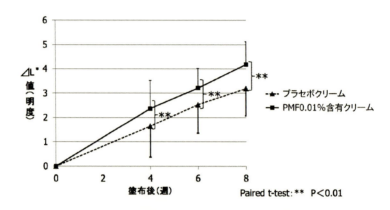

図5 明度試験結果（前腕部）
(a) 被験者のデジタル写真例（皮膚科医による評価），(b) 分光色差計による評価。
PMF0.01%含有クリームは，プラセボクリームに比べ，統計的有意差が確認された。

文　　　献

1) T. Nikaido *et al., Journal of Medicinal Plant Research*, **46**, 162-166（1982）
2) 橋爪 論，林 伸二, *Fragrance Journal* 臨時増刊号, **18**, 103-112（2003）
3) T. Sato *et al., Cancer Res.* **62**, 1025-1029（2002）
4) Y. Chun *et al.*, 生薬学雑誌, **43**, 314-323（1989）
5) T. Sato *et al., Journal of Investigative Dermatology*, **127**, 2740-2748（2007）
6) J. Ancans *et al., Exp Cell Res.*, **268**, 26-35（2001）
7) B. Fuller *et al., Exp Cell Res.*, **262**, 197-208（2001）
8) D. Smith *et al., Exp Cell Res.*, **298**, 521-534（2004）
9) N. Yoshizaki *et al., Fragrance Journal*, **12**, 43-51（2014）

2 セラミド含有酵母エキス CERAVURE® の有用性

林　多恵子*

2.1 はじめに

　お酒を造る杜氏やパン生地をこねる職人の手が美しい，という逸話がある。発酵に不可欠な微生物が，素肌に美肌効果をもたらすのか。我々のまわりにある発酵食品は，その歴史や健康への付与に加え微生物の持つ神秘性も魅力的である。

　酵母は球形，卵形の単細胞で，主に出芽によって増殖する真菌類の総称である。yeast（英），Hefe（独），levure（仏）などは，発酵による泡立ちに由来するものと言われ，古くから多くの発酵食品に利用されてきた。自然界では，果実や花の蜜，樹液，土壌や水中，空気中，動物や昆虫に広く分布しており，「野生酵母（wild yeast）」と呼ばれる。近代の発酵食品に使われる酵母は，優れた性質を持つ株を選び，培養した「培養酵母（culture yeast）」であり，清酒酵母，ビール酵母，パン酵母がこれにあたる。

　食品用の酵母エキスはおもに，ビールを製造した後に回収された酵母を抽出あるいは乾燥して製造される。アミノ酸やミネラル類を多く含んでいることから，古く健康食品や調味料に利用されてきた[1]。一方で化粧品原料としての酵母エキスは，保湿や細胞活性の機能性[2]，使用感の良さなどを目的に広く利用されている。

　我々はこれまでに無い化粧品原料として，酵母エキスのために酵母を選択・培養し，独自の機能性を付与させた，CERAVURE®（セラヴュール）を開発した。本稿ではこの特別な酵母エキス（CERAVURE）が持つ特徴，および肌への機能性に着目した有効性について述べる。

2.2 酵母の選択とエキス化

　酵母はアルコールを生産する事が知られているが，それ以外にも有機酸や臭気成分も作る。種類によっては脂質成分も蓄える事から我々はセラミドの生産に着目し，酵母の選択を行った。

　セラミドを生産する微生物はキノコや酢酸菌などで報告[3]がある。秋田今野商店㈱の協力を得て，保有する酵母100株，菌株保存機関（NBRC）より入手した菌株180株からセラミドを高生産する菌株をスクリーニングした。その中で工業的に培養が容易であり，化粧品原料「酵母エキス」[4]に応用できる *Saccharomyces* 属の酵母 *S. veronae* を選抜した（図1）。通常，化粧品原料の「酵母エキス」もパンやビールに利用する酵母から作られる。これらの *Saccharomyces cerevisiae* はセラミドを生産しないことが研究[5]されている。もちろん，同じ種の酵母とはいえ，微生物は1株1株に個性があるので一概には言えないが，セラミドを生産する *Saccharomyces* 属酵母は稀であると言える。

　また，培養方法によっても酵母の生育や生産物が異なることが分かった。培養に最適な材料や通気量，温度，時間を組み合わせ，セラミドを高生産する条件を見つけた。

---

*　Taeko Hayashi　丸善製薬㈱　研究開発本部

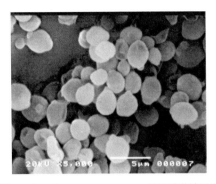

図1 *Saccharomyces veronae* 電子顕微鏡写真

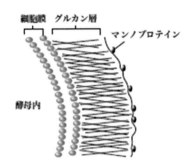

図2 酵母細胞壁イメージ

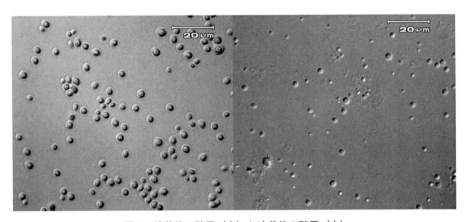

図3 培養後の酵母(左)と溶菌後の酵母(右)

酵母は細胞壁の内側,細胞膜にセラミドを蓄えている。酵母の細胞壁は殻のように硬いため,熱や圧力だけでは壊すことができず,有用な成分を取り出すことができない(図2)。そこで,酵素を用いて酵母の細胞壁を溶かし(図3),セラミドや酵母内の有用成分をエキス化した。

2.3　CERAVURE® のセラミド

セラミドは角質層の細胞間脂質の主成分として約55％も含まれており,バリア機能や保湿機能を担っている[6]。化粧品原料としては大きく分けて2つのタイプがあり,植物から得られるグルコシルセラミドと,動物もしくは合成で得られる遊離型のセラミドである。いずれのセラミドも保湿機能を有しているが,肌への親和性や機能について明確にはなっていない。

酵母の作るセラミドの合成経路は研究[5]されており,遊離型のセラミドを作りさらに糖を付加する。そのため,CERAVURE® にはグルコシルセラミドと遊離セラミドをどちらも含んでおり,特に人の肌に多いセラミド3とセラミド6を有する事が特徴である(図4)。

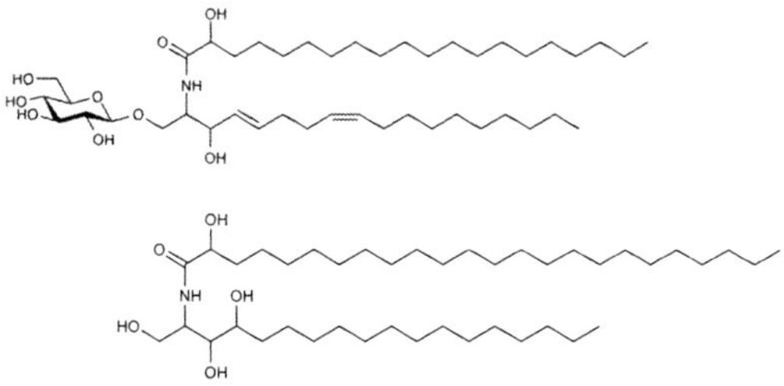

第 7 章　美白剤

図 4　CERAVURE® に含まれるセラミド

表 1　ラミニン 332 産生促進作用

濃度（%）	ラミニン 332 産生促進率（%）
0.0625	104.9 ± 2.4
0.25	124.2 ± 5.4 **
1	173.8 ± 9.9 ***

Mean ± S.E., $n=4$, **: $p<0.01$, ***: $P<0.001$ vs control

表 2　SPT, AQP3 および HAS3 mRNA 発現促進作用

濃度（%）	発現促進作用（%）（control = 100%）		
	SPT mRNA	AQP3 mRNA	HAS3 mRNA
0.25	114.1	116.4	109.0
1	134.4	132.4	154.6

2.4　CERAVURE® の機能性評価

　肌は生体と外界の境界に存在し，生命を維持するという生理的機能を有しているが，内的要因（内分泌，栄養，免疫系，酸化など）や種々の外的要因によりその生理的機能は影響を受け，皮膚の恒常性は破綻していく。その結果，くすみや肌荒れ，シワといったトラブルが起こりやすくなる。CERAVURE には上述したセラミドに加え，酵母由来のアミノ酸やミネラルが含まれていることから，皮膚機能の維持・改善に繋がる有効性が期待される。そこで，CERAVURE の機能性について検討を行ったところ，肌や育毛に有効なデータが確認された。

2.4.1　ラミニン 332 に着目した抗老化への効果

　ラミニン 332 は表皮と真皮をつなぎとめる基底膜を構成する成分の一つとして知られている。加齢や紫外線によるストレスが原因でこのラミニン 332 が減少すると，皮膚全体の恒常性が維持できず顔の印象に大きく影響する。表皮角化細胞を用いて，CERAVURE のラミニン 332 に対する産生促進作用を検討したところ，有意な作用が確認された（表 1）。CERAVURE は基底膜構成タンパクを維持することで，肌の構造的な安定性を保つことが示唆された。

2.4.2　保湿関連遺伝子に着目した保湿効果

　表皮角化細胞を用いて，CERAVURE の肌のバリア機能や，水分保持能の改善に繋がる検討を行ったところ，水分保持に繋がるアクアポリン 3（AQP3）mRNA およびヒアルロン酸合成酵素 3（HAS3）mRNA 発現促進作用，セラミド合成酵素であるセリンパルミトイルトランスフェラーゼ（SPT）mRNA の発現促進作用等が確認された（表 2）。CERAVURE はこれらの遺伝子発現を促進することで，肌の保湿効果を高めることが示された。

2.4.3 抗炎症効果

一酸化窒素（NO）に代表される活性窒素種は，殺菌作用や他の細胞への免疫シグナルとして異物排除に働くことが知られているが，NOが過剰に産生されてしまった場合は細胞へのダメージなどにより炎症がひどくなる。したがって，過剰に産生されるNOの産生を抑制することは炎症を抑制することに繋がると考えられる。そこでマウス由来のマクロファージを用いて，刺激剤であるLPSによって大量に産生されるNOの産生をCERAVUREが抑制できるか検討を行った。その結果，有意なNO産生抑制効果が確認されたことから，CERAVUREは紫外線や肌荒れによって起きる肌での炎症を抑える効果が期待された（表3）。

2.4.4 B16メラノーマ細胞に対する美白の効果

日焼けやシミの原因になるメラニンは表皮基底層にあるメラノサイト内で生成される。メラニンは紫外線による細胞へのダメージを減らす役割があるが，過剰なメラニンはシミや色素沈着の原因となり肌の悩みの原因となる。CERAVUREにはB16メラノーマ細胞に対する美白効果を有している事が確認された（表4）。

2.4.5 ヘアサイクルに関する遺伝子への育毛効果

毛乳頭細胞は様々な細胞増殖因子を産生し，毛母細胞へと働きかけることで髪の毛の発毛や成長に関与している。ヘアサイクルの成長期延長に関与しているIGF-1（インスリン様増殖因子-1），退行期や休止期への移行を抑制しているHGF（肝細胞増殖因子），毛髪形成を促進するVEGF（血管内皮細胞増殖因子）に対して遺伝子の発現促進作用を検討したところ，作用が認められた。（表5）。CERAVUREにはヘアサイクルの成長期を維持することで，毛髪の成長を促すことが期待された。

表3 NO産生抑制作用

濃度（%）	NO産生抑制率（%）
0.0625	1.8 ± 1.0
0.25	17.1 ± 0.6 ***
1	54.9 ± 2.1 ***
IC_{50}	0.9%

Mean ± S.E., $n=4$, *** : $P<0.001$ vs control

表4 メラニン産生抑制作用

濃度（%）	メラニン産生抑制率（%）
0.25	17.1 ± 8.5
0.5	22.0 ± 5.4 *
1	19.7 ± 4.4 *

Mean ± S.E., $n=3$, * : $p<0.05$, vs control

表5 ヘアサイクルに関与する増殖因子遺伝子の発現

遺伝子	濃度（%）	mRNA発現率 (control=100%)
IGF-1	0.25	151.6
HGF	0.25	148.1
VEGF	1	128.9

第7章　美白剤

2.5　安全性

　CERAVUREに関しては，海外への展開も視野に入れ，動物を使用しない安全性試験として皮膚一次刺激性試験（EPISKIN法），変異原性試験（AMES）およびヒト皮膚感作性試験を実施し，何れも安全性上問題ないことを確認している。セラミド含有酵母エキスCERAVURE®は，安心・安全な機能性原料として利用可能である。

2.6　おわりに

　酵母は「出芽」によって増殖を繰り返す。1つの酵母（母細胞）から新しい酵母（娘細胞）が生み出される度に，母細胞は老化していく。しかし，新しく生まれた酵母は母細胞の遺伝子を受け継ぎ，まるで若返ったように生まれ変わる。老化と若返りを繰り返す，不死鳥の様な存在に思える。その生命力は強く，世界中のあらゆる場所で「発酵」の文化を築いてきた彼女達が，化粧品原料として，若返りの力とその生命力を我々に与えてくれるのだと感じている。

謝辞

　H21年度補正予算事業　戦略的基盤技術高度化支援事業採択により，また，秋田今野商店㈱，岡山理科大学　三井亮司准教授，北海道農業研究センター　高桑直也研究員の協力によりCERAVURE®の開発に至りました事，ここに深甚の謝意を表します。

文　　献

1) 斎藤浩ほか，隠し味の化学，p227，辛書房，1992
2) アンチエイジング化粧品の市場分析調査，p5，総合企画センター大阪，2004
3) 藤野安彦ほか，帯広畜産大学学術研究報告，**10 (4)**，917（1978）
4) 医薬部外品原料規格2006，p786，薬事日報社2006
5) 高桑直也，化学と生物，**46 (2)**，108（2008）
6) A. G. Matoltsy et al. : *J. Inuest. Dermatol.*, **50 (1)**, 19（1968）

3 天然由来エルゴチオネインによる美白作用

三谷茂樹*

3.1 はじめに

紫外線に曝露されると，皮膚内に局所的な色素沈着が形成される。このメカニズムとしては，紫外線の曝露により，ケラチノサイト（表皮細胞；keratinocyte）が産生する活性酸素種（reactive oxygen species；ROS）や様々なサイトカインがメラノサイト（色素細胞；melanocyte）の刺激因子として働き，メラニン産生が亢進するためであると考えられている。これはROSにより惹起される酸化ストレスがイニシエーターとなり，色素沈着の形成が誘導されると考えられる。本稿では，皮膚美白剤としての有効性を抗酸化の観点から評価した結果，抗酸化物質エルゴチオネインを高含有するタモギタケエキスに高い有効性を見出したので紹介する。

3.2 活性酸素と色素沈着

紫外線による美容的な皮膚の外観変化（色素沈着やシワなど）の多くは，スーパーオキシドアニオンラジカル（・O_2^-），ヒドロキシラジカル（・OH），過酸化水素（H_2O_2），一重項酸素（$^1O_2$）などのROSに加えて，アルギニンから一酸化窒素合成酵素（Nitric Oxide Synthase；NOS）により合成される一酸化窒素（Nitric Oxide；NO）や一酸化窒素がスーパーオキシドアニオンラジカルと反応して生成されるペルオキシナイトライト（peroxynitrite；$ONOO^-$）などの一酸化窒素種（Reactive nitrogen species；RNS）も影響していると考えられている。よって，細胞内ROSおよびRNSより惹起される酸化ストレスを軽減することは，皮膚の外観変化を予防・改善する有効な手段であると考えられる。

皮膚の色素沈着は，メラニン生成量が増加した部位や表皮組織におけるメラニン排出が悪化した部位もしくは生成と排出のバランスが崩れた部位に起こる褐色色素斑とされている。これまでの研究より，下記の点が主要な色素沈着抑制の作用点として着目され，美白剤の開発が進められてきた。

1) メラノサイトの増殖の抑制
2) メラノサイト刺激因子の抑制
3) メラニン生成（チロシナーゼタンパク）の抑制
4) メラニン放出と貪食の抑制
5) メラニンの還元，分解，排出の促進

これら作用点の増悪因子として最も大きいと考えられているのが，紫外線などによる酸化ストレスである。そのメカニズムとして，紫外線が皮膚に曝露された後，ケラチノサイトからROSが過剰に産生され，このROSによってメラノサイト刺激因子の産生が亢進し，その結果，メラノサイト側ではメラノサイト増殖，メラニン生成や放出が亢進し，ケラチノサイト側ではメラニ

---

* Shigeki Mitani 香栄興業㈱ 技術部 研究開発グループ

第 7 章 美白剤

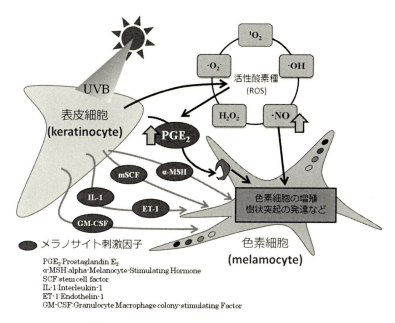

図 1 UVB 照射時の色素沈着形成のメカニズム

ン貪食能が亢進することが考えられている[1]（図1）。よって，美白剤の開発においても紫外線における酸化ストレスを防ぐ抗酸化素材がその有力な候補と成り得る。

本研究では，メラノサイト刺激因子としてプロスタグランジン E_2（prostaglandin E_2；PGE_2）と NO に着目した。両因子はメラノサイト増殖やチロシナーゼ活性化及び樹状突起発達などにより色素沈着形成に関わることが報告されている[2~4]。

3.3 抗酸化物質エルゴチオネイン

3.3.1 エルゴチオネインの特徴

エルゴチオネイン（L-Ergothioneine）は，水溶性の含硫アミノ酸の一種であり，ヒト（動物）の小腸，肝臓，膵臓，腎臓などの幅広い臓器に高濃度で分布していることから生体にとって必要不可欠な抗酸化物質であると考えられているが，菌類および細菌類以外は生合成できないことが分かっている（図2）。そのため植物は根圏細菌が産生したエルゴチオネインを根から吸収し，ヒト（動物）は食物を介して摂取しており，エルゴチオネインは食物連鎖により生物間を移行する特殊な化合物のひとつと考えられる。

3.3.2 エルゴチオネインの役割

前述したように，水溶性の高い物質であるにも関わらず臓器内に高濃度に蓄積しているため，エルゴチオネインの体内動態にはトランスポーターが関与していると考えられている。トランスポーターとは，私たちが食物より摂取した様々な化合物群の中から糖，ビタミンやアミノ酸など生体の維持に必要な栄養物を細胞内へと取り込み，異物，毒物や代謝物など生体に不必要なもの

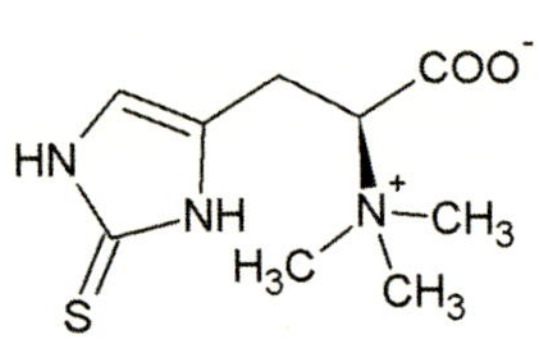

機能性化粧品素材

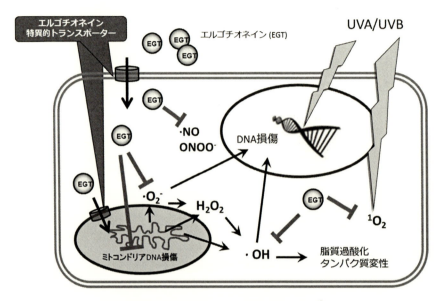

図2　エルゴチオネインの化学構造

図3　エルゴチオネインの細胞保護の役割[8]

を排出する選択的な物質透過機能を担う膜タンパク質である。

近年，ヒト培養細胞を用いた検討により，カルニチン／有機カチオントランスポーターOCTN1（SLC22A4）の良好な基質としてエルゴチオネインが見出された[5]。また，in vivo におけるOCTN1の役割についてoctn1遺伝子欠損（$octn1^{-/-}$）マウスを用いた検討においてもOCTN1の基質がエルゴチオネインであることを報告している[6,7]。

このトランスポーター OCTN1により細胞内へと移行したエルゴチオネインは生体内で発生するROSおよびRNSを直接消去することにより，タンパク質の変性，脂質の過酸化，ミトコンドリアDNA損傷や紫外線によるDNA損傷等を防御していると考えられている[8]（図3）。またヒト皮膚組織においては，OCTN1が表皮基底膜に強く発現していることが確認されており，さらにヒト皮膚培養細胞を用いた検討では，UV照射により発生した活性酸素種をエルゴチオネイン添加により濃度依存的に抑制することが示されている。これは限局して表皮側に高発現したOCTN1が抗酸化物質エルゴチオネインを効率的に取り込むことで紫外線による酸化ストレスから皮膚組織を保護していると考えられる[9]。

最近の研究では，OCTN1により神経幹細胞（ニューロンを産生する元の細胞）内へと取り込

まれたエルゴチオネインが抗酸化能を発揮することで細胞の増殖・分化の制御に関与しているという報告がある[10]。エルゴチオネインは，これら生体における役割と食物から摂取しなければならない化合物であることからビタミンの可能性が示唆されている。

3.3.3 天然由来エルゴチオネインとしてのタモギタケエキス

本研究に用いる天然由来エルゴチオネインを得るため，様々なきのこ（菌類）のエルゴチオネイン含有量を調査した結果，供給源としてヒラタケ属のきのこであるタモギタケを選定した。

タモギタケは，形は円形で中央部が窪み，表面は平滑で鮮黄色～淡黄色のきのこである。東北地方や北海道に自生しており，夏から初秋にわずかにしか収穫できないことから「幻のきのこ」として扱われてきたが，近年になり主におがくずを用いた菌床による人工栽培が確立された。また，タモギタケは美味なきのこで，食味の評価は高く，香りと共に味も上質である[11]。

我々は，タモギタケを抽出および精製した天然由来エルゴチオネイン高含有（エルゴチオネイン含有率65%以上）のタモギタケエキスを作製し，美白素材としての評価を試みた。

3.4 タモギタケエキスの抗酸化能を美白素材として評価（*in vitro*）

3.4.1 タモギタケエキスの活性酸素消去能

抗酸化の観点でタモギタケエキスの美白剤としての可能性を *in vitro* 実験にて確認した。過酸化水素（H_2O_2），スーパーオキシドアニオンラジカル（・O_2^-），ヒドロキシラジカル（・OH），一重項酸素（$^1O_2$），一酸化窒素ラジカル（NO）の5種類の活性酸素種に対するエキスの消去能を確認した。過酸化水素は4-AP（4-aminoantipirine），フェノール，ペルオキシダーゼとの反応を利用した比色法により評価し，他の4種類の活性酸素種に関しては，各々の活性酸素を発生させ，エキス添加におけるシグナル強度の減少を指標とする電子スピン共鳴法によって評価した。また，代表的な水溶性の抗酸化物質であるL-アスコルビン酸に関しても，エキスと同濃度で評価した。

結果，タモギタケエキスは，5種類の活性酸素全てに対して消去能を有することが確認された（図4）。一重項酸素に関しては，L-アスコルビン酸よりも高い活性を示した。

3.4.2 タモギタケエキスの紫外線照射表皮角化細胞における活性酸素（過酸化水素：H_2O_2 及び一酸化窒素ラジカル：NO・）産生亢進及びメラノサイト刺激因子 PGE_2 産生亢進の抑制

ヒト不死化表皮細胞株 HaCaT 細胞を 96 well plate に $3.5×10^4$ cells/well にて播種し，5%FBS含有 DMEM で24時間培養した。更に，エキス含有培地にて24時間培養した。エキス含有ハンクス緩衝液に置換し，40 mJ/cm^2 の強度で UVB を照射した。照射後，評価項目に応じて下記の通り，実験を行った。H_2O_2：エキス含有培地にて2時間培養後，蛍光プローブ H_2DCFDA（2',7'-dichlorodihydrofluorescein diacetate）を取り込ませ，蛍光強度を測定した。NO・：10 mM L-アルギニン含有培地にて24時間培養後，蛍光プローブ DAF-2DA（4,5-Diaminofluorescein diacetate）を取り込ませ，蛍光強度を測定した。PGE_2：エキス含有培地にて24時間培養後，ELISA キットにて培養上清中の PGE_2 を測定した。また，タンパク量を BCA Protein Assay kit で測定し，上

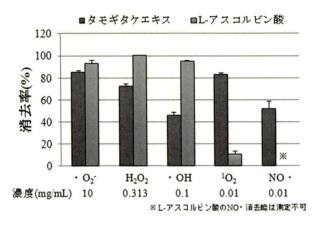

図4　タモギタケエキスとの活性酸素消去能
(Mean±S.D.)

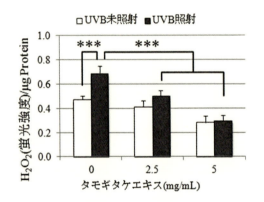

図5　UVB 照射 HaCaT 細胞における
細胞内 H_2O_2 産生亢進の抑制
(Mean±S.D.), ***; $p < 0.001$

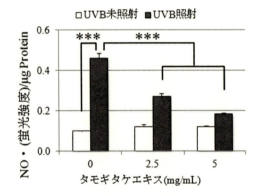

図6　UVB 照射 HaCaT 細胞における
細胞内 NO・産生亢進の抑制
(Mean±S.D.), ***; $p < 0.001$

記数値から除した数値で結果を評価した。UVB 照射 HaCaT 細胞における細胞内 H_2O_2 及び NO・，培養上清中 PGE_2 産生亢進の抑制 H_2O_2，NO・に関しては蛍光強度（F.I.）/μg Protein の単位で，PGE_2 に関しては，PGE_2(pg)/μg Protein の単位で評価した（図5，6，7）。

結果，全ての項目で，Control において UVB 照射により産生量が亢進し，タモギタケエキスを処理した場合に有意に抑制されていた。

3.4.3　タモギタケエキスの UVB 照射表皮角化細胞培養上清によるメラノサイト増殖亢進及び樹状突起発達の抑制

HaCaT 細胞を 48 well plate に 1.0×10^5 cells/well にて播種し，3.4.2 項と同様のエキス処理をし，UVB 照射した。照射後，エキスと 0.5%FBS 及び 3μg/mL ヘパリン（ヒトメラノサイト増殖添加剤より）含有 M-254 基礎培地にて 24 時間培養し，培養上清を回収した。評価項目に応じて，下記の通り実験した。増殖抑制：ヒト正常メラノサイト HEMn-DP を 96 well plate に 3.0

第 7 章　美白剤

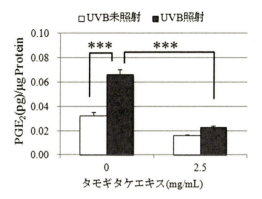

図7　UVB 照射 HaCaT 細胞における
培養上清中 PGE$_2$ 産生亢進の抑制
(Mean±S.D.), ***; $p < 0.001$

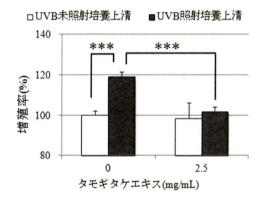

図8　UVB 照射 HaCaT 細胞の培養上清によるヒト正常メラノサイト増殖の抑制
0 mg/mL-UVB 未照射の場合を100％の増殖率として評価した。(Mean±S.D.), ***; $p < 0.001$

×10^4 cells/well にて播種し，24時間培養後，回収した培養上清を添加した。24時間培養後，MTT 法にて細胞増殖率を計測した。増殖に関しては，UVB 未照射の Control を 100％として評価した。

樹状突起：メラノサイトを 96 well plate に 2.5×10^3 cells/well にて播種し，24時間培養後，回収した培養上清を添加した。96時間培養後，Calcein-AM (3′,6′-Di(O-acetyl)-4′,5′-bis[N,N-bis(carboxymethyl)aminomethyl]fluorescein, tetraacetoxymethyl ester, solution) 処理をし，蛍光画像を取得した。蛍光画像から各メラノサイトの樹状突起数を計測した。

結果，Control においては，UVB 照射表皮細胞培養上清によりメラノサイトは約20％増殖していたが，タモギタケエキス処理により有意に抑えられていた（図8）。樹状突起に関しては，Control において UVB 照射による有意な本数増加が見られなかったことから，3本以上のデンドライトを持つメラノサイトの割合で示した（本実験においては2本のデンドライトを持つメラノ

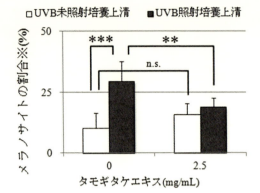

図9 UVB照射HaCaT細胞の培養上清によるメラノサイト樹状突起発達の抑制
※本実験では，2本の樹状突起を持つメラノサイトが大部分を占めていたので，3本以上の樹状突起を持つメラノサイトの割合で評価した。
(Mean ± S.D., ** ; $p < 0.05$, *** ; $p < 0.001$, n.s. ; no statistically significant)

サイトが多数を占めていた)。UVB照射により樹状突起を多く持つメラノサイトの割合が増加したのに対し，タモギタケエキス処理により，有意な割合の減少が見られた（図9）。

以上より，タモギタケエキスの主成分であるエルゴチオネインの作用によって，UVB照射における酸化ストレスを抑制し，更にメラノサイト刺激因子の産生亢進を防いだ結果，メラノサイトの増殖と樹状突起発達を抑えたと推察される。

3.5 おわりに

本稿では，天然由来エルゴチオネインを主成分としたタモギタケエキスが細胞内において強い抗酸化能を発揮することにより有効な美白剤に成り得るのではないかと考え，*in vitro* レベルで検討した。その結果，UVB照射による活性酸素種，メラノサイト刺激因子の産生亢進を防ぐことにより，メラノサイト増殖，樹状突起発達を抑制することが確認できた。これらの結果は，タモギタケエキスが抗酸化の観点で有用な美白剤と成り得ることを示唆しており，今後は，更に紫外線照射におけるチロシナーゼ酵素との作用（既にタモギタケエキス自体のチロシナーゼ活性阻害作用は確認）やメラニン貪食などにおける効果，更には紫外線照射による色素沈着抑制効果を *in vivo* レベルで調査し，総合的な面での美白剤としての機能を確認する予定である。

文　献

1) GE Costin, VJ Hearing, *FASEB J.*, **21**, 976-994 (2007)
2) RJ Starner *et al.*, *ExpDermatol.*, **19** (7) 682-684 (2010)

第 7 章　美白剤

3) G Scott *et al.*, *J Invest Dermatol*, **122**, 1214-1224 (2004)
4) C Romero-Graillet *et al.*, *J Clin Invest.*, **99** (4) 635-642 (1997)
5) D Gründemann *et al.*, *Proc Natl AcadSci U S A*, **102**, 5256-5261 (2005)
6) Y. Kato *et al.*, *Pharm. Res.*, **27**, 832-840 (2010)
7) T. Sugiura *et al.*, *Drug Metab. Dispos.*, **38**, 1665-1672 (2010)
8) BD Paul BD, SH Snyder, *Cell Death Differ*, **17**, 1134-1140 (2010)
9) NG Makava *et al.*, *Free Radical Biol. Med.*, **46**, 1168-1176 (2009)
10) T. Ishimoto *et al.*, *Plos One*, **9**, e89434 (2014)
11) 今関六也ほか，標準原色図鑑全集第 14 巻 62

第8章 老化防止

1 太陽照射,温度変化ストレスから肌を防御するアンチエイジング原料 GP4G

福田政彦[*1], Jean-Marie Botto[*2]

1.1 地球上の生命体の進化と,厳しい致死的な条件を生き抜くための適応

　好極限性細菌は,極限的な環境ストレス(高い日射量,冷環境,高濃度塩水など)に耐えるための特殊な機構と分子を発達させてきた。ブラインシュリンプ(アルテミア・サリーナ)は世界各地の塩水湖に生息している鰓脚亜綱,無甲目に属する小型甲殻類である[1]。この大型プランクトンは,進化の過程で厳しい条件を生き抜くよう適応してきた。すなわち,高濃度塩水条件による浸透圧(塩濃度が通常の海水の10倍までになる),季節的な湖の枯渇による水不足,被嚢をもつアルテミア胚が経験する酸素欠乏,極度の温度(日中は高く,夜間は低くなる),及びUV及びIRの日射である。極度の環境ストレスに対してこれほど適応し耐性を備えるようになった生物は,きわめて少数である[1]。

　適応はアルテミア・サリーナにおいて分子,細胞及び生理的レベルで機能的な耐性機構の進化を引き起こしたが,このような適応特性の中心的要素がGP4G分子である。これは休眠中の耐久卵では,ヌクレオチドプール全体(10 mM)の50%までを占めている[2]。GP4G,すなわちジグアノシン四リン酸(diguanosine 5',5'''-P1, P4-tetraphosphate)は天然に存在するプリンジヌクレオチド(図1)で,ジヌクレオシドポリリン酸(NPnN)に属する。

　アルテミアの耐久卵はその代謝速度を抑えることで,過酷な条件下でも数日間生存することが

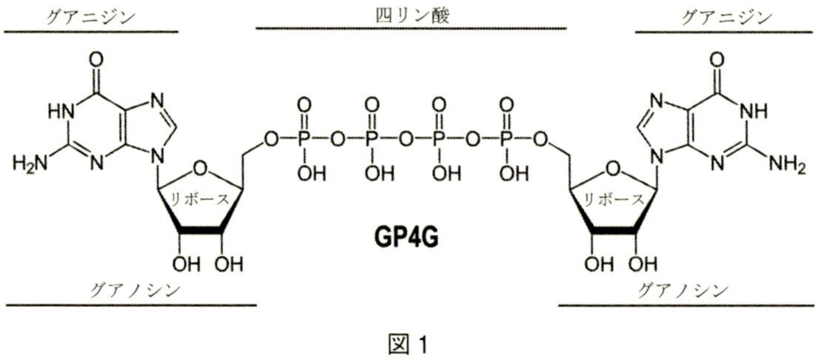

図1

---

* 1　Masahiko Fukuda　アイエスピー・ジャパン㈱　化粧品原料事業部
* 2　Jean-Marie Botto　Ashland Specialty Ingredients, Vincience R & D,
　　　Sr. Manager, Innovation & Upstream Research

第8章 老化防止

できるが，この耐久卵中に最も豊富に存在しているジグアノシンヌクレオチドである GP4G は，この休眠状態でのエネルギー源となる[3]。

1.2 皮膚，ストレス及び環境への適応

ヒト皮膚は毎日のように多くの環境ストレスや傷害に曝されている。そこで生物は進化により，生物学的プロセスの複雑なネットワーク（抗酸化反応，シャペロンによる正しいタンパク質フォールディングの維持，DNA 損傷の予防と修復など）を獲得し，これらは皮膚のホメオスタシス維持に重要な役割を果たし，難しい環境への適応を可能にしている。皮膚細胞は全身の細胞と同様に内因性老化プロセスに従う。内因性老化は，日光の紫外線（UV）及び赤外線（IR）照射，並びに環境中の公害（微粒子など）の外因性要因の慢性的曝露により，さらに増強される。

太陽が放射しヒト皮膚に到達する総エネルギーのうち，UV（100～400 nm の波長）は約5％を，赤外線（700 nm～1 mm の波長）は50％を，残りの45％は可視光（400～700 nm）が占めている。UV には UVA，UVB 及び UVC という成分が含まれている。それぞれの波長は，UVA が 320～380 nm（長波長），UVB が 280～320 nm（中間波長），UVC が 100～280 nm（短波長）である。日光からの UV の組成は，主に UVA（90～95％）と UVB（5～10％）のエネルギーで，日光の UVC の大半は大気圏で吸収される。皮膚において UV は酸化ストレスや炎症を引き起こし，弾力線維症を誘導し，創傷治癒を傷害し，細胞老化と発がんを促進する DNA 損傷を誘発する[4]。

興味深いことに，IR の範囲内では IRA（700～1400 nm，太陽エネルギーの30％までを占める）が，ヒト皮膚を貫通し，表皮，真皮及び皮下組織にある細胞に直接影響することができる。一方で IRB（1,400～3,000 nm）及び IRC（3,000 nm～1 mm）は皮膚の上層を貫通できるのみである。すなわち IRC は表皮で完全に吸収され，IRB は僅かに真皮に到達して皮膚温を上昇させ，心地よい温かさから灼熱感までを与える[5~7]。

最近の研究から，IRA が皮膚の血管新生及び炎症細胞の浸潤を誘発し，皮膚の細胞外マトリックスタンパク質及びミトコンドリア代謝を変化させることが明らかになっている[8,9]。皮膚に対する IRA の影響は主に，マトリックスメタロプロテアーゼ-1 の誘導によるものである[10]。しかし最近，IRA を照射したヒト線維芽細胞の全トランスクリプトーム解析から，599種類の差次的に制御される遺伝子転写産物が確認され[11]，光老化において IRA が広く影響し，大きい意義をもつことが示唆されている。

本研究の目的は，培養ヒトケラチノサイト及び in vitro の皮膚生検組織に紫外線，赤外線及び熱ショックを与えた際の，GP4G を多く含む生体機能性「GP4G SP」の保護作用を評価することである。

1.3 結果
1.3.1 *In vitro* における紫外線照射からの保護作用

UV は酸化ストレス，タンパク質のミスフォールド及び DNA 損傷を通じて光誘導性の皮膚老化の一因となる。本実験では，培養中の正常ヒトケラチノサイトに UVB （60 mJ/cm^2）を照射した。UVB 誘発性 DNA 損傷を「単一細胞ゲル電気泳動法」としても知られるコメットアッセイにより追跡した (Ostling *et al.*, 1984)。本アッセイではコメットテールが長いほど（テールモーメントとして表される），DNA レベルの損傷が大きい。「GP4G SP」を 1％で 24 時間添加したとき，照射前又は照射後のいずれでも，DNA 損傷を減少させた。照射前に「GP4G SP」を添加したときの減少率は 89％，照射後では 79％であった（図2A）。結論として，UVB 曝露時に生じる培養ヒトケラチノサイトにおける DNA 損傷は，*in vitro* において GP4G SP により抑制された。

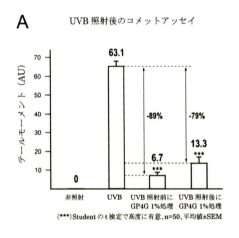
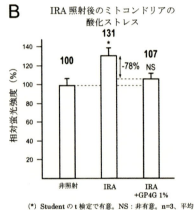
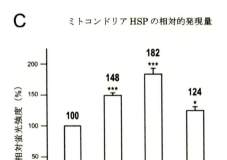
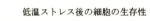
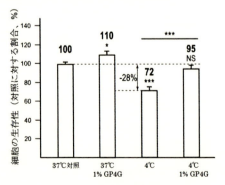

図2

1.3.2 *In vitro* における赤外線照射からの保護作用

本実験では培養した正常ヒトケラチノサイトに 180 J/cm² IRA を照射し、MitoSOX™ Red アッセイによりミトコンドリアの酸化ストレスを測定し、赤色発光の任意単位（AU）として表した。照射細胞ではミトコンドリアの酸化ストレスが 31% と有意に増大した（図 2B）。しかし IRA 照射前に 1% GP4G を 1 日 2 回加え 48 時間処理したとき、ミトコンドリアの酸化ストレスは非有意にのみ増大し（+7%）、これはストレスが 78% 抑制されたことに相当した。すなわち *in vitro* では「GP4G SP」の添加により、IRA 誘発性のミトコンドリアの酸化ストレスの増大が、有意に小さくなった。

1.3.3 シャペロンタンパク質の発現とミトコンドリアの保護

本実験では、皮膚生検組織に 1% の「GP4G SP」を添加し、mtHSP10（処理の 24 時間後）及び mtHSP60 と mtHSP70（48 時間後）の免疫検出後の相対的蛍光強度を評価した。その結果、「GP4G SP」を *ex vivo* で皮膚に添加したとき、mtHSP70、mtHSP60 及び mtHSP10 の相対発現量の増加が認められた（図 2C）。このことは、GP4G がミトコンドリアのシャペロンの発現を調節し、それにより皮膚が次のストレスを吸収する準備をする可能性を示唆している。

1.3.4 熱ショックに対する *in vitro* の保護作用

本実験では培養した正常ヒトケラチノサイトに低温ショック（4℃、6 時間）を与え、MTT 試験を用いて細胞の生存性が高度に有意に低下する（−28%）ことを観察することができた。同じ条件で 1%「GP4G SP」を 1 日 2 回、48 時間加えて前処理したとき、NHK 細胞の生存率は維持された（図 2D）。1% の「GP4G SP」は、*in vitro* における低温ショックのもつ負の作用から、培養ケラチノサイトを保護するのに役立った。

別の実験で 47℃ のヒートショックを 1 時間、ヒト皮膚生検組織に誘発し、皮膚の形態学的特性を観察した。その結果、47℃ のヒートショック後の皮膚構造は、細胞のアポトーシスや膜胞といった損傷を示していた（図 3A）。一方でヒートショック前 24 時間に 1 回と、このストレス後

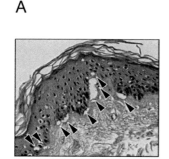

47℃、1 時間

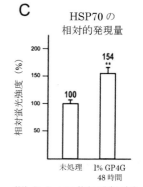

47℃、1 時間＋3% GP4G

HSP70 の相対的発現量

(**) Student の t 検定で非常に有意、n=3、平均値±SEM

図 3

の24時間に1回，3％の「GP4G SP」を局所塗布した*ex vivo*の皮膚では，そのような損傷は認められなかった（図3B）。このことは，「GP4G SP」がヒートショックという負の影響に対する，皮膚の抵抗性の向上に役立つだろうことを示唆している。

HSP70が調節される可能性を検討するため，培養した皮膚生検細胞に1％の「GP4G SP」を1日2回添加した。添加後48時間では，未処理の皮膚生検に比べてHSP70の相対的含量が（＋54％）高くなっていた（図3C）。

結論としてGP4Gは，培養ケラチノサイト又は*in vitro*の皮膚生検において，多種多様なショック（UV，IRA，低温ショック，ヒートショック）への抵抗性を改善することに役立つと考えられる。

1.4 結論

皮膚は身体の第一線の防御構造であり，日常的に容赦ない環境ストレス，例えば風，環境汚染，紫外線，赤外線，熱ショックなどに曝されている。中でも日射及び熱ショックは皮膚を常時苦しめ，早期老化やしわの形成を促進している（光老化）。これまで，UVが光老化の原因となる主要因子であると考えられてきたが，最近，赤外線も皮膚の光損傷を誘発しえることが報告された[9,11,12]。本研究の目的は，過酷な環境の4つのパラメータ，すなわちUV照射，IR照射，低温ショック又はヒートショックに対する，「GP4G SP」の保護作用の可能性を評価することであった。培養したヒト表皮ケラチノサイト及び*ex vivo*の皮膚生検組織について実施した本研究から，豊かな生体機能性をもつGP4Gは*in vitro*において，紫外線，赤外線，低温及びヒートショックから皮膚細胞を保護できるというエビデンスが得られた。したがってこれは，日光による老化及び熱性の老化からの皮膚保護に役立つ化粧品成分として，最適なソリューションと考えられる。

文献

1) Gajardo GM, Sorgeloos P, Beardmore JA. Inland hypersaline lakes and the brine shrimp Artemia as simple models for biodiversity analysis at the population level. *Saline Systems*. 2006；**2**：14.

2) Warner AH, Clegg JS. Diguanosine nucleotide metabolism and the survival of artemia embryos during years of continuous anoxia. *Eur J Biochem*. 2001 Mar；**268 (6)**：1568-76.

3) Warner AH, Finamore FJ. Isolation, purification, and characterization of P1, P4-diguanosine 5'-tetraphosphate asymmetrical-pyrophosphohydrolase from brine shrimp eggs. *Biochemistry*. 1965 Aug；**4 (8)**：1568-75.

4) Rijken F, Bruijnzeel PL. The pathogenesis of photoaging：the role of neutrophils and neutrophil Calles C, Schneider M, Macaluso F, Benesova T, Krutmann J, Schroeder P.

Infrared A radiation influences the skin fibroblast transcriptome : mechanisms and consequences. *J Invest Dermatol*. 2010 Jun ; **130** (**6**) : 1524-36.

5) Schieke SM, Schroeder P, Krutmann J (2003) Cutaneous effects of infrared radiation : from clinical observations to molecular response mechanisms. *Photodermatol Photoimmunol Photomed*. **19** : 228-34

6) Ichihashi M, Ando H, Yoshida M, Niki Y, Matsui M. Photoaging of the skin. *Anti-Aging Medicine*. 2009 **6** (**6**) : 46-59.

7) Krutmann J, Morita A, Chung JH. Sun exposure : what molecular photodermatology tells us about its good and bad sides. *J Invest Dermatol*. 2012 Mar ; **132** (3 Pt 2) : 976-84.

8) Frank S, Oliver L, Lebreton-De Coster C, Moreau C, Lecabellec MT, Michel L, Vallette FM, Dubertret L, Coulomb B. Infrared radiation affects the mitochondrial pathway of apoptosis in human fibroblasts. *J Invest Dermatol*. 2004 Nov ; **123** (**5**) : 823-31.

9) Cho S, Shin MH, Kim YK, Seo JE, Lee YM, Park CH, Chung JH. Effects of infrared radiation and heat on human skin aging in vivo. *J Investig Dermatol Symp Proc*. 2009 Aug ; **14** (**1**) : 15-9.

10) Schroeder P, Lademann J, Darvin ME, Stege H, Marks C, Bruhnke S, Krutmann J. Infrared radiation-induced matrix metalloproteinase in human skin : implications for protection. *J Invest Dermatol*. 2008 Oct ; **128** (**10**) : 2491-7.

11) Calles C, Schneider M, Macaluso F, Benesova T, Krutmann J, Schroeder P. Infrared A radiation influences the skin fibroblast transcriptome : mechanisms and consequences. *J Invest Dermatol*. 2010 Jun ; **130** (**6**) : 1524-36Ostling

12) Holzer AM, Athar M, Elmets CA. The other end of the rainbow : infrared and skin. *J Invest Dermatol*. 2010 Jun ; **130** (**6**) : 1496-9.

2 プロテオグリカンの肌若返り効果

坪井　誠*

2.1　はじめに

　肌の生体成分としてコラーゲン，ヒアルロン酸，セラミドなどが知られている。生体を構成するマトリックス成分の中でも，生体内での生理活性を持つ細胞外マトリックス成分として，プロテオグリカンが認識され，経口摂取や外用による機能性も認識されるようになってきている[1～10]。プロテオグリカンは，動物成分の多糖（グリコサミノグリカン：glycosaminoglycan）の研究中に見つけ出された成分である。グリコサミノグリカンは，ムコ多糖として全身に存在するヒアルロン酸や軟骨から分離されたコンドロイチン硫酸（1889）などが有名であるが，これらのグリコサミノグリカンの構造解析を行っていたところ，グリコサミノグリカンとコアタンパク質（Core Protein）が一定の結合様式で結合した糖たんぱく質が発見された。この成分を1970年にプロテオグリカン（Proteoglycan）と命名した[11]。プロテオグリカンは，コアタンパク質のアミノ酸であるセリンと糖質のキシロース←ガラクトース←ガラクトース←グルクロン酸が結合し，その先にコンドロイチン硫酸などの2糖単位で連続する多糖体が結合した化合物である（図1）。つまり，特定のタンパク質と共有結合したグリコサミノグリカン-タンパク複合体が見つかり，これらの化合物の総称をプロテオグリカンとした。その後，プロテオグリカンの構造が徐々に明らかにされ，1987年EGF部分を持つ物質であることが発表[12]され，その後1998年には，化粧品用の素材として提供可能となったプロテオグリカンと同種のプロテオグリカン（アグリカン）のG3ドメイン（EGF）が解明された[13]。軟骨などに含まれるプロテオグリカンであるアグリカンにEGFの部分構造を持つことが解明されたことで，化粧品用の素材として有望であることが分かってきた。我々は，1990年ころより，化粧品用の素材としての可能性を追求し，20年後に，製品化することができた。ここで見つけ出された，鮭鼻軟骨由来プロテオグリカンには，肌を若い時の状態に改善できるような機能性結果を見つけだすことができ，ここに報告する。

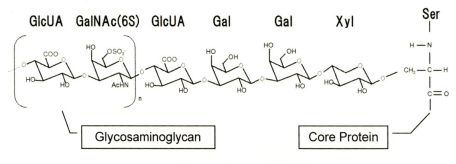

図1　プロテオグリカンの基本構造

＊　Makoto Tsuboi　一丸ファルコス㈱　開発部　執行役員　開発部長

第8章　老化防止

2.2　生体機能

　プロテオグリカンは，重要な生体成分であり，主要な臓器など，脳，皮膚を始めとした体全体の組織中の細胞外マトリックスや細胞表面に存在するほか，関節軟骨の主成分としても存在している。プロテオグリカンは，組織形成や伝達物質としての役割など，組織の維持修復に関係する成分と考えられ，細胞外マトリックス中に存在することで，即応型の組織修復を司る内在成分ではないかと考えられる。また，プロテオグリカンは，コラーゲンやヒアルロン酸とマトリックスを作ることで身体組織や皮膚組織の形態を維持している[11,14]。

2.3　皮膚構造とプロテオグリカン

　皮膚の構造を断面として見ると，表面から表皮，真皮，皮下組織の3層と皮脂腺を伴った毛包や汗腺などの附属器官から構成されている。表皮はケラチノサイト（角化細胞）から構成され，表面から角層，顆粒層，有棘層，基底層の4層構造を持つ。基底膜を境として表皮の下に存在する真皮は，表皮とはまったく異なった構造をしている。表皮が細胞の集合体で構成された石垣のような構造であるのに対し，真皮の構成細胞である線維芽細胞の密度は低く，線維芽細胞が分泌するヒアルロン酸やコラーゲンの様なムコ多糖類や線維成分から構成される細胞外マトリックスの立体構造が，真皮の構造の特徴である。線維成分の大半を占めるのはコラーゲン線維であり，コラーゲン線維の太い網目状構造と弾性線維と呼ばれるエラスチン線維のネットワークが強い弾力を生み出しており，その線維成分の隙間を潤滑性のある充填剤のようにヒアルロン酸やプロテオグリカンが埋めている（図2）。ヒアルロン酸は大量の水を保持できる糖鎖（グリサミノグリカン）であるが，プロテオグリカンはコアタンパク質に1本以上のグリコサミノグリカン糖鎖が共有結合した分子である（図3）。このグリコサミノグリカンは自身の持つ陰性荷電により強い親水性を示し，さらに糖鎖同士が電気的に反発してできる空間に大量の水分子が保持される（図4）。プロテオグリカン（PG）はヒアルロン酸と同程度の水分保持力を有し（図5），真皮の水

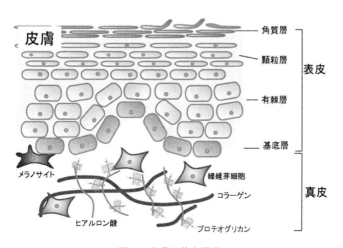

図2　皮膚の基本構造

分保持に寄与している。真皮プロテオグリカンは分子構造の違いにより数種存在し、皮膚組織ではバーシカン、デコリン、パールカンと呼ばれるプロテオグリカンが存在している[15]。皮膚での保湿性がもっとも優れると思われるバーシカンは、加齢や光老化に伴って減少すると考えられる[16]。皮膚のプロテオグリカンであるデコリンは、細胞外マトリックスにおいて、ヒアルロン酸の産生や皮膚のⅠ型コラーゲンとのかかわりが示されつつある[17]。また、皮膚のプロテオグリカンの状態が肌年齢に影響していることも考えられるようになってきている[18]。

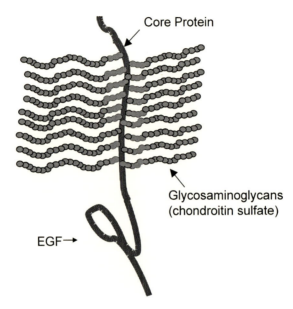

図3　プロテオグリカンの全体構造

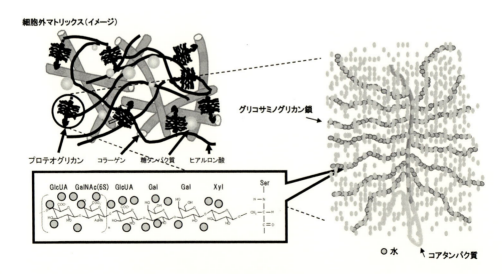

図4　水分保持力のイメージ

第8章 老化防止

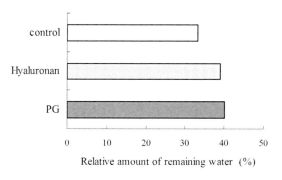

図5 水分保持能力

2.4 化粧品用のプロテオグリカン

　化粧品用は，高純度に精製した鮭鼻軟骨由来プロテオグリカンを使用している。プロテオグリカンの構造は，保水力を有するグリサミノグリカン部分とEGF領域などの生理活性を有するコアタンパク部分に大きく分けて考えることができる。マウスEGFはスタンレー・コーエンによって発見された53個のアミノ酸からなるポリペプチドで，表皮ケラチノサイトや真皮線維芽細胞の受容体に結合することで，細胞増殖を調整している。ヒトEGFも年齢とともに合成量，分泌量が減少し，EGF減少に従って皮膚の再生や創傷治癒能力，新陳代謝も低下するため，EGF減少は皮膚老化の一因となる。ここで議論している鮭鼻軟骨プロテオグリカンがヒトの細胞に対してもEGF様作用を有することは確認されている[19,20]。我々の研究でも鮭鼻軟骨プロテオグリカン（PG）を用いた細胞試験において，表皮ケラチノサイト増殖促進作用（図6），線維芽細胞によるヒアルロン酸産生促進作用（図7）が確認できた。皮膚では，EGF作用により，コラーゲン分解酵素（MMP）の産生を促進することが知られており，古いコラーゲンなどが分解される。プロテオグリカンでは，EGF作用と異なる線維芽細胞によるⅠ型コラーゲン産生促進作用（図8）も認められた[21]。この結果から鮭鼻軟骨プロテオグリカンは，表皮ケラチノサイトの加齢に伴う能力低下を補うことによって，正常な表皮を生み出し，真皮の成分を作り出すことで，皮膚の弾力を向上させることが予想された（図9）。これは，加齢に伴う代謝の低下を補う可能性が確認できたと思われる。プロテオグリカンはヒアルロン酸に匹敵する高い水分保持能をもつ，化粧品用の天然保湿剤である。また，ヒアルロン酸との比較検討で，皮膚角質層への浸透力もすぐれていることが分かってきた。この点は，ヒアルロン酸やコンドロイチン硫酸などの単純な多糖には見られない性質と思われる。つまり，保水力を有するグリサミノグリカン部分がコアタンパクで収束される構造は，外用に於いても強い浸透力と保湿効果を有すると考えられる。

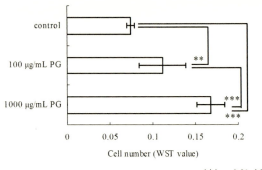

図6　表皮ケラチノサイト増殖促進作用

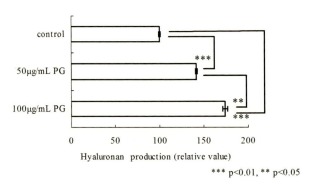

図7　ヒアルロン酸産生作用

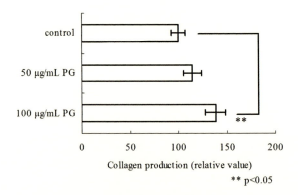

図8　Ⅰ型コラーゲン産生促進作用

第8章　老化防止

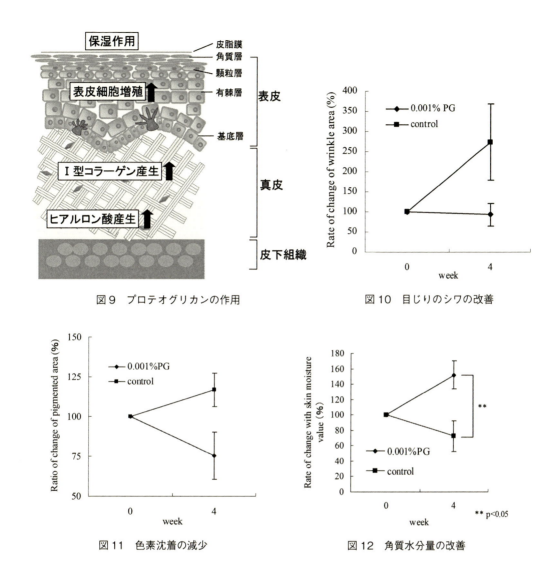

図9　プロテオグリカンの作用　　　　図10　目じりのシワの改善

図11　色素沈着の減少　　　　図12　角質水分量の改善

2.5　ヒトモニター試験

　細胞試験の結果からプロテオグリカンは，表皮細胞の加齢に伴う能力低下を補うことによって，正常な表皮を生み出し，真皮の成分を作り出すことで，皮膚の弾力を向上させることが予想された。文書によって同意が得られた健康な女性9人（平均年齢32.9歳）に，化粧品用プロテオグリカン（PG）の0.001％溶液を，1日2回，4週間適用後の皮膚の状態を対照部位と比較した結果，シワの改善（図10），色素沈着の減少（図11），角質水分量（図12）及び油分量の増加が確認され，高齢での有意な肌荒れ改善も認められた[22]。皮膚再生を促すような効果により皮膚を若い状態にすると考えられる。プロテオグリカンは，皮膚の保湿力を上げ，皮膚の老化によるシワ，色素沈着を改善できる，理想的なアンチエイジングの美容素材と考えられる。

2.6 まとめ

我々は,特許製法によって得られた鮭鼻軟骨プロテオグリカンを用いて,高い保水力やヒト皮膚細胞に対する作用など,新規の保湿剤であることを確認した。ヒト皮膚細胞の試験結果から,ヒアルロン酸産生促進作用とコラーゲン産生促進作用は肌の水分保持に,表皮細胞増殖作用は表皮細胞の代謝促進につながる可能性がある。プロテオグリカンは,コラーゲン産生作用や分子としての保湿力,浸透力から,肌の老化状態を改善できる新たな素材として注目している。また,肌でのプロテオグリカンの効果は,角質層の水分保持を適切に行い,表皮および真皮の状態を間接的に改善している可能性も考えられる。実際に,ヒトモニター試験において保湿改善効果および色素沈着改善効果が得られている。色素沈着の改善は,表皮の代謝が活発になったからではないかと考えられる。さらに,プロテオグリカンのヒト塗布試験および経口摂取試験では顔のシワや皮膚弾力に影響が認められた[23]。プロテオグリカンを化粧品用素材として利用することで,肌に対する保湿性を感じ,滑らかな浸透感が得られ,肌が若返るような化粧品を作り出すことが可能となった。

文　　献

1) 坪井誠ほか,「女性の疾患と美容のための機能性素材の開発」第2章　プロテオグリカン（関節と肌美容）, シーエムシー出版（2014）
2) 坪井誠ほか,「機能性糖質素材の開発と食品への応用Ⅱ」第3章　多糖類　プロテオグリカン, シーエムシー出版（2013）
3) 坪井誠, 米塚正人, プロテオグリカンの炎症性腸疾患改善について, *Food Style 21*, **17** (6), 54-56（2013）
4) Yo Tsuchiya1 *et al., Biosci. Biotechnol. Biochem.*, **77** (3), 654-656（2013）
5) 坪井誠, プロテオグリカン女性のための関節と肌美容, *Food Style 21*, **6** (11), 59-61（2012）
6) 坪井誠, 化粧品原料としてのプロテオグリカン, *COSME TECH JAPAN*, **2** (6), 46-51（2012）
7) 坪井誠, プロテオグリカンによる内外美容, *Food Style 21*, **15** (5), 65-67（2011）
8) 桝谷晃明, サケ鼻軟骨由来プロテオグリカンのアンチエイジング効果, *Food Style 21*, **14** (8), 49-52（2010）
9) 高橋達治ら, サケ鼻軟骨由来プロテオグリカンの美肌作用, 食品と開発, **45** (7), 77-79（2010）
10) 坪井誠, 新たな食品用, 化粧品用素材「プロテオグリカン」, *Food Style 21*, **13** (1), 70-72（2009）
11) 新生化学実験講座, 糖質Ⅱ, 第1版, 第3巻（1991）
12) Tom Krusius *et al., J. Biol. Chem.*, **25**, 13120-13125（1987）

13) Hideto watanabe *et al.*, *J. Biochem*, **124**, 687-693 (1998)
14) 渡辺秀人，木全弘治，蛋白質核酸酵素，**48 (8)**，916-922 (2003)
15) 藤井克之，井上一，骨と軟骨のバイオロジー，金原出版，105-107 (2002)
16) 田中浩，*FRAGRANCE JOURNAL*，**12**，29-33 (2006)
17) David A. Carrino *et al.*, *J. Biol. Chem.*, **278 (19)**, 17566-17572 (2003)
18) Carrino DA *et al.*, *Glycobiology*, **21 (2)**, 257-268 (2011)
19) 藤田沙耶花ら，第80回日本生化学会大会講演要旨集，366 (2007)
20) 藤田沙耶花ら，生化学，**79 (7)**，716 (2007)
21) Junko Matsubara *et al.*, 10th ASCS Conference Seoul Korea, Abstracts, 128-129, full paper 1-5 (2011)
22) 松原順子ら，第3回食品薬学シンポジウム講演要旨集，228-230 (2011)
23) Tatsuji Takahashi *et al.*, *Immunology, Endocrine & Metabolic Agents in Medicinal Chemistry*, **15 (2)**, 1-8 (2015)

3 新規両親媒性ビタミンC誘導体 VC-3LG

勝山雄志[*]

3.1 はじめに

　長年の紫外線の皮膚に対する研究成果から,日常的な紫外線曝露が皮膚老化に深く関わっていることが明らかになり,一般的に広く知られるようになった。加えて,紫外線曝露によって皮膚内で過剰に産生する活性酸素種(Reactive Oxygen Species;ROS)がイニシエーターとなって,紅斑,色素沈着,コラーゲン繊維の減少による真皮組織の変性[1]等の皮膚老化が進行することも明らかにされているため,ROSを効率的に消去する抗酸化物質に関心が高まっている。

　化粧品に配合される抗酸化物質は様々なものが挙げられるが,なかでもビタミンC(別名：アスコルビン酸,以下VC)は優れた生理活性と高い安全性を併せ持つことから汎用的に化粧品に配合されている化粧品素材の1つである。特に生理活性については,ROS消去作用[2]に加えて,メラニン産生抑制作用[3],コラーゲン産生促進作用[4]など多岐にわたり,皮膚老化を予防・改善するための機能を複数併せ持った優れた抗老化素材である。このような魅力的な機能を有するVCだが,一方で原体安定性の低さや経時的な着色,粘性製剤に配合した際の著しい粘度低下など,化粧品製剤に安定に配合するには工夫を要する。このような欠点を改善するため,VCの安定性を高めた様々なVC誘導体が開発され,既に多くの化粧品に使用されている[5,6]。弊社においても,化粧品の汎用素材であるグリセリンに着目して,VCにグリセリンを修飾したグリセリルアスコルビン酸シリーズを開発し,市場に展開している[7]。そのうち,本項では,弊社で新たに開発した両親媒性ビタミンC誘導体,3-ラウリルグリセリルアスコルビン酸(VC-3LG)(図1)について,皮膚老化の予防・改善のキーとなる抗酸化作用,セラミド産生促進作用の観点から紹介する。

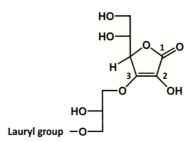

図1　3-ラウリルグリセリルアスコルビン酸の構造

3.2 VC-3LGの生理活性機能①：細胞内抗酸化システム活性化を介した抗酸化作用

　ROSが及ぼす皮膚老化への影響については上述の通りであるが,実際に生体内に作用するROS消去物質は主に2つに大別される。1つは,ROSを直接的にスカベンジする,いわゆるラ

---

[*] Yushi Katsuyama　㈱成和化成　研究部　研究開発課　グループリーダー

第8章 老化防止

ジカルスカベンジャー，もう1つは，生体内に存在する内在性抗酸化物質を活性化する細胞内抗酸化システム活性化物質である。従来のVCおよびその誘導体は前者に該当し，VC骨格の2位および3位に存在する水酸基の還元能に起因してROSをスカベンジすることが知られている。VC-3LGについても，過酸化水素（H_2O_2）に対して濃度依存的なROS消去活性を示した。しかしながら，その効果はVCよりも弱く，直接的なROS消去能はVCよりも劣るものと考えられる（データ未掲載）。一方，正常ヒト表皮角化細胞を用いた培養細胞系での細胞内ROS消去能を検証すると，VC-3LGは汎用的なVC誘導体の1つである，アスコルビン酸リン酸マグネシウム（MAP）と比較して優れたROS消去能を発揮した（図2）。VC-3LGは，直接的なROS消去能はVCより劣っているにも関わらず，培養細胞系での顕著なROS消去能を示したことから，VC-3LGが細胞内抗酸化システムを活性化している可能性が考えられた。

細胞内抗酸化システムについては，Nuclear factor E2-related factor 2（Nrf2）-Kelch-like ECH-associated protein 1（Keap1）シグナルがよく知られている[8]。通常，Nrf2は細胞質に局在し，アクチン結合性因子であるKeap1と相互作用することで制御され，プロテアソーム系によって恒常的に分解を受けている。一方，ストレスに晒されるとNrf2はkeap1との相互作用が薄れ，keap1から脱離したNrf2が核に移行することで複数の抗酸化系因子を活性化する。また，Nrf2の活性化については，その上流に存在するperoxisome proliferator activated receptor-γ（PPAR-γ）が制御していることも報告されている[9]。これら事象をふまえ，VC-3LG処理による細胞内抗酸化システム関連因子の挙動を検証した。正常ヒト表皮角化細胞にVC-3LGを処理すると，PPAR-γ mRNAの発現が亢進し，それに伴ってNrf2 mRNAレベルが上昇することが確認された（図3）。さらに，抗酸化系因子としてグルタチオン合成律速酵素であるγ-グルタミルシステイン合成酵素（γ-GCS）およびcatalaseの各mRNAレベルを定量すると，VC-3LG処理によって両遺伝子発現が有意に亢進することが確認された（図4）。また，PPAR-γ agonist

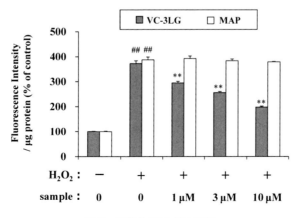

図2　細胞内ROS消去評価
正常ヒト表皮角化細胞にサンプルを24時間処理後，H_2O_2（0.2 mM）を処理し，細胞内ROS量を測定。（$n=4$, ##$p<0.01$ vs. $H_2O_2(-)$, **$p<0.01$ vs. $H_2O_2(+)$）

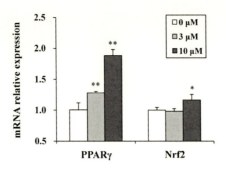

図3 PPAR-γ, Nrf2 mRNA 発現亢進作用
正常ヒト表皮角化細胞にVC-3LGを処理後，6時間（PPARγ）および24時間（Nrf2）後にRNA回収後，Real-time PCRにてPPAR-γ, Nrf2 mRNAを定量。($n=4$, $*p<0.05$, $**p<0.01$ vs. $0\,\mu$M)

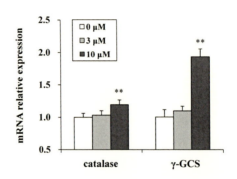

図4 catalase および γ-GCS mRNA 発現亢進作用
正常ヒト表皮角化細胞にVC-3LGを24時間処理後，Real-time PCRにてcatalaseおよびγ-GCS mRNAを定量。($n=4$, $**p<0.01$ vs. $0\,\mu$M)

処理で上記と同様の挙動を示したことや，PPAR-γ antagonist によって VC-3LG 処理による γ-GCS および catalase の各 mRNA の発現亢進がキャンセルされることも確認しており，VC-3LG は PPAR-γ の発現亢進を介して細胞内抗酸化システムを活性化することが示唆された。また，本機能は，MAPには確認されず（データ未掲載），VC-3LGは他のVC誘導体とは異なる作用機構で抗酸化作用を発揮している可能性が示唆された。

3.3　VC-3LGの生理活性機能②：セラミド産生促進作用

セラミドは皮膚最外層に存在する角層細胞間脂質のうち，その大半を占める成分である。セラミドは外部ストレスや異物侵入を抑制することで肌状態を健やかに保つ重要な因子であるが，加齢や慢性的な紫外線曝露等によって減少し，表皮バリア機能が低下することが知られている[10,11]。このセラミド量の減少に伴って，皮膚では過度な水分蒸散が生じたり，外部からの刺激を過敏に感知することで，乾燥肌や皮膚掻痒症など様々な皮膚疾患が誘導される。また，セラミド量減少の要因である加齢や紫外線曝露によって，皮膚内ではROSの産生量が増加することか

第8章 老化防止

ら,ROS がセラミド合成経路へ影響を及ぼしている可能性が考えられる。実際に,正常ヒト表皮角化細胞に H_2O_2 処理を行うと,セラミド合成律速酵素であるセリンパルミトイル転移酵素(SPT)mRNA レベルが有意に減少することが確認された(図5)。すなわち,ROS が表皮バリア機能低下の一因であり,細胞内 ROS 量を制御することでセラミド量減少を抑制できる可能性を示す結果であった。そこで,本試験条件下において VC-3LG を処理すると,H_2O_2 処理による SPT mRNA 発現低下が有意に抑制された(図5)。また,定常状態において,VC-3LG は SPT mRNA 発現を有意に亢進することが確認された(図5)。さらに,3次元培養皮膚を用いた評価では,VC-3LG を処理することでセラミド量が増加し(図6),経表皮水分蒸散量(TEWL)が濃度依存的に低下した(図7)。以上の結果から,VC-3LG は SPT mRNA 発現亢進を介したセ

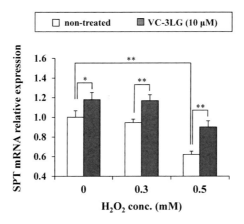

図5 SPT mRNA 発現亢進および減少抑制作用
正常ヒト表皮角化細胞に VC-3LG を24時間処理後,H_2O_2 処理し,Real-time PCR にて SPT mRNA を定量。($n=4$, $*p<0.05$, $**p<0.01$)

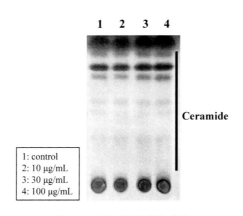

図6 セラミド産生促進作用
3次元培養皮膚モデル(LabCyte EPI-MODEL12 6D)に VC-3LG を2日毎に添加しながら,10日間培養。HPTLC 分析にて皮膚モデル中のセラミド量を定量。

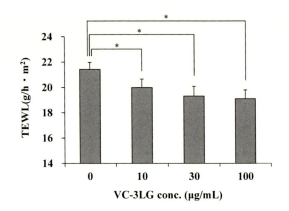

図7 TEWL 改善作用
3次元培養皮膚モデル（LabCyte EPI-MODEL12 6D）にVC-3LGを2日毎に添加しながら，10日間培養。
Vaposcan（アサヒバイオメッド製）にて皮膚モデル中の経表皮水分蒸散量を測定。（$n=3$, $^*p<0.05$）

ラミド産生促進作用と，酸化ストレスによる SPT mRNA 発現低下を抑制することによって，生体内のセラミド量を制御し，表皮バリア機能の恒常性を維持することが示唆された。

3.4 おわりに

今日までの皮膚老化に関する生理学的な研究によって皮膚老化メカニズムが明らかにされてきたことで，様々な抗老化のアプローチが提案され，それに合致する化粧品原料が開発されてきた。今回紹介した新規両親媒性ビタミンC誘導体のVC-3LGは，生体内に存在する内在性抗酸化物質を活性化することで皮膚老化を予防・改善するという，従来のVCとは全く異なるメカニズムを有している。また，VC-3LGは生体内のセラミド量も増加させるなど，様々な「皮膚本来の機能」を呼び覚ますことで皮膚恒常性を維持する新たな抗老化素材である。本原料が化粧品消費者の肌に活力を与え，美を提供できることを期待したい。

文　献

1) Ichihashi M. *et al., Anti-Aging. Med.*, **6**, 46-59 (2009)
2) Bendich A. *et al., Adv. Free. Radic. Biol. Med.*, **2**, 419-444 (1986)
3) Zeng W. C. *et al., Chin. J. Biochem. Pharm.*, **22**, 300-302 (2005)
4) Myllyla R. *et al., J. Biol. Chem.*, **259**, 5403-5405 (1984)
5) Hata R. *et al., J. Cell. Physiol.*, **138**, 8-16 (1989)
6) Yamamoto I. *et al., J. Nutr.*, **122**, 871-877 (1992)

7) 勝山雄志ほか, 日本香粧品学会誌, **39**, 89-94（2015）
8) Zhang D. D. *et al., Drug. Metab. Rev.*, **38**, 769-789（2006）
9) Zhao X. R. *et al., CNS. Neurosci. Ther.*, **21**, 357-366（2015）
10) Farage M. A. *et al., Aging. Clin. Exp. Res*, **20**, 195-200（2008）
11) Takagi Y. *et al., J. Invest. Dermatol*, **123**, 1102-1109（2004）

第9章　抗酸化剤

1　新しい分散法によるフラーレン化粧品用原料「ヴェールフラーレン®」「モイストフラーレン®」

伊藤雅之*

1.1　はじめに

　フラーレンは，炭素60個からなる直径約0.7 nmの球状分子で，ダイヤモンド，グラファイトに続く第三の炭素同素体と言われている（図1）。サッカーボール状の特徴的な構造が注目され，種々の研究開発が進められているが，ビタミンC60バイオリサーチ株式会社（以下，VC60社）では，その形状ではなく化学的な性質である抗酸化力に注目し化粧品原料としての開発を進めている。フラーレンの抗酸化力については数多くの報告がなされている[1]。抗酸化力の比較は，よくビタミンCの何倍といった形で表わされることが多いが，これまでに，フラーレンはビタミンCの172倍[2]（ベータカロテン退色法），250倍[3]（銅還元法）と報告されていることからも，非常に優れた抗酸化力を有することがわかる。

　フラーレンは疎水性であるため，全く水に溶解しない。また，不飽和油脂には比較的速やかに分散するが，化粧品等で汎用されている安定な飽和炭化水素に対しては，溶解性が低いことから，化粧品へフラーレンを直接配合することが困難であった。VC60社では，フラーレンを安定して水に分散させる技術開発を行い，2005年にポリビニルピロリドンでフラーレンを包接することで水に安定分散させた原料「ラジカルスポンジ®」を発売した。さらに，2009年には飽和炭化水素の一種であるスクワランに安定に分散させた原料「リポフラーレン®」を発売した。

　フラーレンは新規原料であるため，遺伝毒性試験やヒトパッチテストなど様々な安全性試験を実施しており，いずれの項目においても陰性であった[4,5]。また，2015年にフラーレン化粧品原

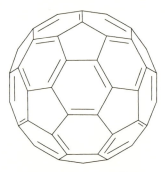

図1　フラーレンの構造

---

*　Masayuki Ito　ビタミンC60バイオリサーチ㈱　研究員／マネージャー

第 9 章 抗酸化剤

料を発売して 10 年を迎えたが，フラーレンに起因した肌トラブルは報告されていないことからも，フラーレン化粧品原料は非常に安全性の高い成分といえる。

2015 年，さらに幅広い化粧品に対応すべく，ファンデーションなど粉体製品向けの「ヴェールフラーレン®」を発売した。また，浸透性や保湿性に優れた成分として「モイストフラーレン®」も発売した。本稿では，フラーレンを新しい方法で分散させたこれら新原料について紹介する。

1.2 ヴェールフラーレン®/Veil Fullerene®：粉末タイプのフラーレン原料

これまでのフラーレン化粧品原料は，水溶性のラジカルスポンジ®と油溶性のリポフラーレン®の 2 種類で，いずれも液体原料であった。そのため，主に化粧水，美容液，クリームなどに配合されてきた。ファンデーションなどメイキャップ製品の基本的な機能は，崩れくいことやカバー力などで表現されるが，最近では肌に有効な成分を添加して美容効果も謳う製品も増えてきた。ファンデーション等のメイキャップ製品に，美容成分としてフラーレンを配合したいという要望を受けて，粉末タイプのフラーレン化粧品原料を開発した。

フラーレンは元々粉末であるため，加工することなくファンデーション等へ配合することも可能ではあるが，以下の点が問題になる。フラーレン粉末の粒子径は製造方法にも依存するが，数 10 μm 程度であり，凝集性が高いため容易に再分散することができない。さらにフラーレンは黒色のため，そのままでは配合できる製品が限られる。これらの問題を，多孔質シリカを用い，その細孔にフラーレンを内包させることにより解決した。これが世界初の粉末タイプのフラーレン化粧品原料「ヴェールフラーレン®」である。

1.2.1 フラーレン内包の確認

フラーレンがシリカの細孔に局在していることを確かめるため，X 線回折を行った。フラーレン単独，フラーレン内包シリカ（ヴェールフラーレン®），フラーレン＋シリカ単純混合，シリカ単独の X 線回折パターンを図 2 に示す。シリカ単独ではブロードなピークパターンが示され，フラーレン＋シリカ単純混合では，シリカのブロードなパターンに加えフラーレンの特徴的な 3 つのシャープなピークが重なっている。一方，フラーレン内包シリカ（ヴェールフラーレン®）からは，フラーレンの特徴的な 3 つのピークが消失した。この結果から，図 3 に示す模式図のように，フラーレンがシリカ細孔内に分散し，局在していることが明らかになった。

1.2.2 基本物性

ヴェールフラーレン®は，シリカの色と同様に白色粉末（図 4(A)）で，フラーレン本来の黒色がマスクされている。また，形状は図 4(B) に示した電子顕微鏡写真のとおりである。平均粒子径は約 3.92 μm，吸油量は 91 mL/100 g であり，分散に用いたシリカそのものの性質とほぼ同等であったことから，ファンデーション等へ処方する際は，シリカと同様に取り扱うことができる。

機能性化粧品素材

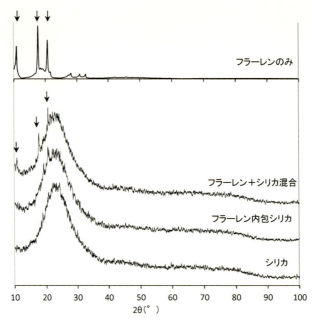

図2　X線回折によるフラーレン内包シリカの確認

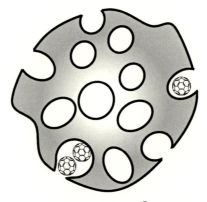

図3　ヴェールフラーレン®の模式図

1.2.3　抗酸化力の評価

　不飽和脂質（トリオレイン／オレイン酸／スクアレン／ミリスチン酸オクチルドデシル混合物）に，シリカまたはヴェールフラーレン®を加えて40℃で6日間保管し，保管前後における過酸化物価（Peroxide Value：POV）を測定した。その結果，図5に示すとおりシリカ単独ではPOVの増加が観察されたが，ヴェールフラーレン®の添加によりPOVが有意に抑制されることが明らかとなった。この結果からヴェールフラーレン®は，フラーレン本来の抗酸化力を有することが示され，皮脂の酸化を抑制するなど美容効果も期待できる。

第 9 章　抗酸化剤

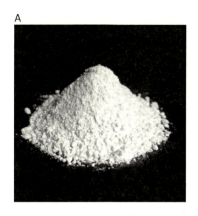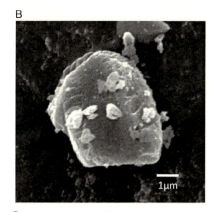

図4　(A) ヴェールフラーレン®性状，(B) 電子顕微鏡写真

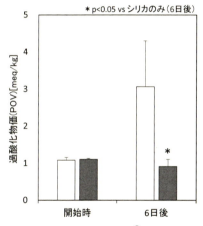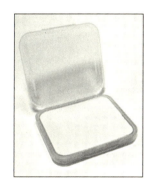

図5　ヴェールフラーレン®の抗酸化力

図6　ヴェールフラーレン®を1％配合するファンデーションの試作例

1.2.4　安全性評価

ヴェールフラーレン®に用いられる，フラーレン及びシリカはそれぞれの安全性が確認されているものの，シリカにフラーレンが内包されたことによる安全性も確認することが望ましい。そこで，3Dヒト皮膚モデルを用いた皮膚刺激性試験，ヒト感作性試験，ヒトパッチ試験を実施した結果，いずれの試験においても陰性であり，ヴェールフラーレン®の安全性が立証された。

1.2.5　まとめ

ヴェールフラーレン®は，フラーレン粉末の凝集性と色の問題を解決した，世界初の粉末型フラーレン化粧品原料である。これまでのフラーレン原料と同様に抗酸化力を有することから，スキンケア・美肌機能を訴求したいファンデーションなどのメイキャップ製品への配合に適している（図6）。

機能性化粧品素材

1.3 モイストフラーレン®/Moist Fullerene®：フラーレン内包リポソーム前駆体原料

リポソームは，生体膜の主成分であるリン脂質からなる微小なカプセルである。その脂質二重膜内は疎水性であり，疎水性の様々な分子を封入し水溶化することができる。また，皮膚への浸透性を向上させることも可能であることから，有効成分のキャリアとして用いられている。さらに，構成成分であるレシチンが水分子と水和する他，リポソーム構造に由来するラメラ構造も水分保持に優れた機能を有するため，保湿効果が高いことが知られている[6]。近年，フラーレンが，紫外線照射で低下するトランスグルタミナーゼ1タンパク及びmRNAの発現，およびコーニファイドエンベロープの減少を回復させ角層を正常化するという報告[7]があることから，フラーレンの分散剤としてリポソームを用いることにより，フラーレンを可溶化（水溶化）すると同時に，角層正常化機能も向上させることができる原料を開発できると考えた。以下に，新原料であるモイストフラーレン®と，モイストフラーレン®にて調製したフラーレン内包リポソームの効果について紹介する。

1.3.1 モイストフラーレン®により調製されるフラーレン内包リポソーム

新原料であるモイストフラーレン®は，水添レシチンとフィトステロールを用いて，安定的にリポソームが形成されるように設計された「リポソーム前駆体原料」である。ブチレングリコールなどの多価アルコールに溶解させた後，水相とホモミキサーなどで混合することで安定なリポソーム溶液が調製できる。この時フラーレンは疎水的な二重膜の間に内包されていると考えられる。この方法でモイストフラーレン®水溶液を調製し，透過型電子顕微鏡で観察すると，図7Aに示す写真のように100 nm程度のマルチラメラ構造を持つリポソームが形成していることが確認された。

1.3.2 角層浸透性

リポソームの特徴のひとつである浸透性が，フラーレン内包リポソームにおいても向上するか検証した。モイストフラーレン®を用いて，脂溶性蛍光色素DiIも内包したフラーレン内包リポソーム水溶液（2%，フラーレンC_{60}として6 ppm含む）と，DiI単独の水溶液を調製し，試料

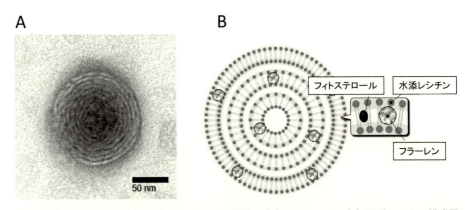

図7 （A）：フラーレン内包リポソームのTEM画像，（B）：フラーレン内包リポソームの模式図

第9章 抗酸化剤

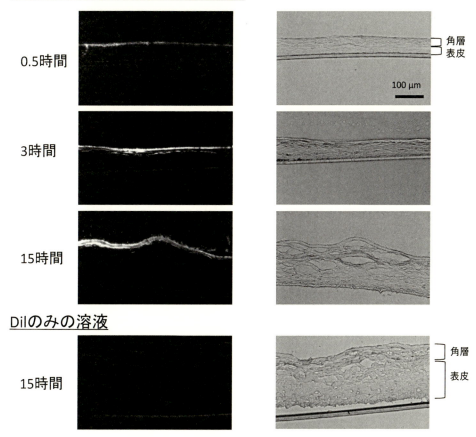

図8 フラーレン内包リポソーム溶液の浸透性
左：Dil 色素による蛍光顕微鏡画像，右：対応する明視野画像

溶液とした。3次元ヒト皮膚モデル（LabCyte EPI-Model 12）を縦型セル（PERMCELL）にセットし，レセプター溶液にはPBSを，ドナーセルには試料の水溶液を添加して，0.5，3，15時間暴露した。暴露後，皮膚モデルを洗浄し，凍結標本を作製後，蛍光顕微鏡を用いてDil色素の浸透を観察した。その結果，図8に示した通り，フラーレン/Dil色素内包リポソーム水溶液を添加した場合には，経時的に角層部分が強く染色された。一方，Dil色素のみの水溶液を添加した場合には，角層がほとんど染色されず，皮膚に浸透していないことが示された。これらの結果から，フラーレン内包リポソームは角層へ徐々に浸透し，皮膚内で長時間にわたって保持されることが明らかとなった。

1.3.3 遊離アミノ酸増加効果

フラーレン内包リポソームでも，リポソームが有する保湿効果が期待できると考え，3Dヒト皮膚モデル（LabCyte EPI-MODEL）を用いて天然保湿因子として知られている遊離アミノ酸

量を測定した。皮膚モデルにモイストフラーレン®を用いて調製したフラーレン内包リポソーム溶液，リポソームのみの溶液，ラジカルスポンジ®，またはPBSを適用して4時間培養し，洗浄後さらに3日間培養した。その後，角層に塩酸を加えて遊離アミノ酸を抽出し，角層量で補正するため残った角層を加水分解して，全アミノ酸を抽出した。アミノ酸濃度はFluoraldehyde Reagent Solution を用いて測定し，PBS適用群を100％として算出した（図9）。その結果，フラーレン内包リポソーム溶液の適用により，フラーレンC_{60}として6，12 ppmを配合した群のいずれにおいても，コントロールと比較して，濃度の増加にともない有意に遊離アミノ酸量が増加した。一方，リポソーム単独および同濃度のC_{60}を含むラジカルスポンジ®を用いた場合，増加傾向は認められるものの統計学的な有意差はなかった。以上の結果から，遊離アミノ酸増加効果は，フラーレン内包リポソームにのみに認められることが明らかになった。これは，リポソーム自体が保湿効果を有することに加え，フラーレンの角層正常化効果によって，角層内水分量が増加し，分解酵素の活性も増大，さらにフィラグリンの分解が促進された結果，遊離アミノ酸の増加につながったと考えられた。

1.3.4 バリア機能回復効果と角層水分量保持効果

フラーレンの角層正常化効果[7]に加え，上述の遊離アミノ酸の増加作用も認められたことから，臨床試験によって，モイストフラーレン®のバリア機能回復効果を検証した。バリア機能回復効果を評価するための臨床試験は，テープストリップにより角層を剥離した時の経皮水分蒸散量（TEWL）が，剥離前のTEWLと比較してどの程度回復（低下）したかを指標とした。予め

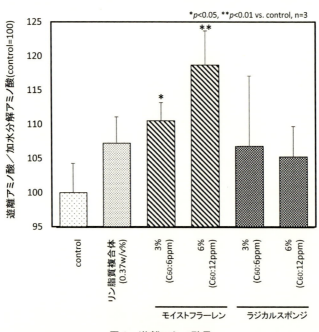

図9　遊離アミノ酸量

第 9 章　抗酸化剤

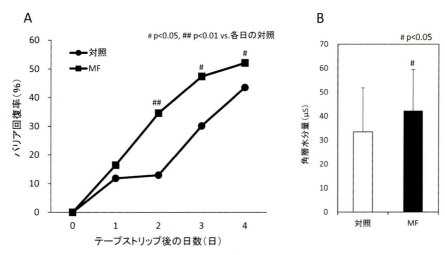

図 10　モイストフラーレン配合美容液塗布による臨床試験の結果
A）バリア回復率の変化。バリア回復率（%）＝ |（テープストリップ直後の TEWL − 各測定日での TEWL）／（テープストリップ直後の TEWL − テープストリップ前の TEWL）| ×100
B）テープストリップから 4 日後の角層水分量

　書面にて同意を得た健常な 10 名（男 5 名，女 5 名，平均年齢 40.2 歳）を被験者とした。前腕内側部に 1.2 cm 四方の部位を 2 箇所決定し，経表皮水分蒸散量（TEWL）および角層水分量を測定した後，同部位の角層をテープストリップにより剥離し，再度 TEWL と角層水分量を測定した。テープストリップ後から，それぞれ，約 0.1 g のモイストフラーレン® 配合美容液（フラーレン C_{60} を 3 ppm 含む）および，対照として精製水を朝，晩の 1 日 2 回，指定部位に塗布した。各被験物質と被験部位は被験者間で均等になるように割り付け，割り付けは被験者に識別できないようにした。毎日試験部位を洗浄後，TEWL 及び角層水分量を測定し，バリア回復率を算出した（図 10 A）。バリア回復率を示す縦軸の数字が大きいほど，回復効果が高いことを示している。テープストリップから 2〜4 日後に，モイストフラーレン® 配合美容液の適用部位のバリア回復率は，対照と比較して有意に増加した。また，テープストリップから 4 日後の角層水分量の値から，4 日間モイストフラーレン® 配合美容液を塗布することにより，角層水分量が有意に増加することが明らかになった（図 10 B）。フラーレン内包リポソームの遊離アミノ酸増加作用とフラーレンの角層正常化作用が共に機能し，その結果，肌のバリア機能の回復が促進され角層水分量が増加したと考えられた。

1.3.5　まとめ

　モイストフラーレン® を用いて調製したフラーレン内包リポソーム配合製剤は，遊離アミノ酸量を増加させるとともに，バリア機能回復能を有することが明らかになった。このことから，リポソーム（リン脂質）の保湿効果に加えて，フラーレン自身の角層正常化効果を相乗的に発揮する「保湿＋抗酸化」機能を有する新しいフラーレン化粧品原料の開発に成功した。これまでフラーレン化粧品成分は，美白や抗シワなどの機能性に特化していたが，モイストフラーレン® は

保湿に優れ，スキンケア化粧品の重要な役割である皮膚を健やかに保つためにも，有用な成分である。

1.4 おわりに

フラーレンを化粧品に配合する際，分散方法が鍵となる。これまで我々は水分散タイプのラジカルスポンジ®，油分散タイプのリポフラーレン®を提供してきた。今回紹介したヴェールフラーレン®は，新たにファンデーションなど粉末タイプの化粧品に配合しやすい製品である。また，リポソームを用いた，新しいフラーレンの水分散原料としてモイストフラーレン®を発売した。モイストフラーレン®は，ラジカルスポンジ®に比べて保湿性にも優れており，バリア機能回復効果などスキンケアの基礎的な機能を備えている。これまでフラーレンは美白などスペシャルケアというイメージが強かったが，保湿機能や粉末タイプが加わったことで，より幅広い化粧品への配合が期待される。

文　献

1) 増野匡彦，炭素第三の同素体フラーレンの化学，p224，学会出版センター (1999)
2) 松林賢司，生産と技術，**60** (1)，50 (2008)
3) 青島央江ほか，グルコサミン研究，**6**，61 (2010)
4) Aoshima *et al., J. of Toxicol. Sci.,* **34**, 555 (2009)
5) Aoshima *et al., J. of Toxicol. Sci.,* **35**, 401 (2010)
6) 内藤昇ほか，リポソーム応用の新展開，p644，㈱エヌ・ティー・エス (2005)
7) Murakami *et al., Photodermatol. Photoimmunol. Photomed.,* **29**, 196 (2013)

第 10 章　防腐剤／防腐成分

1　防腐と微生物試験

島田邦男[*]

1.1　はじめに

　私は化粧品防腐を考えるときに2つの課題があると思う。1つは防腐剤の量や防腐剤フリーをどうするか，2つ目は毎回の混釈培養による生菌数測定試験の判定を短くできないのかである。そこで本稿では，パラベン配合量や抗菌成分の選択等を述べ，今後の生菌数測定の判定短縮の検討例について述べる。

1.2　パラベン配合濃度

　鈴木ら[1]は，2010年度に試験検査した医薬部外品を除く149製品の化粧品において，代表的な防腐剤であるパラベンに着目し，6種類のパラベンの検出頻度や検出濃度等について調査した。その結果を以下にまとめる。

① パラベンの成分表示と検出割合を対象とした化粧品を，製品評価技術基盤機構の化学物質管理センターによる化粧品の分類で6グループに区分すると，スキンケア53件，メークアップ47件，ヘアケア23件，ボディケア19件，歯磨き2件，フレグランス5件であった（表1）。このうち，パラベンの成分表示があったものはそれぞれ30件，20件，9件，4件，0件，1件の計64件（43％）で，パラベンが成分表示されている割合はグループごとにそれぞれ57％，43％，39％，21％，0％，20％となり，顔面に関する化粧品にパラベンの成分表示が多くみられた。パラベンの成分表示のある化粧品64製品のうちで，実際に製品からパラベンが検出されたのは，62製品であった（表1）。一方，パラベンの成分表示がないものについては，メークアップ化粧品3件からパラベンが検出された。

② パラベンの成分表示があった64製品から検出されたパラベンの種類ごとの検出件数は，検出頻度の高い順にメチルパラベン60件，プロピルパラベン26件，エチルパラベン15件，ブチルパラベン11件，イソブチルパラベン4件であり，イソプロピルパラベンを検出しなかった（表2）。この検出頻度の順位は，化粧品の区分におけるスキンケア，メークアップ及びヘアケアでほぼ同様であった。

③ 検出されたパラベンの最高濃度は，メチルパラベン0.77，プロピルパラベン0.19，エチルパラベン0.25，ブチルパラベン0.19 g/100 gであった（表3）。また，製品ごとのパラベンの合計最大量は最も高かったスキンケアの区分で0.77 g/100 gであり，化粧品基準に規

---

[*]　Kunio Shimada　東京農業大学　客員教授

表1　パラオキシ安息香酸エステルの表示別検出割合[1]

区分	対象数	検出割合	
		表示あり	表示なし
スキンケア	53	29/30	0/23
メークアップ	47	20/20	3/27
ヘアケア	23	9/9	0/14
ボディケア	19	3/4	0/15
歯磨き	2	−	0/2
フレグランス	5	1/1	0/4
計	149	62/64	3/85

表2　パラオキシ安息香酸エステル表示のある化粧品からの種類別検出数[1]

区分	対象数	パラオキシ安息香酸エステルのアルキル基					
		メチル	プロピル	エチル	ブチル	イソブチル	イソプロピル
スキンケア	30	28	15	7	3	1	0
メークアップ	20	19	7	6	6	2	0
ヘアケア	9	9	7	2	2	1	0
ボディケア	4	3	0	0	0	0	0
フレグランス	1	1	0	0	0	0	0
計	64	60	26	15	11	4	0

表3　パラオキシ安息香酸エステルの最高検出濃度[1]

（化粧品100 g当たりのg数）

区分	パラオキシ安息香酸エステルのアルキル基						製品ごとの合計最大量
	メチル	プロピル	エチル	ブチル	イソブチル	イソプロピル	
スキンケア	0.77	0.11	0.09	0.19	0.01	n.d.	0.77
メークアップ	0.35	0.14	0.25	0.12	0.01	n.d.	0.56
ヘアケア	0.28	0.19	0.21	0.10	0.02	n.d.	0.50
ボディケア	0.31	n.d.	n.d.	n.d.	n.d.	n.d.	0.31
フレグランス	0.19	n.d.	n.d.	n.d.	n.d.	n.d.	0.19

n.d.：検出しない

　定されたパラベンの合計配合制限量1.0 g/100 gを超える化粧品はないが，パラベンの成分表示がないメークアップ化粧品3件からは，最高で0.091 g/100 gのエチルパラベンが検出された。この理由については，原料中のキャリーオーバー成分の可能性があり，そうであれば必ずしも成分表示する必要がない。しかし，道義的責任からこの量であれば記載しなければいけないだろう。パラベンの成分表示があり実際に検出された62製品のパラベンの検出濃度の頻度分布は，図1のとおりで，0.1〜0.2 g/100 gの範囲が最頻値であった。同様に，メチルパラベンの頻度分布は，図2のとおりで，1製品を除く59製品が0.4 g/100 g以下であった。また，プロピルパラベンの濃度分布（$n=26$）は，図3のとおりで，すべて0.2 g/100 g以下であった。

第10章 防腐剤/防腐成分

④ 化粧品基準としてパラベンの合計配合制限量を 1.0 g/100 g（= 1.0%）としている我が国と異なり，欧州委員会は，より詳細にその配合量を規定しており，メチル及びエチルパラベン個々で 0.4% 以下，またはその合計量で 0.8% 以下などとしている。さらに，2011年3月欧州委員会の消費者安全科学委員会は，最近の知見に基づきパラベンの規制について見直し，プロピル及びブチルパラベンについて規制を強化して，単体または合計で 0.19% を超えないことと提唱した。欧州委員会の規制値または規制提唱値を参考に今回の検査結果を考察すると，メチルパラベンについては，図2のように単体で1製品が規制値 0.4% を超えた（美容液 0.77%）。エチルパラベン単体，またはこれらの合計値については，同規制値を超える製品がなかった。プロピルパラベン単体では図3に示したように，またブチルパラベン単体でも欧州委員会の規制提唱値を超えるものがなかったが，これらの合計値では規制提唱値 0.19% をわずかに超えた製品が1件（フランス製の日焼け止めクリーム 0.20%）あった。

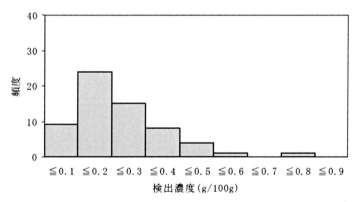

図1　パラオキシ安息香酸エステル（6種類の合計値）の検出濃度分布[1]

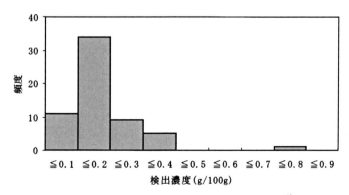

図2　パラオキシ安息香酸メチルの検出濃度分布[1]

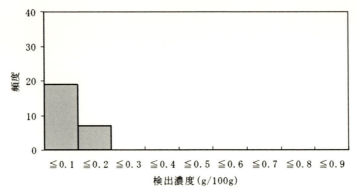

図3　パラオキシ安息香酸プロピルの検出濃度分析[1]

1.3　防腐剤フリー

1.3.1　抗菌成分と製造工程

2001年4月から実施された「化粧品規制緩和に関する薬事法施行規則の一部改正」においても，保険衛生（安全）の観点から化粧品基準別表第3により，化粧品への配合を制限されている。我々が防腐剤フリーという基準は，この別表第3以外に防腐効果のある成分を配合して防腐剤フリーと称している。防腐剤フリーをつくる方法は，表4のようなグルコール，多価アルコール，植物抽出液，脂肪酸グリセリルの成分を配合する。これらの製剤のpH，処方中の成分によって選択し，成分を組み合わせて配合する。

また，防腐剤フリーは処方だけに頼ることはできない。それぞれの企業内における製造現場での試行錯誤が必要となる。以下に示すのは見学した実際のメーカーをから得た情報を記すので参考にされたい。

① 容器については，2次汚染を防ぐため自社研究所で容器設計している。チューブなどの逆流防止弁，ポンプを一度締めると消費者が開けられないなど。
② 容器はほとんどのものがEOガス滅菌されて納入している。製造工程で加熱するため原料は滅菌されていない。
③ 容器の中身を充填する前の工程で，「お湯→水→エアーブラシ」の順で洗浄してから中身を充填している。
④ エアーブラシと充填域はクラス100の医薬品レベルの製造環境を実施。（クラス100とは1 feetの立方体内に0.5マイクロ以上のチリが100以下）
⑤ 充填以外の工場の環境はクラス10000。温度23℃，湿度50%。
⑥ 製造は，水はRO膜濾過の滅菌水を使用し，静電気防止服を着用している

1.3.2　開封後の期限表示[3]

微生物の発生を防止することは，化粧品の品質管理上重要な問題である。薬事法の第61条で「製造又は輸入後適切な保存条件のもとで3年以内に性状及び品質が変化するおそれのある化粧品」には消費期限を記載するよう義務付けられている，表示がないということは未開封であれば

第10章 防腐剤／防腐成分

表4 防腐剤フリー化粧品に配合される抗菌成分

表示名称	配合量	備考
1,2-ヘキサンジオール		保湿成分，クリーム等の粘度が低下することがある。
ペンチレングリコール		保湿成分
カプリリルグリコール		保湿成分，低温で固化する
オクトキシグリセリン または エチルヘキシルグリセリン	0.2% 位	防腐対策用の多機能性化粧品成分
カプリル酸グリセリン		保湿成分
エチルヘキシルグリセリン，カプリル酸グリセリル		ノニオン性活性剤の混合原料，医薬部外品にも配合可能
ラウリル酸ポリグリセリル-2		ノニオン性活性剤の混合原料，広い抗菌スペクトルを持つ配合乳化剤
ヤシ油アルキル PG ジモニウムクロリドリン酸 Na		安全性が高い，カーボポール，アクリル酸 Na，CMC 等には不可
アルキルジアミノエチルグリシン	0.03-0.3%	アミノ酸系両性活性剤
ココイルアルギニンエチル PCA		カチオン性活性剤
カプリロイルグリシン		水酸化 Na，K で中和して溶解する。pH が低いと析出する。
フェノキシエタノール	1% 以下	カチオン性活性剤と併用で効果
グレープフルーツ種子エキス	0.5% 位	植物抽出液
シナモン抽出液，ソルビン酸 K，エタノール（*1）		水に難溶
チョウジエキス，カワラヨモギエキス，カプリル酸グリセリル，ラウリン酸ポリグリセリル-10，BG（*2）	1% 前後	pH は，有機酸で 6 以下に調整すること。
チョウジエキス，カワラヨモギエキス，カプリル酸グリセリル，BG（*3）	0.5% 前後	pH は，有機酸で 6 以下に調整すること。

*1 Natrulon PC-15
*2 SY プランテックス KTB（阪本薬品）[3]
*3 SY プランテックス KN（阪本薬品）[3]

製造日から3年間は品質保証がされている。このために，まず製造時の汚染防止をすることが重要であった。

では，これからの化粧品の防腐はどうなるのか。大手化粧品会社のホームページのFAQ[4]に以下のような記載がある。

 化粧品の品質保証期限は，原則として未開封で3年，開封後で約2年です。取り扱い方や保存方法によっては，品質の劣化が早まりますので，下記のことにご注意ください。
  1. 清潔な手で取り扱い，一度出した内容物を再度容器に戻さない。
  2. きちんとふたを閉める。
  3. 直射日光・高温・多湿をさけて保管する。

しばらくお使いにならなかったもののご使用を再開される場合は，外見に異常がないかどうか確かめてから，腕の内側など目立たない部分で試して，赤み・かゆみなどの異常がないかどうかの確認後にご使用ください。

　ここでは，化粧品の長期保証として開封後期限表示（PAO：Periods After Opening）の課題を無視していくわけにはいかないことからの2年と表示している。この会社がどのような試験をして2年間と明記したかは不明だが，製品での防腐効力試験が確認されても，実際にお客様が使用場面で長期間にした場合に「汚染防止効果」が適正に発揮されるか否か，難しい課題である。
　例えば，欧米で汎用されている防腐剤のホルマリン付与体は，時間の経過と高温によって徐々に分解されその効力が減少するようで，パラベンの安定性と比較してみると劣る。日本では，有機酸やその塩類，フェノキシエタノールやアルカンジオールを組み合わせた商品が見受けられるが，pH最適領域の制限もあり，配合量が多くなれば安全性の問題もあわせて検討しなければならない。また，防腐剤フリーの製品であれば，「未開封」と「開封後」それぞれの使用期限を示す「フレッシュ期間」を商品ごとに設定している製品[5]もある。フレッシュ期間を記載するための「フレッシュシール」を商品説明書や商品パッケージに添付して，消費者が商品に貼って使用している例もある。
　安全性に優れた開封後期限表示の化粧品設計は，防腐剤を配合するだけではなくその製品の使用場面も考慮した選定基準が必要であり，製剤自体の温度やpHを含めた長期間安定保証の確認が求められる。開封後期限表示は，耐微生物を可能にする包材と処方の両面から，検討しなければならない課題の一つになると思う。

1.4　微生物の迅速診断
1.4.1　電場を用いた分離技術[6]

　微生物の細胞表層には各種糖タンパク質ポリマーなどが存在しそれがイオン化する，あるいは共存イオンが細胞表面に吸着するため，その電荷，大きさ，形に応じて電気泳動する。電気泳動移動度はその微生物種に特徴的となるため，同じ微生物種では同じ電気泳動移動度を示すことになる。キャピラリー電気泳動（CE：Capillary Electrophoresis）を用いた分離では細胞の電荷と形・大きさによるが，細胞の等電点（pI：isoelectric point）として表される細胞の表面電荷によっても分離が可能である。キャピラリー内の微生物は負に電荷を帯びているが，微生物は電気浸透流（EOF：electro-osmotic flow）に乗って移動し，電気泳動方向とは逆の方向へ動くことになる（図4）。これらの泳動微生物は210 nmのUV吸収かレーザー励起蛍光（LIF：laser induced fluorescence）で検出する。LIF測定では核酸染色か，fluorescein修飾抗体による親和性結合か，何らかの蛍光物質の細胞内取り込みのいずれかによる蛍光ラベルを必要とする。小さなガラス板などに溝をつくって，電気泳動の分離場として用いるマイクロチップ電気泳動も微生物の迅速分離に適用されている。私は微生物の混合物が分離されるプロセスを顕微鏡下で観察し

第 10 章　防腐剤／防腐成分

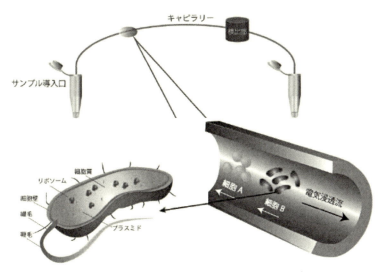

図 4　微細管内で微生物細胞を分離する概念図[3]

たが，わずか 1 秒間で乳酸菌と酵母細胞が完全分離されたことに驚いた。

1.4.2　質量分析法を用いた同定および分類法の開発[6]

　動植物などのような高等生物は，見た目（形態）の特徴で区別することが容易であるが，微生物は顕微鏡を用いても，形態だけで種類を決定（同定）することは極めて困難である。そのため，微生物（特に細菌）の分類・同定は，遺伝子の塩基配列の違いを解析する方法が主流である。この遺伝子は，基本的には生命維持に関わる特定の遺伝子（ハウスキーピング遺伝子）が対象となる。ハウスキーピング遺伝子の基本構造は，細菌からヒトまで大きな差はないが，生命の進化の歴史とともに DNA（deoxyribonucleic acid）塩基配列に若干の変異が生じている。その分子構造の変異情報を基に生物種の分類を行う方法を分子系統分類という。その指標として，あらゆる生物種に共通してタンパク質の生合成を行う器官である「リボソーム」（図 5）を構成する成分の遺伝子がよく選ばれる。リボソームは，約 50 種類のサブユニットタンパク質（以下，リボソームタンパク質）と，3 種類のリボソーム RNA（rRNA：ribosomal ribonucleic acid）から構成されており，細菌の分類では 16SrRNA 遺伝子が一般に解析対象となる。しかし，遺伝子解析法は，結果が得られるまで煩雑な前処理と数日程度の時間を要するうえ，1 種類の遺伝情報のみで生物の進化系統を議論することへの疑問も呈されている。

　一方，鳥村ら[6]は，リボソームの大部分の構成要素である，リボソームタンパク質に着目した微生物の分析方法の開発を進めてきた。つまりリボソームタンパク質の遺伝子ではなく，その遺伝情報に基づいて生合成されたタンパク質そのものが解析対象である。近年飛躍的な進歩を遂げている質量分析技術を用いれば，タンパク質の質量を簡便かつ高精度に決定することができる。リボソームタンパク質は，菌体内に最も多く存在するタンパク質の一種であり，しかも質量分析法でピークが観測しやすい塩基性のタンパク質がほとんどであることから，それほど濃縮・精製

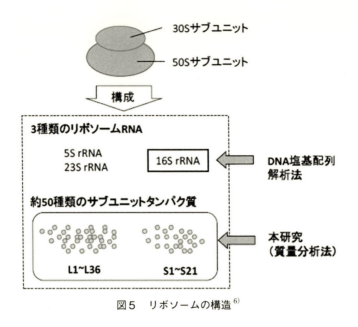

図5　リボソームの構造[6]

を行わなくても，高感度でリボソームタンパク質のピークを観測することができる。大腸菌などのグラム陰性菌と呼ばれる細菌に対しては，まったく前処理なしに数μgの菌体（1コロニー）とイオン化試薬を混合して試料プレートに乗せるだけで，リボソームタンパク質が主ピークとなるマススペクトルを得ることができるようになった。一方，乳酸菌などのようなグラム陽性菌と呼ばれる細菌は，固い細胞壁をもつため，簡易な菌体破砕処理が必要であるが，それでも数分程度で前処理は完了する。実際には，菌体試料とイオン化試薬の混合方法や試料プレートへの塗布方法に若干のノウハウがあるが，マススペクトル上で各リボソームタンパク質を1本ずつのピークとして観測することができる。

次に，観測されたマススペクトルの解析を行う。従来の質量分析法を用いた微生物の迅速分析法では，ライブラリーとのマススペクトルのパターンマッチングで同定しているが，この方法ではマススペクトルのピークの帰属を行わないため，解析結果に分子系統分類学的な根拠がない。しかも，微生物の生育環境の影響を大きく受け，誤った結果が得られることも少なくない。一方，微生物のゲノム解読が急速に進展した現在では，多くの微生物についてリボソームタンパク質遺伝子の塩基配列をインターネット経由で得ることができ，その質量は，翻訳アミノ酸配列から計算により推定することができる。マススペクトル上で観測されるリボソームタンパク質群の質量と一致する質量情報（及びもとになる遺伝子情報）を与える微生物をデータベース検索することによって，菌の種（species）を同定している（図6）。リボソームタンパク質遺伝子の変異（分子進化）にもとづくタンパク質の質量変化を解析しているため，DNA塩基配列の解読は行わないが，従来のDNA塩基配列法と基本的な概念は変わらない。

第 10 章　防腐剤／防腐成分

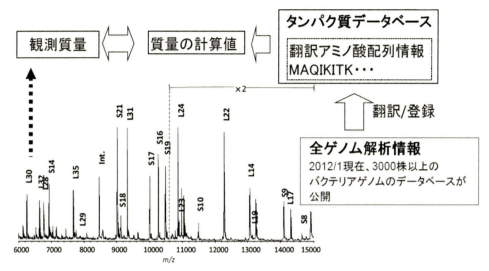

菌体破砕液のマススペクトル．リボソームサブユニットタンパク質が主ピークとして観測される．ラベルは、各リボソームタンパク質の名前．

図 6　リボソームタンパク質を指標とした質量分析法による微生物の迅速同定法の概念[6]

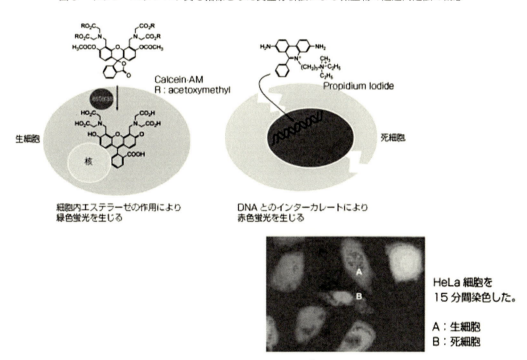

図 7　生死判別色素[8]

1.4.3　生死判別色素による生菌数測定の開発[8]

　生菌のみの確認には生死判別色素を用いる．図 7 に示す Calcein-AM は疎水性が高く細胞膜を透過する．細胞内でエステラーゼの作用により Calcein を生じ，強い緑色の蛍光を発する（励起

490 nm/蛍光 515 nm)。次に生細胞の細胞膜を透過しない核酸染色色素 Propidium Iodide (PI) が含まれており，死細胞を赤色蛍光で染め分けることができる（励起 535 nm/蛍光 617 nm)。Calcein と PI で二重染色した試料を 490 nm で励起することで，蛍光顕微鏡により生細胞と死細胞を同時に観察できる（図7）。簡易分離したマイクロチューブ内の電気泳動技術に PI 法を適用して生菌数測定が可能になる。

文　　献

1) 鈴木淳子他, *Ann. Rep. Tokyo Metr. Inst. Pub. Health*, **62**, 121-124 (2011)
2) 木村久美子他, 第 20 回環境化学討論会口頭発表　熊本 (2011)
3) 浅賀良夫, *Fragrance Journal*, **34** (4), 15-20 (2006)
4) http://faq.orbis.co.jp/faq_detail.html?id=102&category=166 (2013 年 12 月 17 日アクセス)
5) http://www.fancl.co.jp/beauty/kodawari/save.html#openMethod (2013 年 12 月 17 日アクセス)
6) http://unit.aist.go.jp/emtech-ri/ci/event/20120830/text/k02.pdf (2012 年 11 月 1 日アクセス)
7) http://www.aist-openlab.jp/lab/E-48.pdf (2012 年 11 月 1 日アクセス)
8) http://www.funakoshi.co.jp/ (2012 年 11 月 1 日アクセス)

2 相乗効果を利用した防腐剤フリー処方設計

宮本敬子[*]

2.1 はじめに

化粧品は油や水，多価アルコールなどさまざまな成分から成り，これらの多くは炭化水素やタンパク質などの有機物を栄養源として生育するカビや細菌などの微生物に侵されやすいものである。したがって化粧品へ防腐剤を配合し，汚染から保護する必要がある。一方で，防腐剤のなかには，スティンギング刺激という，皮膚に塗布した際に感じる，炎症を伴わない一過性の刺激が認められる成分も存在し[1]，そのような刺激を伴わない安全な防腐作用を有する成分の開発が望まれている。また汎用化粧品原料である多価アルコールは，安定性の向上や保湿を目的として配合されているだけでなく，そのもの自身が抗菌作用を示すものや，あるいは防腐剤の持つ抗菌力を増強させる作用を持つものが知られている[2,3]。

我々は，多価アルコールの一種であるジオール類のスクリーニングを行い，低濃度で高い防腐効果を有し，かつスティンギング刺激の低い成分開発を行ってきた。本章では，2成分併用系による相乗効果を利用し，防腐剤フリー化粧品ならびに低刺激性化粧品への配合が可能なNIKKOLニコガード88（エチルヘキシルグリセリン，カプリル酸グリセリル）の防腐作用および配合方法について紹介する。

2.2 NIKKOLニコガード88の溶解性

NIKKOLニコガード88（10％）の各種汎用化粧品原料への溶解性を表1に示す。NIKKOLニコガード88は，水やグリセリンへの溶解性に乏しく，1,3-ブチレングリコールなどのポリオールや，油性成分へ溶解する成分である。

2.3 NIKKOLニコガード88の抗菌作用

本章の防腐効力試験は日本薬局方，保存効力試験法[4]に基づき評価，判定した。

2.3.1 2成分併用による相乗効果

一例として，表2にAspergillus nigerに対する保存効力試験の結果を示す。7日後の生菌数において，エチルヘキシルグリセリン（0.6％），カプリル酸グリセリル（0.6％）は，それぞれ単独配合では菌数の低下が認められなかった。一方で，これらの成分を併用したNIKKOLニコガード88（0.6％）では10 cfu/g以下であり，2成分の相乗効果による有意な菌数低下が認められた。これは，各成分の単独配合と比較して，NIKKOLニコガード88を用いることで有効濃度を低減可能であることを示す。

比較的構造の類似したエチルヘキシルグリセリンとカプリル酸グリセリルとの相乗効果につい

---

[*] Keiko Miyamoto　ニッコールグループ　㈱コスモステクニカルセンター
　　応用開発部　2グループ　チーフ

表1 NIKKOL ニコガード 88（10%）の溶解性

溶媒	25℃	80℃
精製水	I~D	I~D
1,3-ブチレングリコール	S	S
ジプロピレングリコール	I~D	S
グリセリン	I~D	D
エタノール	S	S
トリ（カプリル酸／カプリン酸）グリセリル	S	S
2-エチルヘキサン酸セチル	S	S
ホホバ油	S	S
マカデミアナッツ油	S	S
スクワラン	S	S
流動パラフィン（#70）	S	S
デカメチルシクロペンタシロキサン	D	S
メチルフェニルポリシロキサン	S	S
メチルポリシロキサン	I~D	I

S：溶解，I：不溶，D：分散

表2 *A. niger* に対する保存効力試験結果

菌種	経過日数	NIKKOL ニコガード 88 (0.6%)	エチルヘキシルグリセリン (0.6%)	カプリル酸グリセリル (0.6%)
A. niger	0	>2000	>2000	>2000
	7	<10	>2000	>2000
	14	<10	242	51

ては仮説の域を出ないものの，極性の高いカプリル酸グリセリルを併用することにより，エチルヘキシルグリセリンの水への移行を促進するものと考えている。

2.3.2 NIKKOL ニコガード 88 の pH による影響

一般的にパラベン類はアルカリ領域で加水分解されやすく，特にメチルパラベンは他のパラベン類と比較して顕著に分解し，防腐効果が低下することが知られている[5]が，NIKKOL ニコガード 88 は pH の影響を受けにくい成分である。緩衝剤を用いて pH 4~9 に調整し保存効力試験を実施したが，NIKKOL ニコガード 88 は広い pH 領域で十分な防腐作用を有していた（表3）。

2.4 NIKKOL ニコガード 88 の水系処方への配合

NIKKOL ニコガード 88 は水に難溶の成分であるが，NIKKOL ニコガード 88 と等量程度の可溶化剤を添加することで水へ可溶化することができる。図1に示すように，NIKKOL ニコガード 88（0.5%）に対し，PPG-4 セテス-20 が 0.6% で透明に可溶化可能であった。また，水の多い系においても高い防腐効果は維持され，十分な防腐効果を有することが確認されている。

第 10 章　防腐剤 / 防腐成分

表 3　pH による防腐効力への影響

pH	4	5	6	7	8	9
パラベン混合系 (0.3%) 1,3-BG (6.0%)	○	○	○	×	×	×
NIKKOL ニコガード 88 (0.4%) 1,3-BG (7.0%)	○	○	○	○	○	○

○保存効力あり　×保存効力なし（日本薬局方判定基準に準ずる）

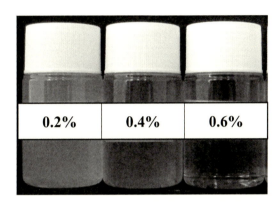

図 1　NIKKOL ニコガード 88 (0.5%) の可溶化
左から PPG-4 セテス-20, 0.2%, 0.4%, 0.6%

表 4　スティンギング刺激スコア

刺激スコア	刺激感
1	まったく何も感じない
2	微妙に何か刺激らしいものを感じる
3	軽い刺激を感じる
4	強い刺激を感じる
5	頬の上に置いておけないくらいの刺激を感じる

2.5　NIKKOL ニコガード 88 のスティンギング刺激

　NIKKOL ニコガード 88 のスティンギング刺激性を評価するため，藤井らの評価方法[1]を参考に社内専門パネル（$n=8$）を被験者として選定し，表 4 に示す刺激スコアにて評価した．評価試料は NIKKOL ニコガード 88 (0.8%)，メチルパラベン (0.15%) とした．メチルパラベンは，本試験濃度では十分な防腐力はないが，被験者への負担を考慮して濃度を設定した（表 5）．NIKKOL ニコガード 88 は，単独で十分な防腐効果のある 0.8% にて実施した．なお，本試験は株式会社コスモステクニカルセンター倫理委員会の規定に従い，インフォームドコンセントが得られた上で実施された．

　NIKKOL ニコガード 88 のスティンギング刺激スコアはメチルパラベンのそれと比較して優位に低いことが確認された（図 2）．NIKKOL ニコガード 88 は刺激性の低い，安全性の高い成分と言えよう．

表5 スティンギング試験処方

配合成分	No.1	No.3
(アクリレーツ／アクリル酸アルキル(C10-30))クロスポリマー	0.50	0.50
L-アルギニン	0.50	0.50
NIKKOL ニコガード 88	0.80	
メチルパラベン		0.15
水	To 100.00 wt%	To 100.00 wt%

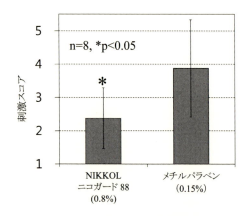

図2 スティンギング試験結果

2.6 おわりに

　防腐剤または防腐作用を有する成分は，その有用性と安全性が非常に重要であるが，この2つが両立した化粧品原料はあまり多くない。NIKKOLニコガード88は防腐作用を有する油性成分であり，さらにスティンギング刺激も低いことから，防腐剤フリーや敏感肌向けの化粧品への添加が有用であると考えられる。

文　　献

1) Masashi Fujii, Yuri Okano, Hitoshi Masaki, *J. Soc. Cosmet. Chem. Jpn.* **22**, No.4 (1989)
2) J. Faergemann, T. Fredriksson, *Sabouradia*, **18**, 287-293 (1980)
3) 岡本裕也, 防菌防黴, **36 (5)**, 307-315 (2008)
4) 日本公定書協会, 第十六改正日本薬局方, じほう (2011)
5) 化粧品・外用剤における微生物汚染防止と防腐設計技術, ㈱技術情報教会, 2001, p.199

3 カプリル酸グリセリルの抗菌特性を活用した新規抗菌製剤の設計

福原寛央[*1], 南 律安[*2]

3.1 はじめに

化粧品は基礎化粧品，仕上げ化粧品，頭髪化粧品などその商品群は多岐にわたっており，それぞれを構成している配合原料も多種多様である。化粧品は常温で長期間にわたり保管・使用され，水分量が多く微生物の生育のための栄養源となる成分も多数含まれている。そのため，適切な微生物汚染対策が実行されない場合には微生物の増殖が起こり，品質の劣化やそれに伴う使用者への健康被害を引き起こすことになる。また，消費者の使用環境も様々であることを想定すれば，製品設計上，防腐性の付与は重要な課題となる。世界的に最も汎用されている防腐剤はパラベンであるが[1]，生活者の安全性志向の高まりにより，低刺激性・低アレルギー性などを謳った化粧品が望まれるようになってきており，パラベンフリー化粧品の開発やパラベンに代わる防腐成分の開発が進められている[2]。

中鎖脂肪酸モノグリセリドは，由来原料が天然のヤシ，パームであり，食品添加物にも適合する安全性に優れた抗菌素材で，食品分野では日持ち向上剤として長年使用されている[3]。近年は，化粧品分野でも安全性に優れた抗菌素材として，使用される機会が増えている。中鎖脂肪酸モノグリセリドは，C8～12脂肪酸のモノグリセリドで，親油性界面活性剤の構造を有し，いずれも水への溶解度は0.1%以下である。油には溶解するため，油性基剤を含む処方系には配合し易いが，透明な化粧水などの水系処方には，可溶化などの工夫をして配合する必要がある。そこで，我々は食品にも使用可能な安全性の高い界面活性剤を用い，水に添加するだけで容易に中鎖脂肪酸モノグリセリドの可溶化溶液を調製でき，適用できる処方の自由度を大幅に向上させた可溶化製剤サンピュアラGCを紹介する。

3.2 カプリル酸グリセリル（サンソフト No.700P-2-C）の抗菌効果

サンソフト No.700P-2-C は淡黄色液状（温時）であり，食品添加物規格に適合したグリセリン脂肪酸エステルである。製造工程で蒸留精製を行っているため，モノエステルを高純度で含有する。本製品の1%懸濁液について，大腸菌，黄色ブドウ球菌，クロコウジカビを用いた防腐効力試験の結果を表1に示す。大腸菌，黄色ブドウ球菌に対しては，菌接種7日目で生菌数は検出限界以下にまで減少する。防腐剤の効き難いクロコウジカビに対しては，菌接種21日目の生菌数が10^{-2}程度の減少となり，検出限界以下までの減少は見られなかったが，MIC測定では，ほかの抗菌素材と比較してもより低濃度から発育阻止効果を示し，クロコウジカビに対しても有効

[*1] Tomohisa Fukuhara 太陽化学㈱ インターフェイスソリューション事業部
次席研究員
[*2] Tadayasu Minami 太陽化学㈱ インターフェイスソリューション事業部
副主任研究員

表1　サンソフト No.700P-2-C の防腐効力試験

菌種	初期値	7日目	14日目	21日目
大腸菌	1.6×10^7	<10	<10	<10
黄色ブドウ球菌	3.4×10^7	<10	<10	<10
クロコウジカビ	2.0×10^5	9.2×10^3	3.0×10^4	6.1×10^3

表2　サンソフト No.700P-2-C と1,3-ブチレングリコールとの併用による防腐効力試験

菌種	初期値	7日目	14日目	21日目
大腸菌	7.2×10^6	<10	<10	<10
黄色ブドウ球菌	1.7×10^7	<10	<10	<10
クロコウジカビ	4.2×10^5	8.0×10	5.0×10	<10

表3　サンソフト No.700P-2-C とジプロピレングリコールとの併用による防腐効力試験

菌種	初期値	7日目	14日目	21日目
大腸菌	7.2×10^6	<10	<10	<10
黄色ブドウ球菌	1.7×10^7	<10	<10	<10
クロコウジカビ	4.2×10^5	1.6×10^2	<10	<10

であると考えられる．また，本製品の1％懸濁液に1,3-ブチレングリコール，またはジプロピレングリコールを10％併用した際の防腐効力試験の結果を表2，表3に示す．1,3-ブチレングリコール，またはジプロピレングリコールを併用することで，クロコウジカビに対しても菌接種21日目の生菌数が検出限界以下となる興味深い結果が得られる．カプリル酸グリセリルで抗菌作用が得られるメカニズムは，菌体細胞表面に界面活性剤が吸着して細胞膜の正常な作用を妨害し，さらに細胞内に浸透することで代謝酵素の活性阻害，蛋白質や核酸の合成阻害，あるいは蛋白質の変性などにより成育阻止すると言われている[4]．

3.3　ポリグリセリン脂肪酸エステルの可溶化特性

　油性成分を水中に可溶化する場合，非イオン界面活性剤（可溶化剤）がしばしば使用される．可溶化剤にはHLBの高い界面活性剤が適しており，ポリオキシエチレン鎖を有する非イオン界面活性剤やショ糖脂肪酸エステル，ポリグリセリン脂肪酸エステルなどが挙げられる．化粧品向けの可溶化にはポリオキシエチレン鎖を有する界面活性剤が汎用され，優れた可溶化力を有しているが，化粧料中に有効成分が高濃度で配合される場合も珍しくなく，温度や共存する塩，pHの影響を受けやすい特性がある．一方で，ポリグリセリン脂肪酸エステルの可溶化特性として，温度の影響を受けにくく[5]，塩や酸の影響も受けにくい特性を有する．

　また，カプリル酸グリセリル（サンソフト No.700P-2-C）をポリオキシエチレンソルビタン脂

第 10 章　防腐剤／防腐成分

表4　ポリオキシエチレンソルビタン脂肪酸エステルで
可溶化した製剤の防腐効力試験

菌種	初期値	7日目	14日目	21日目
大腸菌	2.9×10^7	<10	<10	<10
黄色ブドウ球菌	1.8×10^7	<10	<10	<10
クロコウジカビ	3.0×10^5	4.0×10^4	1.0×10^4	5.4×10^3

表5　ポリグリセリン脂肪酸エステルで
可溶化した製剤の防腐効力試験

菌種	初期値	7日目	14日目	21日目
大腸菌	2.2×10^6	<10	<10	<10
黄色ブドウ球菌	2.6×10^7	<10	<10	<10
クロコウジカビ	1.2×10^6	10	<10	<10

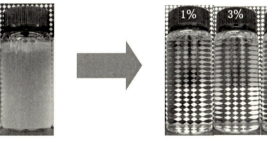

※ サンピュアラGC　7％水溶液：カプリル酸グリセリル濃度約0．9％

図1　カプリル酸グリセリルとサンピュアラGCの溶解性

肪酸エステル，またはポリグリセリン脂肪酸エステルで可溶化した製剤での防腐効力試験の比較結果を表4，表5に示す。大腸菌，黄色ブドウ球菌に対しての防腐効力に違いは認められなかったが，クロコウジカビの防腐効力では，ポリグリセリン脂肪酸エステルで可溶化した製剤では菌接種7日目で生菌数が検出限界以下となる興味深い結果がある。

3.4　サンピュアラGC（カプリル酸グリセリルの可溶化製剤）の設計

上述したポリグリセリン脂肪酸の可溶化特性を活かして，カプリル酸グリセリル（サンソフト No.700P-2-C）を可溶化した製剤が，サンピュアラGCである。食品にも使用可能な安全性の高い可溶化剤を用い，サンソフト No.700P-2-C を約13％配合した製剤で，サンソフト No.700P-2-C の1％水溶液は図1写真（左）のように濁った懸濁液となるが，サンピュアラGCでは，図1写真（右）のように，透明な外観を示しており，水系処方にも簡単に配合する事が可能となる。

また，図2に各種ポリオールや塩類が含まれた処方系におけるサンピュアラGC水溶液の外観

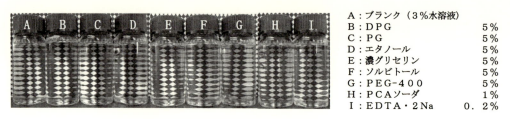

図2　各種共存成分がサンピュアラGC水溶液（3%）に与える影響

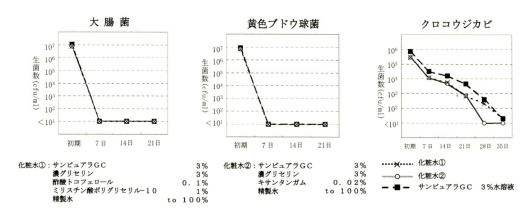

図3　サンピュアラGC配合モデル化粧水の防腐効力試験

写真を示す。各種の共存成分が存在しても良好な可溶化状態を維持しており，カプリル酸グリセリルを安定に配合することができる。

3.5　サンピュアラGCの抗菌効果

サンピュアラGC，及びサンピュアラGCを配合した2種類のモデル化粧水で防腐効力試験を実施した。モデル化粧水処方は，保湿剤としてグリセリンを配合し，一方の処方では酢酸トコフェロールを可溶化した処方系で，他方はキサンタンガムで粘性を付与した処方系である。図3に示した通り，大腸菌と黄色ブドウ球菌は，菌接種7日目には検出限界以下に減少し，クロコウジカビも経時的に検出限界以下に減少して，良好な防腐効果を示した。また，一般的に処方系のpHも防腐効果に影響を及ぼすが，処方系の液性を弱酸性〜中性付近に調整した場合でも抗菌効果に大きな変化がないことを確認しており，幅広い処方系に容易に配合可能で，安全性の高い防腐系を提供することが可能となる。

3.6　おわりに

太陽化学は，1952年に日本で初めて食品用の乳化剤を開発し，食品分野で界面制御技術を培ってきた。この界面制御技術は，食品分野のみならず様々な分野に応用できる技術であり，特に食品と同様に人の体に直接触れる化粧品の分野で注目頂いている。近年は，様々な要因から安心・

第 10 章　防腐剤/防腐成分

安全を化粧品選択の基準とする消費者が増えている。これらのニーズに答え，安心・安全な製品を提供することは，化粧品メーカーの責務であると言える。これを達成するためには，化粧品メーカーの努力だけでは充分でなく，我々原料メーカーが安全性の高い優れた原料を開発することが必要不可欠である。本稿で紹介した原料が，「安心・安全」という価値を消費者へ提供できる製品開発の一助になれば幸いである。

文　　献

1) Steinberg D., *Cosmetics & Toiletries*, **125** (**11**), 46-51 (2010)
2) 岡本裕也, 藤田郁尚, *Fragrance Journal*, **39** (**2**), 22 (2011)
3) 戸田義郎, 門田則昭　*et al.*, 食品用乳化剤―基礎と応用―, p.301, 光琳 (1997)
4) 戸田義郎, 門田則昭　*et al.*, 食品用乳化剤―基礎と応用―, p.136, 光琳 (1997)
5) H. Kunieda, A. Akahane *et al.*, *Colloid Interface Sci*, **245**, 369 (2002)

第11章　毛髪用素材

1　染毛剤総論

磯部　満*

1.1　はじめに

　ヘアカラーリングがトータルファッションの中で重要な要素として認知され，中高年層だけでなく若い年齢層にも定着してもう20年近くになる。その市場は2002年をピークにやや低下したものの，ここ5年間は980億円前後を維持しており，2014年では頭髪化粧品のカテゴリーの中でシャンプーに次ぐ二番目の出荷高である。

　ヘアカラーリング剤を染毛効果によって分類すると表1のようになる。酸化染毛剤などの医薬部外品は，製造・販売するためには製品ごとに都道府県知事宛に製造販売承認申請を行う必要がある。これらのヘアカラーリング剤の中で圧倒的なシェアを有するのが酸化染毛剤であり，通常，ヘアカラーといえばこの酸化染毛剤を指す。その主な理由としては，染毛力や色のバリエーション等の染色効果が高いこと，その色持ちも良いこと，さらに髪を明るく染め上げるブリーチ作用もあることなどが挙げられる。最近では，シャンプー後に手軽に染められるという利点から主に塩基性染料を利用した化粧品で徐染性のカラートリートメントがトレンドとなっている。また，毛髪メラニンの前駆体を利用した徐染性染毛料も登場してきているが，ヘアカラーリング剤の中で最も売れているのは酸化染毛剤である。そこで，本稿では主に酸化染毛剤を取上げて開発動向と最近の知見を紹介する。

1.2　最近10年の酸化染毛剤の開発動向

　酸化染毛剤の原型ともいえる製品が発売されたのは明治38年ごろまで遡るが，広く使用され始めたのは昭和30年代に発売された粉末1剤式酸化染毛剤からである。これは酸化染料と過ホウ酸塩を含む1剤式粉末で，使用時に水で溶くタイプである。使用方法の簡便性と染毛性能から白髪染めとしての需要を拡大した。昭和40年代に入ると全体染めに便利な液体2剤式酸化染毛剤が発売された。酸化染料とアルカリ剤を含む1剤と，過酸化水素を含む2剤からなり，使用時にこれら2つを混合するタイプである。このタイプは染色作用に加えて黒髪を明るくするブリーチ作用もあるため，白髪染め（グレーカラー）としてだけでなく黒髪用のおしゃれ染め（ファッションカラー）市場も開拓してヘアカラーリング剤を広く普及させた。昭和50年代後半にはクリームタイプの2剤式酸化染毛剤が登場し，髪へのいたわりの意識の高まりを背景にさらに市場を拡大した[1]。その後，白髪染めの堅調な伸張に加えて，1990年以降のファッションカラーの

＊　Mitsuru Isobe　ホーユー㈱　総合研究所　基盤技術研究室　主管

第11章　毛髪用素材

表1　ヘアカラーリング剤の分類

効果による分類		薬機法※上の分類	主要成分	作用等
一時着色料 （毛髪着色料）		化粧品	顔料 カーボンブラック	毛髪表面への物理的付着 ブリーチ作用なし
半永久染毛料	酸性染毛料	化粧品	酸性染料	毛髪表層へのイオン結合 ブリーチ作用なし
	塩基性染毛料	化粧品	塩基性染料 HC染料	毛髪表面へのイオン結合 毛髪内部への浸透（HC染料） ブリーチ作用なし
永久染毛剤	酸化染毛剤 （ヘアカラー）	医薬部外品	酸化染料 アルカリ剤 酸化剤	主に毛髪内部で酸化重合 ブリーチ作用あり 皮膚アレルギー試験が必要
	非酸化染毛剤 （金属染毛剤）	医薬部外品	鉄塩 多価フェノール	毛髪表面での錯体形成 ブリーチ作用なし 皮膚アレルギー試験が必要
脱色剤	スプレーブリーチ	医薬部外品	酸化剤	毛髪内部のメラニン色素の弱い分解
	ライトナー	医薬部外品	酸化剤 アルカリ剤	毛髪内部のメラニン色素の分解
脱染 色剤 脱剤	パウダーブリーチ リムーバー	医薬部外品	酸化剤 促進剤 アルカリ剤	毛髪内部のメラニン色素の強い分解 酸化染料色素の分解

※「医薬品，医療機器等の品質，有効性及び安全性の確保等に関する法律」の略称

ブームから定着に至り，クリームタイプが中心となってそのバリエーションを拡張して急成長を果たした。最近では塗りやすさ，簡便性という点からフォームタイプが白髪染め，ファッションカラー共に定着してきている。

このような製剤の剤型的な変遷を経た酸化染毛剤製品について，最近の10年間の製剤面と包材面に関する主要な開発動向を具体的に例示する。

1.2.1　エアゾール2連缶フォームタイプ

それまでの酸化染毛剤は，粉末を水で溶く，あるいは1剤と2剤を混合してから使用する形態であった。この混合という操作を省いてより手軽に使用できるよう開発されたのがエアゾール2連缶フォームタイプである。樹脂製内筒入りアルミ缶の内筒に1剤薬液と噴射ガスを入れた1剤エアゾール缶と，同様に2剤薬液を入れた2剤エアゾール缶を2本並べてシュリンク包装し，専用のアクチュエーターを取り付けたものである（図1）。使用時にエアゾールの噴射ボタンを押してフォーム状の1剤と2剤の混合液を手に取って髪に塗布する。ボタンを押すだけで1剤と2剤が同時に出て，混合操作が不要で，手で混合液を直接髪に塗布でき，好きな量だけを使用できるなど，その利便性は高い。1990年後半に市場に一旦登場したが定着せず，2000年後半にその簡便性が見直され，各社からこのタイプの染毛剤が市場投入されている。最近では，クリームタイプではあるが，1つの缶内に1剤と2剤を別々の樹脂パウチに封入し，充填ガスの圧力で同時吐出させる機構を持たせたエアゾール製品も登場している。

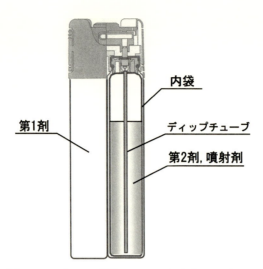

図1　エアゾール2連缶フォームタイプのヘアカラー

1.2.2　ポンプフォーマー容器・スクイズフォーマー容器

　非エアゾールでフォームタイプにするためにポンプフォーマー容器やスクイズフォーマー容器が応用されている。これはポンプヘッドを押したり，容器側面をスクイズしたりして混合液を押し出す際に，空気を取り込みながら網目を通過させることにより泡状の混合液として吐出するものである。シャンプーのように泡をもみ込むことにより染めにくい後頭部まで均一に染めることを特長としており，簡便性がありエアゾール2連缶フォームタイプより安価な点が評価されて市場に定着している。

1.2.3　低臭・無臭タイプの酸化染毛剤

　前項に記載したとおり酸化染毛剤には通常，アルカリ剤が配合される。アルカリ剤としては，染色作用とブリーチ作用に優れ，安定した染毛効果を得やすく，毛髪への残留が少ないアンモニアが汎用されている。しかしながら，揮発性のアンモニアには刺激臭があり消費者に染毛時の不快感を与える原因となっている。そこで，最近ではモノエタノールアミンとアンモニアを効果的に併用した低臭タイプの酸化染毛剤が市場に多く出ている。さらに，モノエタノールアミンを主体にしてアンモニアを使用しない無臭タイプの酸化染毛剤も発売されており徐々にシェアを伸ばしている。効果的なコンディショニング成分の選択により，不揮発性アルカリ剤特有の感触面での問題も大幅に改善されている。安藤ら[2]の報告にあるように，低臭や無臭化へのアプローチにはクリームベースの乳化系の液晶化や重炭酸アンモニウムの併用による低pH化も有効であり，実際にこれらの技術を応用した製品も低臭タイプとして市場に導入されている。

1.3　酸化染毛剤の製品開発および有用性評価におけるポイント

　通常，化粧品類の評価項目は機能性，安全性，安定性に要約される。酸化染毛剤は医薬部外品に分類され，頭髪での化学反応を伴うものであり，一般の化粧品と比べるとその作用は比較的強

第11章　毛髪用素材

い。そのため，機能面においては消費者の希望どおりの色に仕上がるよう正確な色調設計が要求される。また，安全面においても毛髪損傷や頭皮への刺激に十分な配慮が必要である。さらに，酸化染料にはまれにアレルギーを生じる場合もあり，機能面での効果が高い分，製品を開発するには多くのチェック項目をクリアする必要がある。これらのポイントについては総説等にまとめられているので全容についてはこれらを参照いただきたい[3,4]。紙面の関係もあり，本稿では機能性としてグレーカラーとファッションカラーの色調設計におけるポイントと白髪と黒髪における染毛性の違い，安全性として頭皮刺激評価について最新の技術を紹介する。

1.3.1　色調設計におけるポイント

毛髪の色調はメラニン色素の量によって決まっている。メラニン色素にはユーメラニンとフェオメラニンと呼ばれる2つのタイプが存在する。ユーメラニンは黒色〜黒褐色の色素であるのに対し，フェオメラニンは赤色〜黄色の色素である。ヒトの毛髪の色は特異的な遺伝子背景の赤毛を除いてユーメラニンの量によって支配されており，欧米人のブロンドの毛髪ではユーメラニンが少ないのに対し，日本人のような黒髪ではユーメラニンが多くなっている（図2）[5,6]。

したがって，ヘアカラーが定着した現在では，メラニン本来の色から表現される髪色とメラニンの分解により表現される髪色とを考えることが重要となり，色彩学の概念が取り入れられている。

ここで，グレーカラーの色調設計についてファッションカラーとの対比で色彩学的に説明する。図3は黒髪をさまざまな強さでブリーチしたときの明度と色合い（アンダートーン）を20レベルで表したイメージ図である。自然な黒髪（4レベル）をブリーチしてゆくと，アンダートーンはやや赤味の濃いブラウン，オレンジ味のブラウン，イエロー，ペールイエローと変化してゆく。実際の黒髪をブリーチした後，分光測色計で測定してCIE1976L*a*b*表色系の色度図にプロットしたものが図4である。なお，通常の酸化染毛剤のブリーチ作用では12レベルが限界であり，それ以上のレベルにはパウダーブリーチ等の脱色・脱染剤を用いる必要がある。12レベルまでの色度図上に，色数の多い業務用酸化染毛剤のファッションカラーをプロットすると図5

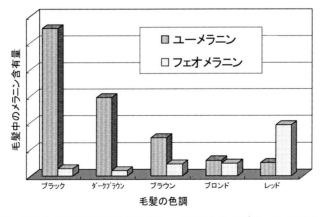

図2　様々な色調の毛髪に含まれるユーメラニンおよびフェオメラニン量

機能性化粧品素材

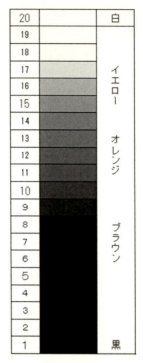

図3　ブリーチ作用による黒髪のアンダートーンの変化
(20レベルスケールイメージ)

のようになり，比較的彩度の高いすべての色相のカラーが揃っている。一方，同様に業務用グレーカラーでは図4のアンダートーンの周辺にプロットされ，彩度は低めでその幅も小さい。これは色調設計の考え方として，ブリーチ作用による黒髪のアンダートーンと同じ色調に白髪を染めた上でそれぞれのニュアンスの色味を加えるためである。処方的にはブラウン系の色調を形成する基本染料処方に色味を与える染料を調色的に配合する。このように設計することで，明るいグレーカラーでも白髪と黒髪のなじみがよく，褪色しても変化の少ないカラー表現が可能となる。

1.3.2　白髪と黒髪の染毛性の違い

黒髪と白髪を同じように染めても白髪の方が染まりは弱いように感じる。今井ら[7]はヘアカラーの染毛機構について同一人物の黒髪と白髪を用いて検討している。結合誘導プラズマ質量分析法により白髪と黒髪の金属量を比較すると，白髪のほうが金属量は少ない傾向を示し，これはエネルギー分散型透過型電子顕微鏡の観察結果から，白髪では金属を保有しやすいメラニンがほとんどないためと考えられた。さらに，過酸化水素の非存在下における酸化染料の毛髪への浸透量は白髪と黒髪で大差なく，過酸化水素の存在下では金属含量の多い黒髪の方がはるかに酸化染料重合物による染色効果が高くなった。これは，黒髪中のメラニンに存在する遷移金属が過酸化水素の酸化反応の触媒として作用するため，酸化染料の酸化重合反応が促進されたと考えられ

第 11 章　毛髪用素材

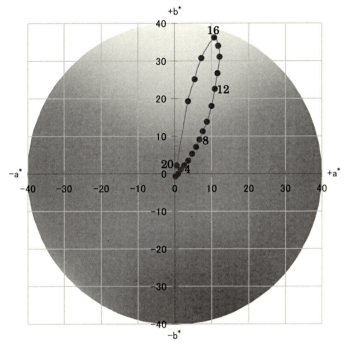

図 4　各アンダートーンの L*a*b*表色系色度図へのプロット

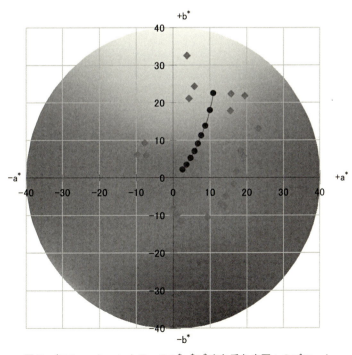

図 5　各ファッションカラーの L*a*b*表色系色度図へのプロット

る。また，小島ら[8]は重水素ラベル化した酸化染料により染色した毛髪の断面を高解像度二次イオン質量分析法により観察を行い，金属が多く含まれるメラニン近傍で重水素のシグナルが顕著に観察され，今井らの研究結果をサポートしている。黒髪と白髪の染色効果の差を縮めることは今後の課題の一つである。

1.3.3　刺激感評価法の最新技術

酸化染毛剤にはアルカリ剤や酸化剤が配合されているため，頭皮に対して不快な刺激感を引き起こす場合がある。しかし，この刺激感については感覚的な要素が高く，その程度や種類に関する最適かつ客観的な評価方法が確立されていないのが現状である。

藤田ら[9]は酸化染毛剤の刺激感の評価法について検討し，首後部に被験サンプルを塗布して比較する新しい評価法を報告している。さらに，ヒトの侵害刺激や温度感覚に大きな役割を担うTRP（Transient Receptor Potential）チャネルという細胞の膜に存在するタンパク質のグループに着目し，感覚刺激の精度の高い評価方法を開発している[10]。アルカリによる刺激のメカニズムについても考察を試みており，その結果，アルカリによって細胞内がアルカリ化し，TRPチャネルの中でもTRPA1の活性化を促し，刺激を引き起こしやすくなることを明らかにしている。

今後，これらの研究はさらに進展し，よりよい評価法として製品開発に適用されるだろう。

1.4　酸化染毛剤の今後の課題

酸化染毛剤について消費者調査を行うと非常に高い満足度のポイントが得られる。これは，視覚的な実感効果が高いためと推察される。一方で，酸化染毛剤にはアレルギーや頭皮の刺激感，あるいは毛髪損傷等の問題を生じる場合もある。社会的には企業の自己責任が強まる中で，染毛性能だけでなく，安全性の向上やパッチテストの啓蒙，さらには環境面への配慮が望まれ，より一層の技術革新により顧客価値を創造できるような製品開発が求められている。

文　　献

1) 加藤和夫，*Fragrance Journal*, **19** (6), 30〜35 (1991)
2) 安藤正知，松尾貴史，*Fragrance Journal*, **29** (8), 28〜32 (2001)
3) 畠山樹，日本香粧品学会誌，**28** (3), 238〜253 (1994)
4) 岩倉良平，*Fragrance Journal*, **21** (6), 93〜103 (1993)
5) H. Ozeki, S. Ito *et al., Pigment Cell Res.*, **9**, 265〜270 (1996)
6) 尾関宏之，*Fragrance Journal*, **32** (10), 31〜36 (2004)
7) 今井健仁ほか，日本香粧品学会誌，**44** (3), 208〜215 (2010)
8) T. Kojima *et al., Colloids and Surface B: Biointerfaces*, **106**, 140〜144 (2013)
9) F. Fujita *et al., 24th IFSCC Congress Osaka Japan, Abstracts (Poster Session)*, 338〜339 (2006)
10) 原真也，藤田郁尚ほか，*Fragrance Journal*, **37** (6), 37〜42 (2009)

2 毛髪表面親和基剤によるダメージケア技術の開発

山崎直幸*

2.1 はじめに

近年,自由なヘアスタイルや髪色のおしゃれを楽しむ消費者の増加に伴い,ヘアカラー,パーマによる毛髪の化学ダメージが一般化してきた。さらに,過度なブラッシングやドライヤー,アイロンやコテの日常的な使用,紫外線への暴露など,日常のヘアケア行動から受けるさまざまな要因によるダメージが複合化している。毛髪はダメージを受けると表面の脂質が脱離して親水化し,すべりやまとまりの低下,及び毛揃いの悪化に伴うツヤ低下の原因になることが知られている[1]。また,ダメージの進行に伴ってキューティクルがリフトアップされ,感触,ツヤが共に低下することも報告されている[2,3]。これら毛髪のダメージを改善する手段としては,シリコーンに代表される油剤を毛髪表面にコーティングする手法が一般的である。しかし,シャンプーなどの洗浄系において,シリコーンをはじめとする油剤はダメージの進んだ親水部には吸着しにくく[4],充分なコンディショニング効果を得るためには配合量を増加させる必要がある。しかし,毛髪表面上におけるダメージは一様ではなく,部位により親水化の程度が異なるため,逆に,ダメージしていない部位に対して必要以上に吸着してしまい,べたつきなどの原因になるなど,不均一さゆえの課題が存在している。そこで,本研究ではダメージ毛への高い親和性を有し,表面を均一にコーティングすることが可能なコンディショニング基剤である新規油脂誘導体「KAO SOFCARE GP-1」(以下GP-1)を開発した。

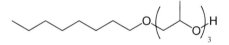

図1 KAO SOFCARE GP-1 の分子構造

2.2 KAO SOFCARE GP-1 の分子設計

毛髪表面の親水部と疎水部両方への親和性を考えた場合,界面活性剤に代表される両親媒性物質が適していると考えられた。しかし,洗浄系において,一般的な界面活性剤では残留性に乏しいという課題が予測されたことから,油剤の性質を持ちながら界面活性能を有するノニオン性基剤の設計を行った。

まず両親媒性物質の疎水部は,界面への素早い吸着性に着目し,界面活性剤の中でも短いアルキル基であるノルマルオクチル基(C8)を選択した。そして親水基には,一般的なエチレンオキシド(EO)のような水溶性を付与する官能基ではなく,より疎水的なプロピレンオキシド(PO)骨格に着目した。結果,下記に示すオクチルアルコールにPOを3モル付加した「KAO

* Naoyuki Yamazaki 花王㈱ ヘアケア研究所

機能性化粧品素材

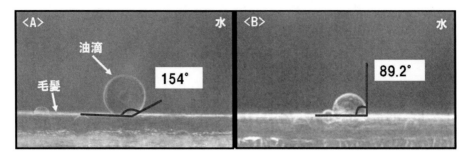

図2 水中でのダメージ毛に対する油滴の接触角
〈A〉：ジメチコン，〈B〉：KAO SOFCARE GP-1

SOFCARE GP-1」（INCI 名：PPG-3 Caprylyl ether）を開発するに至った[5]。

2.3 ダメージ毛に対する親和性評価

毛髪表面への親和性を調べるため，水中における GP-1 のダメージ毛に対する接触角測定を行った。ダメージ毛は過酸化水素 2.4％，アンモニア 0.44％，モノエタノールアミン 0.12％のブリーチ剤で 6 時間脱色処理したものを用いた。GP-1 又はジメチコンの 1％油剤分散液（水に添加し，攪拌することにより調整）をダメージ毛に塗布し，油滴の接触角をデジタルマイクロスコープにより測定した（図2）。ジメチコンはダメージ毛に対する接触角が 154°であったのに対し，GP-1 は 89°と，ダメージ毛に対してより高い親和性を有していた。データは示していないが，ジメチコン以外に市販の炭化水素系エーテル油剤の接触角は 130°と高い値であったことから，ダメージ毛に対する親和性は，PO 基導入による効果が大きいものと推察された。

2.4 毛髪表面への吸着状態観察

次に，毛髪表面への GP-1 の吸着状態について検証した。2.3 で調製したダメージ毛 1 g に対し，GP-1 もしくはジメチコンを配合したシャンプー 0.1 g を用いて，1 分間洗浄，40℃の温水で 30 秒間すすぎ，ドライヤー乾燥後，23℃の恒温室で 15 時間静置して評価用毛髪を調製した。評価用毛髪からランダムにサンプリングし，ナノスケールハイブリッド顕微鏡（VN-8000：KEYENCE 製）を用いて表面状態を観察した（図3）。ジメチコン配合シャンプーで処理した毛髪はシリコーンが不均一に吸着していることが確認されたが，GP-1 配合シャンプーで処理した毛髪は平滑な表面状態を達成しており，ダメージ毛に対する親和性の向上に加え，毛髪表面を均一にコーティングすることが明らかとなった。

2.5 サロンテスト

ダメージ毛への親和性を有し，表面を均一にコーティングする油剤である GP-1 の実使用場面における効果検証を，20 代ヘアカラーユーザーの女性を対象にプロの施術士によるサロンテス

第11章　毛髪用素材

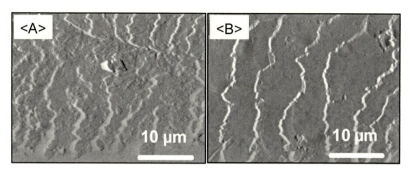

図3　毛髪表面への吸着状態
(<A>：Sodium laureth(1)sulfate (SLES(1)) 13.0%, Cocamidopropyl betaine (CAPB) 1.5%, Cocamide monoethanol amide (CMEA) 0.3%, Guar hydroxypropyl trimonium chloride (C-Guar) 0.3%, dimethicone 1.0%, <B>SLES(1)13.0%, CAPB 1.5%, CMEA 0.3%, C-Guar 0.3%, KAO SOFCARE GP-1 1.0%.)

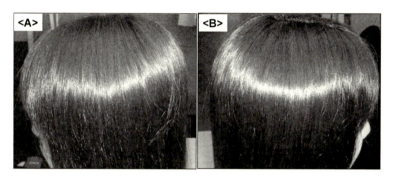

図4　ブロードライ後のモニター写真
(<A>市販品（ジメチコン配合のもの），<B>SLES(1)13.0%, CAPB 1.5%, CMEA 0.3%, C-Guar 0.3%, KAO SOFCARE GP-1 1.5%, Isostearyl glyceryl ether 0.5%.)

トで確認した。テストはハーフヘッドにて行い，ジメチコンが配合されているダメージケアタイプの市販シャンプーとGP-1配合のモデルシャンプーとの比較にて検証した。施術後の被験者OAでは，GP-1で処理した方がすべりがよい，毛先までまとまる，髪の毛がしっかりする，という意見が得られ，実際，外観上でもまとまりの向上によって跳ね毛がなくなり，鮮やかでシャープなツヤが認められた（図4）。GP-1がダメージ毛表面へ拡がり，油剤としての潤滑性を均一に行渡らせることで，仕上がりのすべり，まとまりを向上できたものと考察している。

2.6　キューティクルへの作用

上述までの検討により，GP-1はダメージ毛表面を均一にコーティングし，ツヤ，まとまりを向上させる効果が確認できた。そこでキューティクルへの作用をリフトアップ抑制の観点からも検証した。毛髪試料の調製は2.4と同様に行い，処理前と処理後の表面状態を3Dリアルサー

機能性化粧品素材

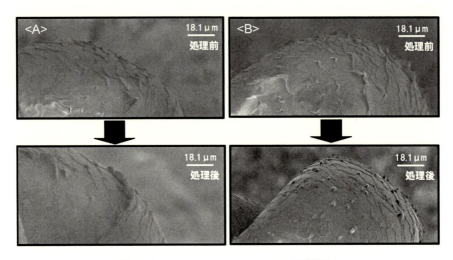

図5 キューティクルのリフトアップ抑制効果
（<A>：SLES(1) 13.0 %，CAPB 1.5 %，CMEA 0.3 %，C-Guar 0.3 %，dimethicone 1.0 %，
<B>SLES(1) 13.0%，CAPB 1.5%，CMEA 0.3%，C-Guar 0.3%，KAO SOFCARE GP-1 1.0%.）

フェスビュー顕微鏡（VE-9800/8800：KEYENCE製）により観察し，キューティクルのリフトアップ抑制効果を検討した（図5）。ジメチコン配合シャンプーでは大きな効果が見られなかったのに対し，GP-1配合シャンプーでは，キューティクルのリフトアップが抑制されており，GP-1によりキューティクルが補修されていることが示唆された。2.5のサロンテストで見られたまとまりとツヤの向上効果は，GP-1によってダメージ毛表面が均一にコーティングされることに加えて，このキューティクルのリフトアップ抑制効果も大きく寄与しているものと考察している。

2.7 ダメージ毛の強度向上，及び切れ毛防止効果

上記の検討から，GP-1はキューティクル補修能を有していることが示唆された。そこで，毛髪改質への効果を検証するため，毛髪の強度をテンシロンによる破断点応力測定（AUTOGRAPH, AGS-X：SHIMADZU製，引っ張り速度1 cm/min）により評価した。2.3で調製したダメージ毛を用い，処理前後の破断点応力を比較した（図6左：ダメージ毛の強度を100%とした）。コンディショニング剤の配合していないシャンプーで処理したblank，及びジメチコンについては強度変化が認められなかったが，GP-1を配合したシャンプーでは有意に毛髪の強度を向上させる効果が認められた。また，切れ毛の発生率も評価したところ（図6右：試験方法は文献6を参照），blankでは切れ毛が洗髪の繰り返しにより大きく増大しているのに対し，GP-1を配合することで，大幅に切れ毛発生を抑制できることが確認された。ジメチコン配合シャンプーでもblankに比べて切れ毛の発生は抑制されたが，これはジメチコンが毛髪表面に吸着することで潤滑性が向上した結果だと考えられる。GP-1はジメチコンよりも更に切れ毛発生を抑制していることから，均一吸着による油剤としての潤滑性向上だけでなく，キューティクル補修による毛髪

第11章　毛髪用素材

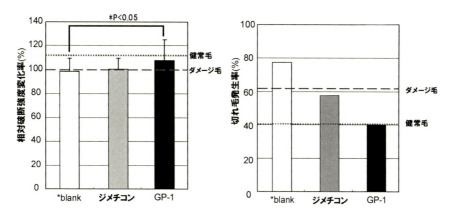

図6　左：破断点応力（N=15），右：切れ毛発生率（点線：健常毛，破線：ダメージ毛）
＊コンディショニング剤を配合していないシャンプーで処理した毛髪
（Blank：SLES(1) 13.0%，CAPB 1.5%，CMEA 0.4%，G-Guar 0.4%.，GP-1：SLES(1) 13.0%. CAPB 1.5%，CMEA 0.4%，C-Guar 0.4%，GP-1 1.0%，ジメチコン：SLES(1) 13.0%，CAPB 1.5%，CMEA 0.4%，C-Guar 0.3%，dimethicone 1.0%.）

強度向上の寄与も大きいものと考察された。

2.8　まとめ

　ヘアケアのトレンドとしておしゃれや独自のスタイルを楽しむ傾向が一般化した現在，今後も毛髪のダメージによる悩みが多様に存在し続けるものと思われる。ダメージ毛に対する高い親和性を有する基剤として開発した，「KAO SOFCARE GP-1」は，毛髪表面へ均一に吸着し，すべり，まとまりを与え，ツヤを向上させるだけでなく，キューティクル補修能も有し，毛髪の強度を向上させ，切れ毛を防止できることも見出された。今回は，シャンプーとしての評価を記載したが，上記の感触，ツヤ向上効果はコンディショナー用途でも同様に確認されている[5]。「KAO SOFCARE GP-1」によって，従来のジメチコンに頼らないダメージケア技術を開発できたと考えている。本技術により毛髪のダメージを気にせず，ユーザーの皆様がより自由なおしゃれを楽しめることを期待している。

文　　献

1) 德永ほか，*J. Soc. Cosmet. Chem. Jpn.*，**45** (3)，190-198（2011）
2) 佐藤 直紀，表面化学，**27** (8)，480-484（2006）
3) 小林 恵理子，*Fragrance Journal*，**40** (6)，69-76（2012）
4) 渡辺ほか，*J. Soc. Cosmet. Chem. Jpn.*，**29** (1)，64（1995）
　　渡辺ほか，皮膚と美容，**28** (3)，13（1996）

5) 土井ほか,弟 64 回 SCCJ 研究討論会「新規非イオン性界面活性剤の界面吸着挙動とパーソナルケア洗浄料への応用」
Hayashi *et al.*, CESIO2011-1171,「Unique care chemicals derived from natural fatty alcohol as a silicone substitute for personal care products」
6) 新井ほか, *J. Soc. Cosmet. Chem. Jpn.*, **29 (2)**, 125-132（1995）

3 米ポリアミンの毛髪およびまつ毛への美容効果

長井宏樹[*1]，森　美雪[*2]，岡部繁直[*3]

3.1 はじめに

ポリアミンは第1級アミノ基を2つ以上有する脂肪族炭化水素の総称で，ヒトの体内には20種類以上が存在する。その中でも代表的なポリアミンとしてスペルミジン，スペルミンおよびプトレスシンが知られている。これらはヒトを含むすべての生物に存在しており，特に胎児や新生児の細胞において合成能が高い。また母乳中にも多く含まれることが知られている。プトレスシンは動物において，アミノ酸の一種であるアルギニンからアルギナーゼとオルニチン・デカルボキシラーゼ（ODC）の作用により，オルニチンを経て合成される。プトレスシンはスペルミジンシンターゼによりスペルミジンに変換され，さらにスペルミンシンターゼによってスペルミンに変換される。ポリアミンの合成に必要なこれらの酵素は，加齢に伴い活性が低下するため，加齢と共に体内のポリアミン量も減少していくと考えられている。

ポリアミンの機能性は多岐にわたり，核酸やタンパクの合成促進[1]，抗酸化作用[2,3]，抗アレルギー作用[4,5]，抗糖化作用[6,7]，抗炎症作用に基づく動脈硬化抑制作用[8,9]および発毛促進作用[10,11]が報告されている。

弊社では昔から日本人が慣れ親しんできた米の胚芽に含有されるポリアミンの研究を行い，米由来のポリアミンということで，オリザポリアミンの名称で製造販売している。また，発毛促進作用やキューティクル修復による髪のツヤの改善作用を見出しており，ヒトモニター試験においても髪質改善やキューティクル補修効果を確認した。本稿では，オリザポリアミンの毛髪およびまつ毛に対する効果を説明する。

3.2 オリザポリアミンの発毛促進作用

毛髪は永遠に伸び続けているのではなく，毛根の最下部にある毛乳頭細胞から分裂の指示を受けた毛母細胞が増殖・分化することによって形成され，成長期・退行期・休止期からなる毛周期を繰り返して伸長している。毛乳頭細胞は fibroblast growth factor（FGF）-7, vascular endothelial growth factor（VEGF），insulin-like growth factor（IGF）-1 および hepatocyte growth factor（HGF）などの多くの細胞増殖因子を産生し，毛母細胞の分裂や分化に強い影響を与えている。FGF-7は直接毛母細胞に働き，毛成長を促進すると考えられており，薄毛部由来の毛乳頭細胞ではFGF-7の遺伝子発現量が非薄毛部と比較して約半分に低下していたとの報告もある[12]。VEGFは血管内皮細胞増殖因子として，毛包周囲の毛細血管網の発達を促し，毛母細胞へ栄養を供給することで細胞分裂を支援する。さらにIGF-1はアポトーシス抑制作用などにより毛周

[*1] Hiroki Nagai　オリザ油化㈱　研究開発本部　化粧品開発部　研究員
[*2] Miyuki Mori　オリザ油化㈱　研究開発本部　化粧品開発部　研究員
[*3] Shigenao Okabe　オリザ油化㈱　研究開発本部　化粧品開発部　部長

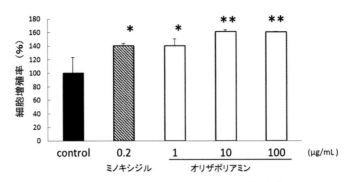

図1　オリザポリアミンの毛乳頭細胞増殖促進作用
**$p<0.01$, *$p<0.05$, 平均値±標準誤差 ($n=3$)

期の退行期や休止期への移行を抑制する。最後に HGF は毛周期の成長期延長に関与している。以上の知見から，育毛・発毛には毛母細胞や毛乳頭細胞の活性化が重要であることがわかる。また，毛髪の太さは毛乳頭のサイズに依存しており，毛乳頭を構成する毛乳頭細胞の増殖は太毛化につながると考えられている。そこで，オリザポリアミン（ポリアミン含量：0.5％）の発毛効果に対する評価を行った。その結果，control 群の増殖率を100％とした場合，オリザポリアミン（1～100μg/mL）では毛乳頭細胞の増殖を40～60％促進した（図1）。1μg/mL 添加による細胞増殖率は1/5濃度のミノキシジルと同等であった。

発毛促進因子（FGF-7，VEGF，IGF-1，HGF）の mRNA 発現の評価では，HGF では有意差は見られなかったが，発現促進傾向が見られた（図2）。FGF-7 ではオリザポリアミン（10，100μg/mL）の添加で，VEGF，IGF-1 では100μg/mL の添加で有意な発現量の亢進が見られた。以上の結果より，オリザポリアミンは毛乳頭細胞に対して増殖を促し，発毛促進関連遺伝子の発現も促進させることが明らかになった。

3.3　毛髪のキューティクル修復作用

ヒト毛髪の毛束を作製し，オリザポリアミンの塗布によるキューティクル改善効果を調べた。シャンプー液処理後にパーマおよびブリーチ処理（1％アンモニア／3％過酸化水素溶液，30℃，40分，3回）で作製した損傷毛髪を，固形分0.5％に調製したオリザポリアミン溶液（ポリアミン含量：0.00165％）に浸漬（40℃，10分）し，流水洗浄後タオルドライおよびドライヤー乾燥を行った。この操作を10回繰り返した後，比較評価を行った結果，図3に示すようにパーマ処理，ブリーチ処理，いずれの損傷毛に対してもオリザポリアミンはトリートメント効果を示した。その毛髪表面を走査型電子顕微鏡で観察した結果，健常毛ではキューティクルが整っていたが，パーマ処理，ブリーチ処理を繰り返した毛髪ではリフトアップ（キューティクルのめくれ）を認めた（図4）。これに対しオリザポリアミン溶液に浸漬した毛髪ではキューティクルの損傷に改善がみられた。

第 11 章 毛髪用素材

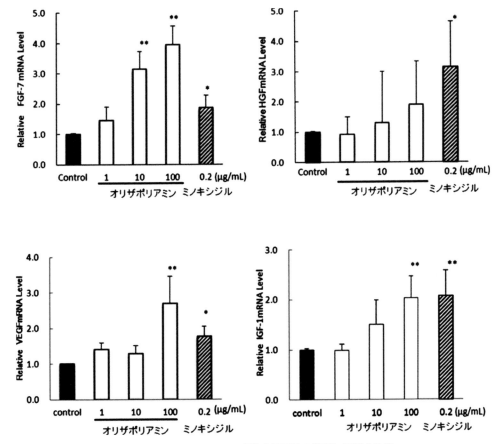

図2 オリザポリアミンの毛髪成長因子の発現に及ぼす作用
**$p<0.01$, *$p<0.05$, 平均値±標準誤差 ($n=3$)

機能性化粧品素材

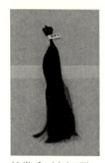
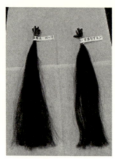
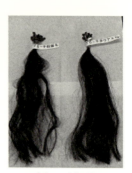

健常毛（未処理）　　パーマ処理　　　　ブリーチ処理
　　　　　　　　　無し　　有り　　　無し　　有り
　　　　　　　　　ポリアミン処理　　　ポリアミン処理

図3　オリザポリアミンの損傷毛束に対するトリートメント効果

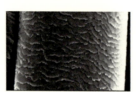

健常毛

パーマ処理

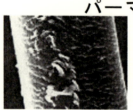
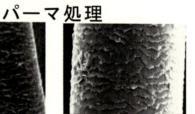

ポリアミン無し　　　　ポリアミン有り

ブリーチ処理

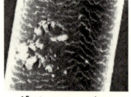
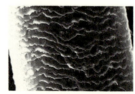

ポリアミン無し　　　　ポリアミン有り

図4　オリザポリアミン処理損傷毛の電子顕微鏡画像（800-1,000倍）

第11章　毛髪用素材

表1　オリザポリアミン含有トリートメント処方

原料	配合比率（％）
ポリオキシエチレンアルキルエーテル	2.0
アルキルアンモニウム塩	8.0
セタノール	5.0
脂肪酸エステル	4.0
多価アルコール脂肪酸エステル	6.0
オリーブスクワラン	2.0
パラオキシ安息香酸プロピル	0.1
メチルパラベン	0.1
1,3-ブチレングリコール	4.0
クエン酸	6.0
大豆レシチン誘導体	0.1
オリザポリアミン	1.52
（ポリアミン含量　0.005％）	
精製水	61.18

3.4　髪質改善効果（ヒトモニター試験）

　オリザポリアミンのヒトでの髪質改善効果を評価するために，オリザポリアミンを配合したトリートメント剤（表1）を用いてモニター試験を実施した。トリートメント剤（ポリアミン含量：0.005％）を，健常人（女性10名，20～60歳代各世代2名ずつ）に1日1回2週間シャンプー後に使用してもらい，使用後にアンケート調査を行った。オリザポリアミンの髪質改善効果を画像比較及びアンケートで評価した結果，オリザポリアミン配合トリートメントが，髪のツヤや光沢感，まとまり，しっとり感，なめらかさ，指通りおよびコシ・ボリュームの項目において優れた改善効果を示すことが明らかになった（図5）。

　続いて，オリザポリアミンのまつ毛に対するトリートメント効果を評価するために表2に示すオリザポリアミン-LC 1％含有美容液を用いてモニター試験を実施した。美容液を健常人（男女各4名，20～40歳代）に1日1回夜に2ヶ月間塗布してもらい，塗布によるまつ毛のキューティクル改善効果を調べた。塗布前，1ヶ月後および2ヶ月後に，使用実感のアンケート調査を行った結果，図6に示すようにまつ毛の長さ，傷み，ツヤ，細さ，密度および毛のコシのスコアに改善が認められた。一方，走査型電子顕微鏡を用いた観察の結果，美容液の使用により塗布前にみられたリフトアップ（キューティクルのめくれ）に改善が認められた（図7）。

3.5　おわりに

　自社で行った一連の実験から，オリザポリアミンは毛乳頭細胞の増殖や発毛関連遺伝子の発現を促進させる作用を有することが明らかになった。またオリザポリアミンを配合したトリートメント，美容液を頭髪やまつげに塗布することによるキューティクル，及び髪質の改善作用が確認された。昔から慣れ親しんできた米を原料とする素材において，髪のツヤ改善や育毛などの機能

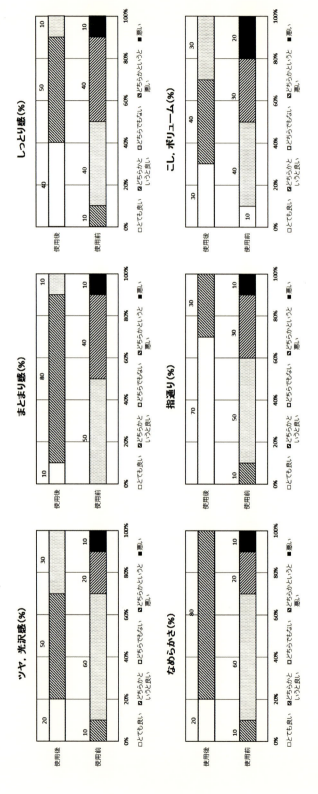

図5 オリザポリアミン含有トリートメント塗布による髪質改善効果

第11章　毛髪用素材

表2　まつ毛用美容液処方

原料	配合比率（％）
カーボポール1382（ポリマー）	2.0
水酸化レシチン	3.0
テトラ2-ヘキシルデカン酸アスコルビル	8.0
濃グリセリン	12.0
フェノキシエタノール	0.8
オリザポリアミン-LC	1.0
精製水	73.2.

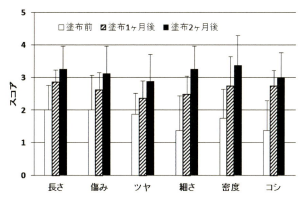

図6　オリザポリアミン-LC含有美容液塗布によるまつ毛の質の自覚変化
　　　スコア　とても良い：4，どちらかというと良い：3，
　　　どちらでもない：2，どちらかというと悪い：1，
　　　とても悪い：0，平均値±標準偏差（$n=8$）

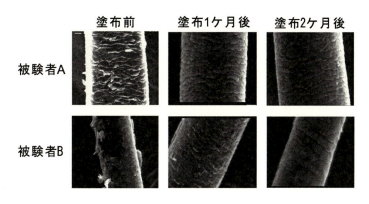

図7　オリザポリアミン-LC含有美容液塗布による
　　　まつ毛表面の変化（電子顕微鏡画像）

277

を訴求したものは市場にはほとんどない。また，近年のストレス社会で，男性のみならず，女性の間でも育毛・薄毛に対する関心が高まっている。加えて，髪質改善作用も有しており，男女問わず訴求できるオリザポリアミンは，今後の美容分野での更なる応用が期待できる製品であると考えている。

文　　献

1) Roseeuw D. I. *et al.*, Epidermal keratinocytes actively maintain their intracellular polyamine levels. *Cell Tissue Kinet.* **16**, 493-504（1983）
2) Ha H. C. *et al.*, The natural polyamine spermine functions directly as a free radical scavenge. *Proc. Natl. Acad. Sci. USA* **95**, 11140-45（1998）
3) Fujisawa S. *et al.*, Kinetic evaluation of polyamines as radical scavengers. *Anticancer Res.* **25**, 965-70（2005）
4) Soda K. *et al.*, Spermine, a natural polyamine, suppresses LFA-1 expression on human lymphocyte. *J. Immunol.* **175**, 237-45（2005）
5) Zhang M. *et al.*, Spermine inhibits proinflammatory cytokinesynthesis in human mononuclear cells: a counterregulatory mechanism that restrains the immune response. *J. Exp. Med.* **185**, 1759-68（1997）
6) Gugliucci A. *et al.*, The polyamines spermine and spermidine protect proteins from structural and functional damage by AGE precursors: a new role for old molecules? *Life Sci.* **72**, 2603-16（2003）
7) Gugliucci A., Alternative antiglycation mechanisms: are spermine and fructosamine-3-kinase part of a carbonyl damage control pathway? *Med. Hypotheses.* **64**, 2603-16（2005）
8) Soda K., Polyamine intake, dietary pattern, and cardiovascular disease. *Med. Hypotheses.* **75**, 299-301（2010）
9) de la Pena N. C. *et al.*, Inhibition of platelet aggregation by putrescine, spermidine, and spermine in hypercholesterolemic rabbits. *Arch. Med. Res.* **75**, 299-301（2000）
10) Ramot Y. *et al.*, Polyamines and hair: a couple in search of perfection. *Exp. Dermatol.* **19**, 784-90（2010）
11) Ramot Y., Spermidine promotes human hair growth and is a novel modulator of human epithelial stem cell functions. *Plos One* **6**, 1-11（2011）
12) 岩渕他：日本研究皮膚科学会第30回年次大会・総会講演要旨集, pp.126（2004）

機能性化粧品素材 —素材開発と安全性—

2016年1月25日　第1刷発行

監　　修	正木　仁	(T0996)
発 行 者	辻　賢司	
発 行 所	株式会社シーエムシー出版	
	東京都千代田区神田錦町1-17-1	
	電話 03(3293)7066	
	大阪市中央区内平野町1-3-12	
	電話 06(4794)8234	
	http://www.cmcbooks.co.jp/	
編集担当	深澤郁恵／町田　博	

〔印刷　倉敷印刷株式会社〕　　　　　　　Ⓒ H. Masaki, 2016

落丁・乱丁本はお取替えいたします。

本書の内容の一部あるいは全部を無断で複写(コピー)することは，法律で認められた場合を除き，著作者および出版社の権利の侵害になります。

ISBN978-4-7813-1145-6　C3047　¥68000E